Manejo de la diabetes en Atención primaria

Abordaje basado en casos

Manejo de la diabetes en Atención primaria

Abordaje basado en casos

Jay H. Shubrook

DO, FACOFP, FAAFP

Professor, Primary Care Department
Diabetologist
Touro University California
College of Osteopathic Medicine
Vallejo, California

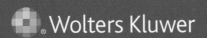

Philadelphia • Baltimore • New York • London
Buenos Aires • Hong Kong • Sydney • Tokyo

Av. Carrilet, 3, 9.ª planta – Edificio D
Ciutat de la Justícia
08902 L'Hospitalet de Llobregat
Barcelona (España)
Tel.: 93 344 47 18
Fax: 93 344 47 16
e-mail: consultas@wolterskluwer.com

Traducción
Wolters Kluwer

Revisión científica
Dr. Rodolfo Cano Jiménez. FACP
Director General de Políticas de Investigación en Salud.
Comisión Coordinadora de Institutos de Salud y Hospitales de Alta Especialidad.
Secretaría de Salud. México.

Dirección editorial: Carlos Mendoza
Editora de desarrollo: Núria Llavina
Gerente de mercadotecnia: Pamela González
Adaptación de portada: Alberto Sandoval
Maquetación: Wendy Chávez/Alfonso Romero
Impresión: Quad México / Impreso en México

QUADM1223

Dedicado a Sam, Jessie y Casey. Sois mi mayor inspiración. Gracias por creer en mí.

Prólogo

Llevo muchos años inmerso en el núcleo de diversos colectivos de redacción, tanto nacionales como internacionales, dedicados al diagnóstico y tratamiento de la diabetes en todas sus formas. Cada vez que me sumerjo en estos comités no solo es para contribuir, sino para empaparme del conocimiento de expertos y estar al tanto de las consideraciones que se tienen en cuenta a la hora de decidir qué es lo mejor. Recientemente, tuve el honor de unirme al Grupo de redacción de la ADA/EASD centrado en el tratamiento de la diabetes de tipo 1 en adultos. Y hubo una inquietud persistente: el diagnóstico de la diabetes de tipo 1 en adultos. Recordé mis días como estudiante de medicina, cuando este diagnóstico parecía más sencillo. Se manifestaba en jóvenes delgados, que sufrían de cetoacidosis diabética (CAD) y se veían obligados a depender de la insulina porque su cuerpo no producía insulina endógena. Pero, ¿qué pasa en la actualidad?

Hoy en día, la mitad de los casos de diabetes de tipo 1 se diagnostican en adultos. Esos adultos pueden ser delgados, tener sobrepeso o presentar obesidad (en torno al 30 % en cada grupo). Muchos tienen autoanticuerpos positivos, pero otros no. Y, a pesar de esta posibilidad, la positividad para anticuerpos positivos no es definitiva para un diagnóstico de diabetes de tipo 1, ya que estos también pueden aparecer en la diabetes de tipo 2. La CAD, antaño un indicador casi seguro, ya no es un síntoma universal. Y, de los que la presentan, algunos tienen diabetes de tipo 2. Además, en personas menores de 35 años, lo que pensamos que es diabetes de tipo 1 puede ser en realidad diabetes juvenil de inicio en la madurez (MODY). Sin embargo, incluso aquí nos enfrentamos a una laguna en el conocimiento. La mayoría de la información genética que poseemos procede de estudios en personas caucásicas no hispanas que viven en el norte de Europa, especialmente en el Reino Unido. La demoledora realidad es que no tenemos ni idea de cuáles son las tasas en poblaciones hispanas, afroamericanas o asiáticas. Por último, solíamos pensar que, después de 5 años de tener diabetes de tipo 1, las concentraciones de péptido C serían muy bajas o no medibles. No obstante, hoy en día sabemos que el 25 % de las personas que han tenido diabetes de tipo 1 durante 40 años o más todavía tienen concentraciones medibles de dicho péptido.

Actualmente se observan muchos más adultos que nunca con diabetes de tipo 1 de nueva aparición que es negativa para autoanticuerpos. En estos casos, ¿qué debe hacer un médico? Confiar en su juicio clínico y aprender de lo que hacen los demás. Y la mejor forma de aprender es de aquellos que atienden a una gran cantidad de personas con diabetes, porque no hay una única forma correcta de diagnosticar los muchos subtipos de diabetes, cada vez más diferentes, que se presentan en nuestros pacientes. En mi consulta veo más formas «atípicas» de diabetes que típicas, y, con el aumento de la disponibilidad de pruebas genéticas validadas, es muy posible que encontremos miles de subtipos diferentes tanto de diabetes de tipo 1 como de tipo 2.

En este libro, el Dr. Shubrook se basa en su experiencia y comparte muchos casos para enseñar a los lectores cómo abordar a cada paciente y sus necesidades únicas. Como siempre, la clave es no hacer daño. Para mantener a la gente a salvo y evitar la CAD, use insulina. Pero no hay que tener miedo a aumentarla y reducirla de forma segura, a probar otros medicamentos ni a aprender de cómo responde el paciente al tratamiento.

Lo que funciona en una fase de la vida de una persona puede no funcionar en otra. Y no tenga miedo de pedir opinión a un colega. Por último, enseñe a sus pacientes a ser sus propios defensores, a hacer preguntas, pero a tener siempre claro cuáles son los objetivos de su tratamiento, porque mantener la salud es una tarea para toda la vida, no algo que deba ignorarse. Este libro le ayudará a tratar a sus pacientes de forma más personalizada y eficaz, y a aprender del Dr. Shubrook, uno de los clínicos en diabetes más destacados de nuestro tiempo.

Dra. Anne Peters
Professor of Clinical Medicine
Director of the USC Clinical Diabetes Programs
Keck School of Medicine of the University of Southern California

Prefacio

La diabetes se ha convertido en una pandemia no transmisible. Con independencia de dónde ejerza hoy la medicina un profesional sanitario, tendrá que tratar a personas con diabetes. Este libro está dirigido al atareado médico de atención primaria, para ayudarle en su tratamiento diario de los pacientes con diabetes. Este texto también es un recurso útil para educadores en diabetes, nutricionistas, farmacéuticos clínicos y médicos residentes, y relevante para cualquier persona implicada en el tratamiento y/o prevención de la diabetes, incluidos pacientes activos comprometidos y familiares. Algunos temas importantes tratados en este libro incluyen la utilización de la presentación inicial para determinar el tipo específico de diabetes, la optimización de la atención centrada en el paciente para ayudar a comprometerse con la atención inicial y el autocontrol de la diabetes a largo plazo, y la puesta de relieve de las mejores prácticas en el uso de medicamentos y tecnologías para la diabetes. Espero que lo encuentre útil en su práctica.

Agradecimientos

Mi más sincero agradecimiento a Robert Gotfried, DO, Elizabeth Beverly, PhD, y Samantha Shubrook, MA, por su ardua labor de edición de este libro. Su trabajo ha contribuido a que el material sea interesante, preciso e inclusivo.

Contenido

Capítulo 5   Hipoglucemia   134

Capítulo 6   Anticiparse y responder a los grandes cambios vitales   155

Capítulo 7   Tecnología en la diabetes   179

Capítulo 8   Popurrí sobre la diabetes   220

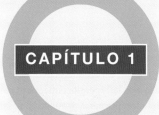

Introducción

Aunque la mayoría de la gente solo piensa en la diabetes de tipo 1 y 2, en realidad hay muchas formas de diabetes. Los tipos de diabetes suelen estar unificados por la hiperglucemia, pero su patogenia puede ser muy distinta. Dado que los médicos de atención primaria proporcionan la inmensa mayoría de la atención diabética, es esencial que sepan identificar y tratar las distintas formas. Este primer capítulo examina el valor de las presentaciones clínicas. Cuando el clínico conoce las distintas formas de diabetes, puede identificar mejor las características clave y realizar diagnósticos correctos.

Caso 1. | Diabetes de tipo 2 en adultos

«Mi infarto me provocó diabetes»

Un hombre de 58 años acudió hace poco a urgencias por un dolor torácico subesternal que comenzó mientras trabajaba en el jardín. El dolor torácico se asociaba a náusea, diaforesis y disnea. Sufrió un infarto agudo de miocardio con elevación del segmento ST (IAMCEST) de pared anterior. Se trató con éxito mediante angioplastia coronaria transluminal percutánea (ACTP)/colocación de una endoprótesis coronaria (*stent*). Durante su estancia en el hospital, se sorprendió al enterarse de que padecía diabetes. Esto no formaba parte de su historial médico en el pasado. Su glucosa en urgencias era de 234 mg/dL y su hemoglobina A_{1c} era del 8.4 %. Las mediciones de glucosa en el hospital oscilaron entre 150 y 260 mg/dL. Se presentó una semana después para seguimiento hospitalario.

Antes de la hospitalización no tenía antecedentes médicos conocidos y no tomaba medicación de forma regular. En el hospital le administraron una estatina, un inhibidor de la enzima convertidora de angiotensina (IECA) y un antiagregante plaquetario.

Medicación (prescrita al alta): 500 mg de metformina dos veces al día (aún no ha empezado a tomarla), 40 mg/día de lipitor, 75 mg/día de clopidogrel, 20 mg/día de lisinopril y 325 mg/día de ácido acetilsalicílico (AAS).

Alergias: ninguna.

Antecedentes médicos familiares: enfermedad cardiovascular ateroesclerótica prematura, hipertensión, dislipidemia y diabetes de tipo 2 en su familia; su hermano y su padre sufrieron sendos infartos de miocardio a los 50 años.

Antecedentes sociales: no fumador, bebe de 2 a 4 cervezas 3 veces por semana después del trabajo, dieta de comida rápida con anterioridad, sin actividad física regular, vive con su mujer desde hace 25 años y trabaja como contable.

Quiere saber si tiene diabetes de verdad. Ha oído que las estatinas provocan diabetes y se pregunta si le habrá pasado a él. Desde que volvió a casa, su mujer le ha puesto una dieta muy estricta, baja en grasas y con control de calorías. Está previsto que empiece rehabilitación cardíaca la semana que viene. Cuando le dieron el alta le dieron un glucómetro, pero no le enseñaron a usarlo, así que no ha empezado a medirse la glucemia en casa.

Exploración física: altura 1.70 m, peso 88.5 kg, índice de masa corporal (IMC) 30.5, temperatura 37 grados, pulsaciones 88, respiraciones 15, presión arterial (PA) 125/80.

Examen cardiovascular (CV): frecuencia y ritmo cardíacos regulares; pulsos periféricos normales, sin hematomas.

Examen respiratorio: pulmones sin anomalías en la auscultación anterior y posterior.

Piel: hematoma en la ingle izquierda por cateterismo cardíaco.

Por lo demás: examen normal.

Valores de laboratorio (del hospital):

Perfil metabólico completo	Valor	Intervalo de referencia
Sodio	141	136-145 mmol/L
Potasio, suero	4.2	3.5-5.3 mmol/L
Cloruro, suero	99	98-110 mmol/L
Dióxido de carbono (CO_2)	26	19-30 mmol/L
Nitrógeno ureico en sangre (BUN)	15	7-25 mg/dL
Creatinina, suero	0.64	0.5-1.10 mg/dL
Tasa de filtración glomerular estimada (TFGe)	104	>60 mL/min/1.73 m²
Glucosa, suero	225	65-99 mg/dL
Calcio, suero	9.9	8.6-10.2 mg/dL
Proteína, total	7.1	6.1-8.1 g/dL
Albúmina	4.3	3.6-4.1 g/dL
Globulina	2.8	1.9-3.7 g/dL
AST (SGOT)	56	10-35 U/L
ALT (SGPT)	50	6-29 U/L
Bilirrubina total	0.7	0.2-1.2 mg/dL
Fosfatasa alcalina	100	33-115 U/L

Perfil lipídico	Valor	Intervalo de referencia
Colesterol total	248	125-200 mg/dL
Triglicéridos	244	<150 mg/dL
LDL (calculado)	148	<130 mg/dL
Colesterol HDL	38	>40 mg/dL hombres; >50 mujeres
Colesterol no HDL	198	<130

Otras pruebas de laboratorio	Valor	Intervalo de referencia
HbA$_{1c}$	8.4 %	<5.7 % (normal)
Relación albúmina/creatinina en orina (ACr)	88 mg/G	<30 mg/g

 PREGUNTAS SOBRE EL CASO

1. ¿Tiene realmente diabetes *mellitus*?
2. ¿Es su presentación común para la diabetes *mellitus* de tipo 2?
3. ¿La estatina le causó diabetes?
4. ¿Cómo decirle a su paciente que tiene diabetes de tipo 2?
5. ¿Cuáles son los siguientes pasos para este paciente?

RESPUESTAS Y EXPLICACIONES

1. Aunque el diagnóstico de diabetes suele requerir dos pruebas separadas en el tiempo, el hecho de que tenga una glucosa aleatoria elevada muy por encima de 200 mg/dL y la hemoglobina A_{1c} en 8.4 % confirma que ha tenido hiperglucemia durante un mínimo de 3 meses antes de la prueba de laboratorio. La repetición de cualquiera de las pruebas de laboratorio para confirmar el diagnóstico es una opción, incluyendo una glucosa en ayunas, una glucosa posprandial de 2 h, una prueba de tolerancia a la glucosa (PTG), o una hemoglobina A_{1c}. Sin embargo, teniendo en cuenta sus concentraciones actuales, esto es en gran medida innecesario (tabla 1-1 y fig. 1-1).

2. Más del 10 % de la población adulta estadounidense padecía diabetes *mellitus* en 2020. Otro 35 % tenía prediabetes[3]. Y lo que es más importante, más del 20 % de las personas con diabetes *mellitus* activa no sabían que tenían diabetes (estaban sin diagnosticar)[4].

   La presentación más común de la diabetes de tipo 2 es un hallazgo asintomático en un laboratorio de detección sistemática. También cabe destacar que un tercio de las personas con diabetes descubren que la padecen al presentar una complicación relacionada con la diabetes. También se ha informado de que el 25 % de las personas que presentan un infarto de miocardio descubren que tienen diabetes en ese momento[3].

3. Aunque ha habido informes de que las estatinas pueden elevar la concentración de glucosa e, incluso, inclinar a alguien hacia una nueva diabetes de tipo 2, es muy poco probable en este caso. Antes de su hospitalización, no tomaba ningún medicamento y su glucosa y A_{1c} eran elevadas. El breve período que tomó la estatina en el hospital no habría tenido un impacto significativo en su glucosa ni en su hemoglobina glucosilada (HbA_{1c}).

   Un estudio de 2009 analizó los cambios en la glucosa por el uso de estatinas en personas con y sin diabetes. El aumento neto de la glucosa en ayunas fue de 7 mg/dL en personas con diabetes conocida y de 2 mg/dL en personas sin diabetes[5,6]. Aunque se trata de un aumento significativo, los beneficios de las estatinas superan con creces el posible efecto adverso de la hiperglucemia.

   Es poco probable que las estatinas aumenten este riesgo en personas que no tengan ya resistencia a la insulina[7]. Cabe señalar que este estudio se realizó en el sistema de salud de los veteranos, que se sabe que tiene porcentajes bastante más elevados de diabetes y prediabetes[6].

4. La negación, el miedo y la ira son reacciones habituales cuando se diagnostica una enfermedad grave, como la diabetes. Si el diagnóstico es inesperado, como en el caso de este

TABLA 1-1 Criterios diagnósticos de la diabetes[1]		
Normal	**Prediabetes**	**Diabetes**
Glucosa en ayunas < 100 mg/dL	Glucosa en ayunas alterada ≥ 100-125 mg/dL	Glucosa en ayunas ≥ 126 mg/dL
Glucosa posprandial (GP) de 2 h < 140 mg/dL	Alteración de la tolerancia a la glucosa GP 2 h ≥ 140-199 mg/dL	GP de 2 h ≥ 200 mg GP aleatoria ≥ 200 + síntomas
A_{1c} < 5.7 %	5.7-6.4 %	≥ 6.5 %

Basada en American Diabetes Association. *Standards of Medical Care 2022. Classification and Diagnosis and of Diabetes.* https://diabetesjournals.org/care/article/45/Supplement_1/S17/138925/2-Classification-and-Diagnosis-of-Diabetes

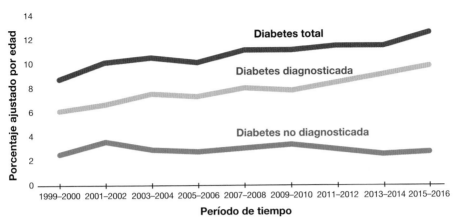

FIGURA 1-1. Tendencias en la prevalencia ajustada por edad de diabetes diagnosticada, no diagnosticada y total entre adultos de 18 años o más, Estados Unidos, de 1999 a 2016. La diabetes diagnosticada se basó en autoinformes. La diabetes no diagnosticada se basó en la glucosa plasmática en ayunas y en las concentraciones de A1c entre las personas que declararon no tener diabetes. (Reproducida de CDC. *Prevalence of Both Diagnosed and Undiagnosed Diabetes.* 2021. https://www.cdc.gov/diabetes/data/statistics-report/diagnosed-undiagnosed-diabetes.html).

paciente, puede intentar encontrar una explicación alternativa o minimizar su importancia. Es una forma normal de afrontar la diabetes cuando se diagnostica por primera vez; sin embargo, si la negación o minimización de la diabetes se prolonga demasiado, su paciente aumentará la probabilidad de sufrir complicaciones diabéticas graves. Esto es sobre todo relevante en este caso, ya que los hombres adultos suelen tener más dificultades para aceptar el diagnóstico de diabetes.

Como clínico, las mejores estrategias de afrontamiento que puede ofrecer a su paciente son ir despacio con las recomendaciones de modificación de la dieta y la actividad física (no hay que arreglarlo todo de la noche a la mañana), controlar el estrés y la ansiedad, remitir a la educación diabetológica, identificar la red de apoyo adecuada e implicar a los familiares en el plan de control[8].

5. Su recuperación debe comenzar con una rehabilitación cardíaca que incluya educación diabetológica, tratamiento médico nutricional, moderación de la ingesta de alcohol y fomento de la participación en, al menos, 150 min de actividad física moderadamente vigorosa a la semana.

También debe iniciarse un tratamiento farmacológico concurrente. De manera histórica, este enfoque incluye el uso de metformina como tratamiento de base, que, sin duda, podría utilizarse en este caso. Sin embargo, a la luz de los recientes ensayos de resultados cardiovasculares y los cambios en las directrices, este paciente también tiene una indicación convincente para un medicamento que ha demostrado ser beneficioso para reducir los episodios cardiovasculares ateroescleróticos secundarios. Estos medicamentos podrían incluir uno de los inhibidores del cotransportador de sodio y glucosa 2 (SGLT-2) o agonistas del receptor del peptido 1 similar al glucagón (GLP-1) con beneficios demostrados en la reducción del riesgo cardiovascular[9]. Este tema se trata más adelante en el libro (*v.* capítulo 4 para profundizar en este punto).

Resumen del caso y conclusiones

La diabetes de tipo 2 es una enfermedad frecuente y, para muchos, silenciosa. Dado que la mayoría de las personas no presentan síntomas al principio de la enfermedad, es frecuente que los médicos detecten y diagnostiquen a las personas en el momento de una complicación. Esta puede ser microvascular (retinopatía, nefropatía, neuropatía) o macrovascular (síndrome coronario agudo o ictus). La clave para identificar la diabetes de tipo 2 lo antes posible es conocer los factores de riesgo y utilizar las recomendaciones de detección basadas en la evidencia.

Referencias bibliográficas

1. American Diabetes Association. *Standards of Medical Care 2022. Classification and Diagnosis and of Diabetes*; 2021. https://diabetesjournals.org/care/article/45/Supplement_1/S17/138925/2-Classification-and-Diagnosis-of-Diabetes
2. CDC. *Prevalence of Both Diagnosed and Undiagnosed Diabetes*; 2021. https://www.cdc.gov/diabetes/data/statistics-report/diagnosed-undiagnosed-diabetes.html
3. Norhammar A, Tenerz A, Nilsson G, et al. Glucose metabolism in patients with acute myocardial infarction and no previous diagnosis of diabetes mellitus: a prospective study. *Lancet*. 2002;359(9324):2140-2144. doi:10.1016/S0140-6736(02)09089-X
4. CDC. Diabetes Fact Sheet. https://www.cdc.gov/diabetes/data/statistics-report/diagnosed-undiagnosed-diabetes.html
5. Sukhija R, Prayaga S, Marashdeh M, et al. Effect of statins on fasting plasma glucose in diabetic and nondiabetic patients. *J Invest Med*. 2009;57:495-499.
6. Liu Y, Sayam S, Shao X, et al. Prevalence of and Trends in diabetes among Veterans, United States, 2005-2014. *Prev Chronic Dis*. 2017;14:E135. doi:10.5888/pcd14.170230
7. Chogtu B, Magazine R, Bairy KL. Statin use and risk of diabetes mellitus. *World J Diabetes*. 2015;6(2):352-357. doi:10.4239/wjd.v6.i2.352
8. Mathew R, Gucciardi E, De Melo M, Barata P. Self-management experiences among men and women with type 2 diabetes mellitus: a qualitative analysis. *BMC Fam Pract*. 2012;13:122. doi:10.1186/1471-2296-13-122
9. American Diabetes Association. Standards of Medical Care 2022. Pharmacologic Approach to Glycemic Control. https://diabetesjournals.org/care/article/45/Supplement_1/S125/138908/9-Pharmacologic-Approaches-to-Glycemic-Treatment

Caso 2. Diabetes de tipo 2 en adolescentes

«¿De dónde viene esta erupción?»

Un niño afroamericano de 14 años se presentó (con sus padres) preocupado por una erupción cutánea (fig. 1-2). La erupción estaba en la parte posterior del cuello. No estaban seguros de cuánto tiempo llevaba allí. Su profesora había llamado a casa preocupada por su higiene. Tiene antecedentes de rinitis alérgica y toma loratadina 10 mg/día cuando la necesita.

Nació a término y pesó 4 196 g. Cumplió todos los hitos normales de su desarrollo. Ha sido «grande» desde que la familia tiene memoria, pero su aumento de peso se aceleró a partir de los 12 años.

Medicamentos: loratadina.

Alergias: ninguna (ni a medicamentos ni al látex ni a alimentos).

Antecedentes familiares: diabetes de tipo 2 en la madre, la abuela materna y la abuela paterna; asma en el padre y el hermano.

Antecedentes sociales: vive en casa con sus padres y su hermana pequeña. Está en noveno curso. Le va «bien» en la escuela. Se ha retraído en el ámbito social este año. No

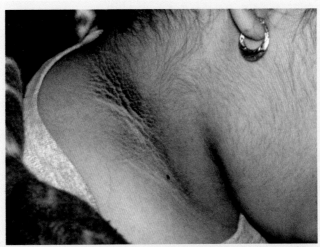

FIGURA 1-2. Imagen de lesiones cutáneas. (Utilizada con permiso de Goodheart H. *Goodheart's Same-Site Differential Diagnosis*, 2ª ed. 2022. Wolters Kluwer).

consume tabaco, alcohol ni drogas recreativas. Desayuna y almuerza con ayuda escolar (la madre dice que no suele ser saludable [pizza, sándwiches con carne de vacuno, papas o patatas fritas], pero necesitan ayuda). No realiza ninguna actividad física regular. Le gustan los videojuegos en línea.

El objetivo de la familia para la visita de hoy es «deshacerse de este sarpullido».

Exploración física: altura 1.68 m, peso 133 kg, IMC 47.3, temperatura 37 grados, pulsaciones 88, respiraciones 15, PA 138/80.

Exámenes CV y respiratorio: normales.

Piel: placas hiperpigmentadas aterciopeladas en la parte posterior del cuello y la axila; se observan estrías rosadas en el abdomen y los hombros.

GENERAL: hombre agradable, pero retraído; obesidad troncular.

Diagnóstico de prediabetes/diabetes:

Normal	Prediabetes	Diabetes
Glucosa en ayunas < 100 mg/dL	Deterioro de la glucosa en ayunas ≥ 100-125 mg/dL	Glucosa en ayunas ≥ 126 mg/dL
Glucosa posprandial (GP) de 2 h < 140 mg/dL	Alteración de la tolerancia a la glucosa GP de 2 h ≥ 140-199 mg/dL	GP de 2 h ≥ 200 mg GP aleatoria ≥ 200 + síntomas
A$_{1C}$ < 5.7 %	5.7-6.4 %	≥ 6.5 %

Adaptada de ADA SOC Diagnostic Criteria for Diabetes: American Diabetes Association. *Standards of Medical Care 2022. Classification and Diagnosis and of Diabetes.* https://diabetesjournals.org/care/article/45/Supplement_1/S17/138925/2-Classification-and-Diagnosis-of-Diabetes

PREGUNTAS SOBRE EL CASO

1. ¿Cuál es la lista de problemas de este paciente?
2. ¿Tiene diabetes? En caso afirmativo, ¿de qué tipo?
3. ¿Cuál es la causa de la erupción?
4. ¿Cuáles son los siguientes pasos?

RESPUESTAS Y EXPLICACIONES

1. La lista de problemas de este paciente incluyen:
   a. Obesidad
   b. Síndrome metabólico
   c. Diabetes de tipo 2
   d. Sospecha de hígado graso no alcohólico
   e. Albuminuria
   f. Preocupación por la depresión
2. Su valor de glucosa y hemoglobina A_{1c} indican con claridad que padece diabetes. Dado que tiene antecedentes familiares de diabetes de tipo 2, su hábito corporal coincide con la diabetes de tipo 2. Además, el hecho de que padezca dislipidemia y presente características físicas de resistencia a la insulina hace que la probabilidad de que padezca diabetes de tipo 2 sea abrumadora. Aunque, a menudo, se piensa que los niños solo padecen diabetes de tipo 1, ahora se sabe que una proporción considerable de los niños diagnosticados de diabetes padecen, en realidad, diabetes de tipo 2[1]. La obesidad pediátrica se está convirtiendo en una situación cada vez más frecuente y en un importante reto para la salud pública. Cada vez son más los adolescentes y adultos jóvenes obesos a los que se diagnostican enfermedades relacionadas con el metabolismo, como la diabetes de tipo 2[1,2].

   Dada la presentación clínica, no es necesario realizar ninguna evaluación adicional en este momento. Si más adelante desarrollara síntomas catabólicos, podría someterse a una prueba de diabetes de tipo 1 (fig. 1-3).
3. Los cambios cutáneos se deben a la acantosis *nigricans,* un problema relacionado con la resistencia a la insulina. Se observa con mayor frecuencia en el cuello, en especial en la cara posterior del cuello, en la axila y, a veces, en la ingle. También puede aparecer en las superficies extensoras[3].

   Se cree que la fisiopatología de la acantosis está relacionada con la estimulación excesiva de los queratinocitos epidérmicos y los fibroblastos dérmicos. Se considera que esta estimulación es el resultado de un exceso de insulina endógena y de factor de crecimiento similar a la insulina[4]. Estas hormonas aumentan con la obesidad y la resistencia a la insulina. La insulina es en sí misma un factor de crecimiento y estimula el crecimiento de muchas líneas celulares, incluidas las células de melanina de la epidermis. Los cambios cutáneos de formación de placas y la hiperpigmentación aparecen cuando el ritmo de crecimiento supera la descamación de las células, lo que hace que la piel se engrose y se oscurezca.

   Esta erupción suele confundirse con suciedad o falta de higiene. Es importante reconocer que no hay un tratamiento específico consensuado para la acantosis, aparte de las intervenciones que mejoran la resistencia a la insulina.
4. Aquí hay mucho que considerar. Es importante explicar al paciente y a su familia que la acantosis es un marcador de alto riesgo genético de resistencia a la insulina y diabetes de tipo 2. Esto ayuda a desviar la atención de las cuestiones relacionadas con el peso y a

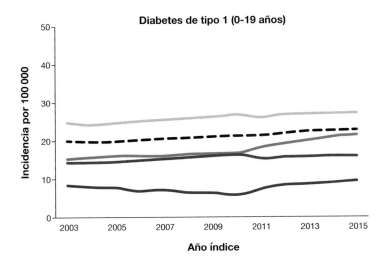

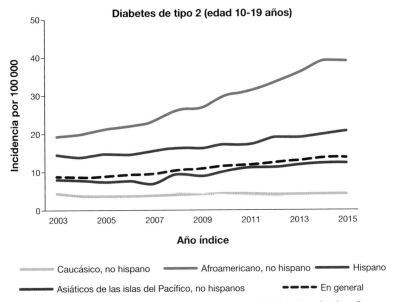

FIGURA 1-3. Tendencias en la incidencia de diabetes de tipo 1 y de tipo 2 en jóvenes, en general y por raza/etnia, de 2002 a 2015. (Adaptada de Divers J, Mayer-Davis EJ, Lawrence JM, y cols. Trends in incidence of type 1 and type 2 diabetes among youths—selected counties and Indian reservations, United States, 2002-2015. *MMWR Morb Mortal Wkly Rep.* 2020;69(6):161-165. doi:10.15585/mmwr.mm6906a3).

centrarse en el componente genético de la diabetes de tipo. Es importante insistir en que la erupción no está relacionada con la higiene. También es importante comunicar que no hay soluciones simples o directas para los cambios en la piel. Lo mejor es abordar la causa subyacente y proporcionar información médica precisa y apoyo psicosocial. Las directrices para el cuidado de la diabetes recomiendan realizar pruebas de detección de depresión en adolescentes en el momento del diagnóstico y en el seguimiento habitual. Los adolescentes con diabetes de tipo 2 tienen mayor riesgo de depresión en comparación con la población adolescente general. Su paciente indica que este año ha estado más retraído en el aspecto social en la escuela, lo que sugiere posibles problemas psicosociales. La detección y el diagnóstico de la depresión son fundamentales, ya que los síntomas de depresión interfieren en la capacidad de adoptar conductas de autocuidado, como la actividad física, seguir una dieta saludable, controlar el peso y controlar las concentraciones de glucosa en sangre.

Este adolescente y su familia necesitan un enfoque integral basado en la familia para abordar los puntos señalados con anterioridad, con un enfoque particular en la salud mental y el afrontamiento saludable. (Este enfoque se explorará en el cap. 2, caso 2).

Resumen del caso y conclusiones

Se trata de un caso en el que la presentación inicial de la diabetes de tipo 2 no está relacionada con la glucosa. Conviene recordar que las alteraciones cutáneas suelen ser los primeros signos de diabetes, sobre todo en las poblaciones de riesgo. También es importante recordar que cuando se diagnostica diabetes de tipo 2 en adolescentes y adultos jóvenes, la afección es más grave y debe tratarse con rapidez y de forma exhaustiva. Lo ideal es adoptar un enfoque de equipo que aborde las necesidades sanitarias de toda la familia.

Referencias bibliográficas

1. Mayer-Davis EJ, Lawrence JM, Dabelea D, et al. Incidence Trends of type 1 and type 2 diabetes among youths, 2002-2012. *N Engl J Med.* 2017;376(15):1419-1429.
2. Divers J, Mayer-Davis EJ, Lawrence JM, et al. Trends in incidence of type 1 and type 2 diabetes among youths—selected counties and Indian reservations, United States, 2002-2015. *MMWR Morb Mortal Wkly Rep.* 2020;69(6):161-165. doi:10.15585/mmwr.mm6906a3
3. Duff M, Demidova O, Blackburn S, Shubrook JH. Cutaneous manifestations of diabetes. *Clin Diabetes.* 2015;33(1):40-48.
4. Hines A, Alavi A, Davis MDP. Cutaneous manifestations of diabetes. *Med Clin North Am.* 2021;105(4):681-697. doi:10.1016/j.mcna.2021.04.008
5. Anderson BJ, McKay SV. Psychosocial issues in youth with type 2 diabetes mellitus. *Curr Diab Rep.* 2009;9:147-153.

Caso 3. Diabetes de tipo 1 en niños

«Pensamos que tenía gripe»

Un niño de 8 años acudió a urgencias con una gripe estomacal que no parecía resolverse. Su madre explicó que había empezado a comportarse de forma diferente hace un par de semanas. Llegó a casa después de una fiesta de pijamas y se dio cuenta de que bebía y orinaba mucho. También parecía tener más hambre de lo normal. Estos comportamientos persistieron durante varias semanas. Además, la madre se dio cuenta de que estaba perdiendo peso. Aunque los cambios en la alimentación eran habituales en él durante los estirones, la pérdida de peso no lo era. Más tarde, las cosas empeoraron, ya que se quejó de dolor abdominal y náusea y vomitó varias veces.

Medicamentos: ninguno.

Alergias: ninguna.

Antecedentes familiares: familiares directos en buen estado de salud; enfermedad de Alzheimer en su abuela materna.

Antecedentes sociales: vive con sus padres, una hermana mayor y un hermano menor; su desarrollo es normal; es quisquilloso con la comida; va bien en la escuela, cuarto grado.

Exploración física: en urgencias.

Vitales: FC 124, respiraciones 28, temperatura 37 grados, PA 90/60, altura 1.32 m, peso 24.5 kg, IMC 16.

General: parece deshidratado, tumbado en la camilla, perezoso, pero cooperativo.

Cabeza, ojos, oídos, nariz y garganta: mucosa oral seca y aliento con olor «afrutado»; ojos hundidos.

Examen CV: rápido, pero regular.

Examen respiratorio: claro con respiración de Kussmaul.

Abdomen: ruidos intestinales activos, dolor a la palpación leve y difuso, sin localización.

Examen neurológico: despierto, orientado hacia la persona y el lugar; ausencia de déficits neurológicos focales o rigidez nucal.

Valores de laboratorio:

Hemograma	Valor	Intervalo de referencia
Recuento de leucocitos	18	3.8-10.8 mil/µL
Recuento de eritrocitos	4.8	3.8-5.10 millones/µL
Hemoglobina	14.3	12.6-17 g/dL
Hematócrito	48%	37-51%
Volumen corpuscular medio (VCM)	91	80-100 fL
Hemoglobina corpuscular media (HCM)	29.9	27-33 pg
Concentración de hemoglobina corpuscular media (CHCM)	32.9	32-36 g/dL
Ancho de distribución de eritrocitos (ADE)	12.7	1-15%
Recuento de plaquetas	336	140-400 mil/µL
Neutrófilos absolutos	9000	1500-7800 células/µL
Linfocitos absolutos	1600	850-3900
Monocitos absolutos	375	200-950
Eosinófilos absolutos	75	15-500
Basófilos absolutos	43	0-200
Neutrófilos	90	%
Linfocitos	10	%
Monocitos	3	%
Eosinófilos	2	%
Basófilos	1	%
Bandas	4	0-10%

Perfil metabólico completo	Valor	Intervalo de referencia
Glucosa	450	70-99 mg/dL
Nitrógeno ureico en sangre (BUN)	44	7-25 mg/dL
Creatinina	2.0	0.5-1.10 mg/dL
Tasa de filtracion glomerular estimada (TFGe)	56	>60 mL/min/1.73 m^2
Sodio	140	136-145 mEq/L
Potasio	5.0	3.5-5.3 mEq/L
Cloruro	98	98-110 mEq/L
Bicarbonato	10	19-30 mEq/L
Brecha aniónica	32	7-13 mEq/L
Calcio	10.3	8.6-10.3 mg/dL
Proteína, total	7.1	6-8.3 g/dL
Albúmina	4.0	3.6-5.1 g/dL
Bilirrubina total	1.0	0.2-1.2 mg/dL
AST	15	10-35 UI/L
ALT	12	9-46 UI/L
Fosfatasa alcalina	45	40-115 UI/L
Lipasa	20	0-160 U
Magnesio	1.9	1.7-2.2 mg/dL
Fósforo	2	2.5-4.5 mg/dL
β-hidroxi-butirato	3.5	<0.5 mmol/L
Ácido láctico	1	0.5-1 mmol/L
Osmolalidad sérica	321	285-295 mmol/kg H_2O
Concentración de alcohol	Negativo	<10 mg/dL
Concentración de salicilato	Negativo	2-10 mg/dL
Hemoglobina A$_{1c}$	9.6%	<5.7%
		5.7-6.4%-aumento del riesgo de diabetes

Gasometría arterial	Valor	Intervalo de referencia
pH	6.9	7.35-7.45
pCO$_2$	23	35-45 mm Hg
pO$_2$	80	75-100 mm Hg
HCO$_3$-	10	22-28 mEq/L
Saturación de O$_2$	95	94-100%

Análisis de orina	Valor	Intervalo de referencia
Color	Paja	
Apariencia	Claro	

Análisis de orina	Valor	Intervalo de referencia
pH	4	4.6-8
Peso específico	>1 030	1 005-1 030
Glucosa	800 mg/dL	Negativo
Cetonas	Grande	De ninguna a pocas
Sangre	Negativo	
Bilirrubina	Negativo	
Urobilinógeno	Negativo	
Nitrito	Negativo	
Esterasa leucocitaria	Negativo	
Prueba rápida de COVID-19	Negativo	
Detección rápida de la gripe	Negativo	
Análisis de orina	Negativo	
Hemocultivos	Informe pendiente	

 PREGUNTAS SOBRE EL CASO

1. ¿Qué le pone enfermo?
2. ¿Tiene diabetes? En caso afirmativo, ¿de qué tipo?
3. ¿Cuáles son las mejores prácticas para comunicarse con la familia en relación con un nuevo diagnóstico de diabetes?
4. ¿Cuáles son los siguientes pasos?

 RESPUESTAS Y EXPLICACIONES

1. Este niño presenta poliuria, polidipsia y polifagia con pérdida de peso. Es la presentación clásica de la diabetes de tipo 1. De acuerdo con la presentación clínica y los análisis de laboratorio, presenta cetoacidosis por brecha aniónica, con toda probabilidad cetoacidosis diabética (CAD).

   Cuando se produce una hiperglucemia grave por una insuficiencia absoluta de insulina, el organismo empieza a utilizar combustibles alternativos como las cetonas para alimentar el cerebro y otras áreas clave. Este proceso provoca una lipólisis sin oposición y la oxidación de los ácidos grasos libres, con la consiguiente producción de cuerpos cetónicos y aumento de la acidosis metabólica aniónica.

   Si la insuficiencia de insulina es persistente y la hiperglucemia se vuelve prominente, el cuerpo comienza a desarrollar síntomas catabólicos (las «polis») y pérdida de peso. Si esto persiste, el cuerpo se vuelve acidótico. La acidosis suele provocar síntomas como náusea, dolor abdominal y vómito. La mayoría de las personas que presentan cetoacidosis diabética como hallazgo inicial de la diabetes suponen que algo más está causando estos síntomas, como una gripe estomacal.

   Una vez tratada la acidosis, es probable que mejoren sus síntomas digestivos. También necesita reanimación con líquidos. Una vez que se trate el déficit de fluidos y reciba una cantidad adecuada de insulina para prevenir los síntomas catabólicos, sus «polis» mejorarán.

2. El cribado de glucosa para la diabetes cuando un niño está enfermo no es óptimo, ya que los niños pueden tener hiperglucemia sustancial bajo estrés grave[1]. En este caso, con una HbA_{1c} concurrente del 9.6 %, se sabe que el paciente ha estado hiperglucémico durante 3 meses, incluso más tiempo que sus síntomas «poli». Se le puede diagnosticar diabetes con confianza basándose en esto y en su presentación en CAD.

La CAD es una de las formas más frecuentes de presentación de un nuevo diagnóstico de diabetes de tipo 1. Teniendo en cuenta que no tiene antecedentes familiares de diabetes y que presenta CAD a los 8 años, sin signos de resistencia a la insulina, es probable que padezca diabetes de tipo 1. Sin embargo, hay un par de factores a tener en cuenta. Hay una forma de diabetes de tipo 2 propensa a la cetosis (propensa a la CAD), aunque es más común en adultos jóvenes que fenotípicamente son más parecidos al tipo 2. Además, se ha demostrado que las infecciones por COVID-19 aumentan los porcentajes de diabetes de tipo 1 y de tipo 2, así como los casos de hiperglucemia sostenida que acaban resolviéndose por completo[2,3].

Su forma de presentación es muy coherente con la diabetes de tipo 1. Se le debe tratar como si tuviera diabetes de tipo 1, tanto en el ámbito hospitalario como en el ambulatorio, hasta que se pueda realizar una evaluación más exhaustiva cuando esté más estable.

3. Recibir un diagnóstico para toda la vida como la diabetes de tipo 1 puede ser una experiencia traumática tanto para la familia como para el niño. Lo más importante que hay que comunicar mientras el niño presenta CAD es que parece tener diabetes de tipo 1; la preocupación más inmediata es estabilizarlo, y habrá una oportunidad de hablar de su estado y sus implicaciones una vez que esté estabilizado, por lo general al día siguiente. Proporcionar más información el primer día no suele ser beneficioso, ya que el *shock* del diagnóstico y el estado del niño ocupan toda la atención de la familia. Es importante esperar a iniciar la educación diabetológica cuando el niño esté más estable, ya que permite que todos los miembros relevantes de la familia estén presentes, mejora su capacidad para escuchar los mensajes y permite que todos los miembros de la familia asimilen la misma información. Esto es muy importante, ya que hay muchos conceptos erróneos sobre las causas de la diabetes de tipo 1 y lo que constituye un tratamiento óptimo.

Entre los mensajes importantes del segundo día (cuando la familia puede reunirse con el niño y este se encuentra mejor) figuran los siguientes: *(1)* el tipo de diabetes (si se conoce); *(2)* cómo se va a tratar; *(3)* información sobre si se puede curar o no, y *(4)* las repercusiones específicas y probables en las actividades diarias del niño y su familia. En relación con el mensaje 4, el niño y su familia pueden experimentar diversos sentimientos (miedo, ira, culpa, impotencia, ansiedad, etc.) sobre el diagnóstico y lo que está por venir. Como médicos, hay que ayudar al niño y a su familia a afrontar el diagnóstico reconociendo sus sentimientos y reforzando que el niño seguirá siendo un miembro activo de la sociedad.

Los objetivos comunes de educación y tratamiento antes del alta incluyen *(1)* la capacidad del niño y de los miembros clave de la familia para medir la glucosa, inyectarse insulina y comprobar las cetonas; *(2)* el conocimiento de los síntomas comunes de la hiperglucemia y la hipoglucemia; y *(3)* el conocimiento de cómo tratar la hiperglucemia y la hipoglucemia. Hay mucho más que aprender, pero estas nociones básicas son fundamentales para que la familia se sienta lo bastante segura como para volver a casa.

4. Tanto el niño como su familia tendrán que aprender muchas habilidades nuevas e incorporarlas a su vida cotidiana durante el resto de la vida del niño. Reconociendo la enormidad de esta situación, es esencial practicar la paciencia a la vez que se instruye para dar pequeños pasos que la familia pueda conseguir a tiempo. Estas nuevas habilidades incluyen el aprendizaje de los carbohidratos,, la monitorización de la glucosa y el cálculo y la inyección

de insulina, que incluirá la insulina basal, la insulina de las comidas y la insulina de corrección. El niño y los miembros de la familia tendrán que aprender a identificar y tratar la hiperglucemia y la hipoglucemia (como ya se ha indicado).

Todas las organizaciones que interactúan con el niño también necesitarán instrucciones por escrito sobre cómo ayudarle (escuela, guardería, actividades extraescolares). Un niño recién diagnosticado puede esperar ser visto cada 3 o 5 días durante las 2 primeras semanas. Se debe animar a los niños y a sus familiares a que planteen preguntas con el objetivo de perfeccionar sus habilidades poco a poco.

La educación diabetológica temprana, en el hospital y en casa, es de vital importancia para crear un conjunto sólido de habilidades de autocuidado de la diabetes que aumenten la comodidad y la confianza del niño y su familia.

Resumen del caso y conclusiones

Recibir un diagnóstico de diabetes de tipo 1 suele ser una experiencia traumática para la persona diagnosticada y la familia implicada. Lo más importante que pueden hacer los profesionales sanitarios para ayudar a la familia es proporcionar información precisa y un plan de tratamiento completo que incluya educación diabetológica y nutricional. La atención sanitaria debe centrarse en ayudar a la persona a llevar una vida lo más normal posible con su diabetes, en lugar de permitir que la diabetes dicte lo que debe hacer y cuándo debe hacerlo.

Referencias bibliográficas

1. Srinivasan V. Stress hyperglycemia in pediatric critical illness: the intensive care unit adds to the stress! *J Diabetes Sci Technol.* 2012;6(1):37-47. doi:10.1177/193229681200600106
2. Khunti K, Del Prato S, Mathieu C, Kahn SE, Gabbay RA, Buse JB. COVID-19, hyperglycemia, and new-onset diabetes. *Diabetes Care.* 2021;44(12):2645-2655. doi:10.2337/dc21-1318
3. Cromer SJ, Colling C, Schatoff D, et al. Newly diagnosed diabetes vs. pre-existing diabetes upon admission for COVID-19: associated factors, short-term outcomes, and long-term glycemic phenotypes. *J Diabetes Complications.* 2022;36(4):108145. ISSN 1056-6727. doi:10.1016/j.jdiacomp.2022.108145

Caso 4. Diabetes autoinmunitaria latente en adultos (LADA). Presentación clínica

«No puedo comer carbohidratos»

Una mujer de 48 años se presentó para hablar de su tratamiento de la diabetes. Explicó que tenía antecedentes de hipotiroidismo y anemia. Se le diagnosticó hipotiroidismo a los 40 años, cuando empezó a perder pelo y a sentir fatiga. Toma levotiroxina 75 µg/día para el hipotiroidismo.

Informó de que le habían diagnosticado diabetes tras unas pruebas de laboratorio de control para vigilar su hipotiroidismo. Su médico le empezó a administrar metformina, pero, a pesar de probar múltiples fórmulas y dosis, tuvo que dejarla porque no toleraba los efectos secundarios digestivos. Actualmente toma 4 mg/día de glimepirida y 30 mg/día de pioglitazona por la mañana. Intentó tomar dosis más elevadas de glimepirida, pero tenía demasiados episodios de hipoglucemia.

Trabajaba en una gasolinera/tienda. Como encargada, trabajaba muchas horas. No realizaba mucha actividad física fuera del trabajo. Admitió que comía más de lo que debía en la tienda. Se sentía culpable porque veía que cuando comía carbohidratos se le disparaba la glucosa. Explicó que si comía «pocos carbohidratos», podía mantener su glucosa por debajo de 250 mg/dL. Su horario de sueño era impredecible como consecuencia de un horario de trabajo fluctuante.

Medicamentos: glimepirida 4 mg/día, pioglitazona 30 mg/día, levotiroxina 75 µg/día.

Alergias: ninguna.

Antecedentes médicos familiares: hipotiroidismo en hermana y madre; sin antecedentes familiares de diabetes.

Antecedentes sociales: fuma 1 paquete al día (historial de 30 paquetes/año), bebe 1 vez al mes y no consume drogas recreativas; sigue una dieta de comida rápida, no refiere actividad física regular y vive sola.

No se medía la glucosa con frecuencia: unas pocas veces a la semana. Al despertarse, sus valores oscilaban entre 140 y 160 mg/dL. Informó de que estas mediciones mejoraban a última hora del día si no comía carbohidratos, pero eran más altas (> 200 mg/dL) si lo hacía. No había tenido ningún episodio reciente de hipoglucemia, pero dijo que solía tenerlos si bebía alcohol.

El objetivo de su visita era encontrar un tratamiento que le permitiera comer con más normalidad.

Exploración física: altura 1.65 m, peso 58.5 kg, IMC 21.5, temperatura 37 grados, pulsaciones 88, respiraciones 15, PA 110/66.

Cabeza, ojos, oídos, nariz y garganta: examen tiroideo normal.

Examen CV: normal.

Examen respiratorio: normal.

Piel: vitíligo en cuello y brazos.

Por lo demás: examen normal.

Valores de laboratorio (en ayunas, extraídos antes de la visita):

Perfil metabólico completo	Valor	Intervalo de referencia
Sodio	141	136-145 mmol/L
Potasio, suero	4.2	3.5-5.3 mmol/L
Cloruro, suero	103	98-110 mmol/L
Dióxido de carbono (CO_2)	28	19-30 mmol/L
Nitrógeno ureico en sangre (BUN)	12	7-25 mg/dL
Creatinina, suero	0.6	0.5-1.10 mg/dL
Tasa de filtracion glomerular estimada (TFGe)	124	>60 mL/min/1.73 m²
Glucosa, suero	168	65-99 mg/dL
Calcio, suero	9.9	8.6-10.2 mg/dL
Proteína, total	7.1	6.1-8.1 g/dL
Albúmina	4.3	3.6-4.1 g/dL
Globulina	2.8	1.9-3.7 g/dL

Perfil metabólico completo	Valor	Intervalo de referencia
AST (SGOT)	23	10-35 U/L
ALT (SGPT)	37	6-29 U/L
Bilirrubina total	0.7	0.2-1.2 mg/dL
Fosfatasa alcalina	100	33-115 U/L

Perfil lipídico	Valor	Intervalo de referencia
Colesterol total	190	125-200 mg/dL
Triglicéridos	145	<150 mg/dL
LDL (calculado)	120	<130 mg/dL
Colesterol HDL	55	>40 mg/dL hombres; >50 mujeres
Colesterol no HDL	135	<130

Otras pruebas de laboratorio	Valor	Intervalo de referencia
HbA$_{1c}$	8.8%	<5.7% (normal)
TSH/T4 libre	0.98/1.42	0.4-4.5 mUI/L/0.8-1.8 µg/dL
Relación albúmina/creatinina en orina (ACr)	376 mg/G	<30 mg/G

 ## PREGUNTAS SOBRE EL CASO

1. ¿Qué tipo de diabetes padece?
2. ¿Qué hallazgos clínicos (anamnesis y exploración física) apoyan el diagnóstico?
3. ¿Qué hallazgos clínicos (de laboratorio) apoyan el diagnóstico?
4. ¿Qué otra evaluación debe realizarse?
5. ¿Cuáles son los siguientes pasos?

 ## RESPUESTAS Y EXPLICACIONES

1. Es muy probable que esta persona tenga una forma de diabetes de tipo 1. A partir del historial y la exploración física, se sospecha que padece una diabetes autoinmunitaria latente del adulto (LADA).
2. Aunque a esta persona se le diagnosticó en la edad adulta, no tiene el fenotipo que correspondería a la diabetes de tipo 2 y no tiene los antecedentes familiares típicos que cabría esperar.

    Además, tiene antecedentes familiares de enfermedades autoinmunitarias, lo que haría más probable una enfermedad autoinmunitaria. La mayoría de las personas con diabetes de tipo 2 tienen antecedentes familiares de esta enfermedad. Por el contrario, el 93% de las personas con diabetes de tipo 1 no tienen antecedentes familiares de diabetes[1].

    Su exploración física es, en gran medida, normal, incluido un IMC normal, sin obesidad troncular y sin indicios de resistencia a la insulina. Tiene vitíligo y su examen tiroideo es normal. El examen tiroideo puede ser muy variable en pacientes con tiroiditis de Hashimoto.

3. La gran mayoría de las personas con diabetes de tipo 2 padecen dislipidemia relacionada con la diabetes, que se caracteriza por concentraciones bajas de colesterol HDL (lipoproteínas de alta densidad) y elevadas de triglicéridos. Aunque no es fundamental para el diagnóstico, muchas personas también tienen colesterol total y LDL (lipoproteínas de baja densidad) elevados. Esta paciente tenía unos resultados lipídicos normales. De hecho, tenía HDL elevadas, lo que es muy poco habitual en una persona con diabetes de tipo 2.

4. Para confirmar que padece una forma de diabetes de tipo 1, es prudente medir cuánta insulina produce y si presenta algún marcador de autoinmunidad compatible con la diabetes de tipo 1. La mejor forma de medir la producción de insulina es solicitar un péptido C junto con un análisis de glucosa en ayunas. Estas pruebas deben solicitarse juntas, ya que el péptido C responderá a la concentración actual de glucosa. Una concentración elevada de glucosa pero un péptido C bajo o indetectable apoya la conclusión de insuficiencia de insulina.

También es prudente medir las pruebas o marcadores de autoinmunidad compatibles con la diabetes de tipo 1. Esto suele hacerse mediante un panel de autoanticuerpos que incluye anticuerpos contra la decarboxilasa del ácido glutámico (anti-GAD-65), autoanticuerpos contra la insulina y anticuerpos contra el transportador 8 de zinc. Si esta paciente tiene un péptido C bajo a pesar de una glucosa alta y la presencia de dos o más autoanticuerpos, la probabilidad de diabetes de tipo 1 es del 70 % en los siguientes 10 años y cercana al 100 % a lo largo de la vida de la persona[2].

Utilizando las siguientes cinco características clave, es posible distinguir entre un adulto con diabetes de tipo 2 y un adulto con LADA:
- Edad en el momento del diagnóstico por debajo de los 50 años.
- Síntomas «poli» clásicos (poliuria, polidipsia, polifagia).
- IMC < 25.
- Antecedentes personales de autoinmunidad.
- Antecedentes familiares de autoinmunidad.

Si una persona cumple más de dos de los criterios anteriores, es muy probable que tenga LADA, con una sensibilidad del 90 % y una especificidad del 71 %[3]. Si solo tiene una o ninguna de esas características, entonces hay pruebas abrumadoras de que no tiene diabetes de tipo 1, con un valor predictivo negativo del 99 % para LADA[3].

5. Dado que esta persona tiene diabetes de tipo 1, el tratamiento es insulina. En la actualidad, no hay pruebas suficientes que respalden el uso de agentes orales para las personas con LADA. Algunos estudios de investigación apoyan el uso de agonistas del receptor GLP-1 y pioglitazona para preservar la función de las células β[4].

La importancia clínica de estos hallazgos no está clara. El uso de una sulfonilurea no sería beneficioso para esta persona porque desafiaría a las células β pancreáticas que ya están bajo ataque autoinmunitario. Por tanto, la insulina es el tratamiento recomendado para los pacientes con LADA.

Pruebas de laboratorio adicionales:

Pruebas de laboratorio	Valor	Intervalo de referencia
Péptido C	0.4	0.78-1.89 ng/mL (en ayunas)
Cribado de anticuerpos contra células de los islotes	Negativo	Negativo
Anticuerpos GAD	62	<5 UI/mL
Autoanticuerpos contra la insulina	<0.4	<0.4 U/mL

TABLA 1-2 Comparación de la LADA con las diabetes de tipos 1 y 2			
	DM1	**LADA**	**DM2**
Edad del diagnóstico	0-25	35-50	12-edad adulta
Hora de la insulina	Inmediato	>6 meses	Por lo general, años
Autoanticuerpos	+++	++	Ninguno
Riesgo de diagnóstico autoinmunitario	++	+++	Sin riesgo añadido
Sensibilidad a la insulina	+++	+++	No sensible
Lípidos	Normal	Normal	Triglicéridos elevados HDL bajo
Riesgo de complicaciones CV	Línea de base	Elevado	Muy elevado

Resumen del caso y conclusiones

Una presentación asintomática es muy frecuente en la diabetes de tipo 2. Sin embargo, hay varios factores clave, como se desprende de los antecedentes de esta persona, que los médicos pueden tener en cuenta, en especial en la exploración física y los análisis de laboratorio. Esta paciente no tenía el fenotipo clásico de la diabetes de tipo 2 ni los antecedentes familiares que corresponderían a esta enfermedad. Sin embargo, tenía antecedentes personales y familiares de enfermedades autoinmunitarias. Sus análisis de laboratorio revelaron que no tenía dislipidemia relacionada con la diabetes.

Por último, tras una evaluación más exhaustiva, se observó que presentaba insuficiencia de insulina y medidas de autoinmunidad, que confirmaron el diagnóstico final de una forma de diabetes de tipo 1 denominada LADA (tabla 1-2).

Referencias bibliográficas

1. Karges B, Prinz N, Placzek K, et al. A comparison of familial and sporadic type 1 diabetes among young patients. *Diabetes Care.* 2021;44(5):1116-1124. doi:10.2337/dc20-1829
2. Insel RA, Dunne JL, Atkinson MA, et al. Staging presymptomatic type 1 diabetes: a scientific statement of JDRF, the Endocrine Society, and the American Diabetes Association. *Diabetes Care.* 2015;38(10):1964-1974. doi:10.2337/dc15-1419
3. Fourlanos S, Perry C, Stein MS, Stankovich J, Harrison LC, Colman PG. A clinical screening tool identifies autoimmune diabetes in adults. *Diabetes Care.* 2006;29(5):970-975.
4. DeFronzo RA, Abdul-Ghani MA. Preservation of β-cell function: the key to diabetes prevention. *J Clin Endocrinol Metab.* 2011;96(8):2354-2366. doi:10.1210/jc.2011-0246

Caso 5. Diabetes monogénica

«Todas las mujeres de mi familia tienen diabetes»

Una mujer de 23 años se presentó para que le repusieran la medicación. Un año antes se había enterado de que padecía diabetes en una revisión laboral. En el momento del diagnóstico, se sentía bien y negó cualquier síntoma «poli» y pérdida de peso. Sin embargo, no le sorprendió el diagnóstico, ya que a su hermana, a su madre y a abuela materna les diagnosticaron diabetes a edad temprana. Su abuela y su madre fueron tratadas con insulina. Según cuenta, su hermana no era muy dada a seguir un plan de tratamiento y pasaba semanas enteras sin inyectarse insulina. Esto la sorprendió, ya que pensaba que la insulina era necesaria para su tipo de diabetes. Cree que es de tipo 1, pero nadie se lo ha confirmado.

Medicación: insulina glargina 12 unidades/día.

Alergias: ninguna.

Antecedentes médicos familiares: véase anteriormente; no hay antecedentes familiares de autoinmunidad.

Antecedentes sociales: no fuma, no consume alcohol ni drogas recreativas, no toma suplementos sin receta médica; trabaja como asistente jurídica; camina entre 45 min y 60 min/día y hace entrenamiento de resistencia 2 veces por semana.

Exploración física: altura 1.65 m, peso 58.5 kg, IMC 21.5, temperatura 37 grados, pulsaciones 80, respiraciones 18, PA 112/72.

Examen CV: la frecuencia y el ritmo cardíacos eran normales.

Examen respiratorio: despejado a la auscultación.

Por lo demás: examen normal; sin signos de resistencia a la insulina.

 ## PREGUNTAS SOBRE EL CASO

1. ¿Qué tipo de diabetes padece?
2. ¿Qué hallazgos clínicos (anamnesis y exploración física) apoyan el diagnóstico?
3. ¿Qué hallazgos clínicos (de laboratorio) deben solicitarse para apoyar el diagnóstico?
4. ¿Cuáles son los siguientes pasos?

 ## RESPUESTAS Y EXPLICACIONES

1. Es una joven adulta delgada. La diabetes de tipo 1 sería una primera hipótesis práctica, ya que no tiene sobrepeso y, en apariencia, no necesita mucha insulina. Sin embargo, no presenta insuficiencia de insulina con las «polis». Lo más inusual en este caso es que muchos de sus parientes cercanos tienen diabetes. Si bien es de esperar que haya antecedentes familiares de diabetes de tipo 2 en las personas con diabetes de tipo 2, no es frecuente en la diabetes de tipo 1. Además, las personas de su familia son de raza blanca y son delgados. Al parecer, su hermana no se inyecta insulina con regularidad, aunque es bien sabido que las personas con diabetes de tipo 1 e insuficiencia de insulina enferman con rapidez si no se inyectan insulina.

   Dado que no parece tener resistencia a la insulina ni insuficiencia de insulina, es probable que padezca una forma atípica de diabetes. Dados sus antecedentes familiares, lo más probable es que padezca una forma de diabetes monogénica.
2. Se trata de una persona joven con una sólida historia familiar, sin signos de resistencia a la insulina ni de insuficiencia de insulina.

   Este es un escenario en el que pedir pruebas de laboratorio puede ser útil para asegurarse de que no tiene el tipo 1 (tabla 1-3).
3. Produce una cantidad normal de insulina. No tiene marcadores de autoinmunidad y su perfil lipídico es normal.

TABLA 1-3   Valores de laboratorio

Perfil lipídico	Valor	Intervalo de referencia
Colesterol total	188	125-200 mg/dL
Triglicéridos	60	<150 mg/dL
LDL (calculado)	92	<130 mg/dL
Colesterol HDL	64	>40 mg/dL hombres; >50 mujeres
Colesterol no HDL	108	<130

Pruebas de laboratorio adicionales	Valor	Intervalo de referencia
Péptido C	1.3	0.78-1.89 ng/mL (en ayunas)
Cribado de anticuerpos contra células de los islotes	Negativo	Negativo
Anticuerpos GAD	<5	<5 UI/mL
Autoanticuerpos de insulina	<0.4	<0.4 U/mL

TABLA 1-4   Comparación de la diabetes MODY con las tipos 1 y 2

Características	MODY	DM1	DM2
Edad en el momento del diagnóstico	<25	5-25	12-edad adulta
Historia parental	60-90%	<10%	10-14%
Herencia	Autosómica dominante	Autoinmune	Poligénica
Obesidad Resistencia a la insulina Síndrome metabólico	Poco común	Poco común	Común
Anticuerpos célula β	Ausentes	Presentes	Ausentes
Péptido C	Normal	Indetectable	De alto a bajo
Tratamiento óptimo	SU MODY[1,3,4]	Insulina	Metformina

Con esta información, hay que buscar otras formas de diabetes, ya que no parece tener autoinmunidad ni resistencia a la insulina. Con sus antecedentes familiares, es muy probable que se trate de una diabetes monogénica. La diabetes monogénica está presente en alrededor del 1% de todas las personas con diabetes. Es tan poco frecuente que el diagnóstico inicial correcto solo se realiza en el 6% de los pacientes[1] (tabla 1-4).

4. El primer paso, y el más importante, es asegurarse de que la paciente es consciente del tipo de diabetes que padece y de su relación con su descendencia. Dado que se trata de una enfermedad autosómica dominante, cada uno de sus hijos tiene el 50% de probabilidades de desarrollar este tipo de diabetes. A menudo, es necesario realizar pruebas genéticas para

Autosómico dominante

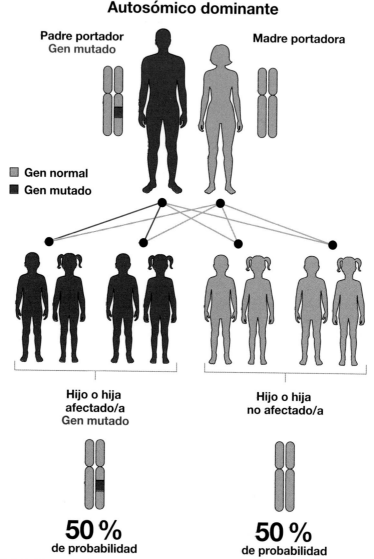

FIGURA 1-4. Transmisión autosómica dominante en la diabetes monogénica. The National Institute of Diabetes and Digestive and Kidney Diseases (NIDDK): Monogenic Diabetes. 2017. https://www.niddk.nih.gov/health-information/diabetes/overview/what-is-diabetes/monogenic-neonatal-mellitus-mody#:~:text=Neonatal%20diabetes%20mellitus%20(NDM)%20y,principales%20formas%20de%20diabetes%20monogénica).

establecer un diagnóstico específico y es prudente remitir a la paciente a un centro especializado (fig. 1-4).

A continuación, dispone de varias opciones de tratamiento que no incluyen la insulina. Elegir la mejor opción de tratamiento suele requerir tiempo y formación. Esta paciente, por ejemplo, se enfrenta a un cambio importante en su diagnóstico y paradigma de tratamiento. La paciente haría bien en someterse a pruebas genéticas para determinar qué tipo de diabetes monogénica padece, de modo que el tratamiento pueda ser lo más específico posible. La diabetes del adulto joven (MODY) 2 (mutación del gen de la glucocinasa) y la MODY 3 (mutación del gen *HNF-α*) son las formas más comunes de esta enfermedad. La MODY 3 constituye cerca del 58 % de todos los casos de MODY y la MODY 2 contribuye con otro 22 %[3]. MODY 2 puede tratarse con un cambio en la ingesta alimentaria con una dieta baja en carbohidratos. La MODY 3 suele tratarse con una dosis baja de sulfonilureas[3]. Lo que hay que saber sobre estos tipos comunes de diabetes es que hay un problema con el momento de la secreción de insulina, no con la resistencia a la insulina o la insuficiencia de insulina.

En Estados Unidos, una calculadora MODY en línea ayuda a determinar si una persona padece MODY[4]. Está disponible en https://www.diabetesgenes.org/mody-probability-calculator/. Para encontrar un laboratorio que pueda realizar pruebas de MODY, se puede visitar: https://www.ncbi.nlm.nih.gov/gtr[5].

Resumen del caso y conclusiones

La MODY representa el 1 % de todos los casos de diabetes. Es un tipo de diabetes que suele diagnosticarse erróneamente. La clave de la MODY es que se trata de una enfermedad autosómica dominante que afecta la producción y liberación de insulina. Las personas con MODY no son resistentes a la insulina ni presentan una insuficiencia absoluta de insulina. La ausencia de estos rasgos y la presencia de una diabetes «leve» en tres generaciones sucesivas (diagnosticada a una edad temprana) deberían motivar una evaluación de MODY.

Referencias bibliográficas

1. Shields BM, Hicks S, Shepherd MH, Colclough K, Hattersley AT, Ellard S. Maturity onset diabetes of the young (MODY): how many cases are we missing? *Diabetologia.* 2010;53(12):2504-2508.
2. *Monogenic Diabetes (Neonatal Diabetes Mellitus & MODY).* The National Institute of Diabetes and Digestive and Kidney Diseases (NIDDK). 2017. https://www.niddk.nih.gov/health-information/diabetes/overview/what-is-diabetes/monogenic-neonatal-mellitus-mody#:~:text=Neonatal%20diabetes%20mellitus%20(NDM)%20and,main%20forms%20of%20monogenic%20diabetes
3. Fajans SS, Bell GI. MODY: history, genetics, pathophysiology and clinical decision making. *Diabetes Care.* 2011;34(8):1878-1884.
4. Exeter Diabetes. MODY calculator. 2022 .https://www.diabetesgenes.org/mody-probability-calculator/
5. NIH National Library of Medicine. List of MODY testing sites. 2022. https://www.ncbi.nlm.nih.gov/gtr

Caso 6. Diabetes de tipo 2 propensa a la cetosis

«¿Qué tipo de diabetes tengo?»

Un hombre afroamericano de 19 años acude a urgencias. Se queja de sed y micción excesivas y de una pérdida de peso de 9 kg en el último mes. No tiene antecedentes médicos significativos, pero sí antecedentes familiares de diabetes de tipo 2. No sigue ningún plan dietético. Hace ejercicio con regularidad, una hora de baloncesto al menos 5 días a la semana.

Recuerda que hace unas 3 semanas empezó a tener sed excesiva y antojos de zumos (jugos) y refrescos, pero era incapaz de satisfacerlos. Bebía a todas horas y orinaba con frecuencia día y noche. Su familia notó que estaba perdiendo peso y le recomendó que buscara atención médica. Antes, el día que acudió al médico, experimentó náusea y vómito y luego dolor abdominal, por lo que acudió a urgencias.

Se le detectó cetoacidosis y se le trató según el protocolo de cetoacidosis del hospital. Necesitó mucha insulina durante las primeras 48 h y fue enviado a casa con una pauta diaria de 45 unidades de insulina basal y 15 unidades de insulina prandial por comida. Durante la hospitalización, la familia del paciente tenía dudas sobre el tipo de diabetes que padecía y la mejor forma de tratarla.

Medicamentos: sin medicamentos, vitaminas ni suplementos.

Alergias: no se conocen alergias.

Antecedentes médicos familiares: la madre y el padre padecen diabetes de tipo 2, hipertensión y dislipidemia; el padre padece una enfermedad renal crónica derivada de la diabetes; por lo demás, se desconocen los antecedentes familiares.

Antecedentes sociales: vive en casa con su madre, trabaja a tiempo parcial, no sigue ninguna dieta específica, hace ejercicio aeróbico con regularidad, no consume tabaco, alcohol ni drogas recreativas.

Exploración física: altura 1.85 m, peso 104 kg, IMC 30.2, temperatura 37 grados, pulsaciones 110, respiraciones 24.

Examen CV: taquicárdico, pero sin otras anomalías.

Examen respiratorio: taquipneico, pero pulmones limpios a la auscultación.

Piel: se observa acantosis en el cuello y la axila.

Abdomen: ruidos intestinales activos, pero tiene dolor difuso a la palpación.

Paciente obeso, actualmente deshidratado.

 ## PREGUNTAS SOBRE EL CASO

1. ¿Qué tipo de diabetes padece? ¿Qué aspecto de la presentación del caso confirma el diagnóstico?
2. ¿Cuáles son los pasos iniciales?
3. ¿Cuáles son los pasos a largo plazo?

 ## RESPUESTAS Y EXPLICACIONES

1. Al principio es difícil determinar qué tipo de diabetes tiene.

   Es un adulto joven que presenta CAD, que, en realidad, es la presentación clásica de la diabetes de tipo 1. Sin embargo, es obeso y tiene antecedentes familiares de diabetes de tipo 2, lo que aumenta bastante la probabilidad de que, en realidad, tenga una forma de diabetes de tipo 2.

2. Cuando un paciente presenta cetoacidosis diabética, el tratamiento inicial debe determinarse partiendo de la base de que padece diabetes de tipo 1. Se recomienda un tratamiento sustitutivo completo con insulina basal y durante las comidas (prandial). También es aconsejable solicitar pruebas para confirmar el diagnóstico de diabetes de tipo 1, incluidas medidas de secreción de insulina (péptido C) y medidas de autoinmunidad, como se menciona en el capítulo 3. Con todo, estas pruebas se suelen solicitar cuando el paciente ya no está en

TABLA 1-5 Pruebas de laboratorio adicionales		
Pruebas de laboratorio	**Valor**	**Intervalo de referencia**
Péptido C	3.5	0.78-1.89 ng/mL (en ayunas)
Cribado de anticuerpos contra células de los islotes	Negativo	Negativo
Anticuerpos GAD	<5	<5 UI/mL
Autoanticuerpos contra la insulina	<0.4	<0.4 U/mL
Perfil lipídico	**Valor**	**Intervalo de referencia**
Colesterol total	238	125-200 mg/dL
Triglicéridos	180	<150 mg/dL
LDL (calculado)	164	<130 mg/dL
Colesterol HDL	38	>40 mg/dL hombres; >50 mujeres
Colesterol no HDL	192	<130

crisis hiperglucémica y se ha estabilizado con el tratamiento. Esto se debe a que cualquier persona con hiperglucemia grave suprimirá la secreción fisiológica de insulina, lo que dará lugar a una concentración baja de péptido C, aunque pueda haber preservado la función de las células β en un estado glucémico más normal.

Este paciente fue tratado con insulina basal y en bolo durante 2 semanas y luego se le pidió que volviera a la consulta. Su glucosa estuvo, en general, dentro de los límites normales durante todo el período de 2 semanas, salvo dos episodios de hipoglucemia en las últimas 48 h antes de su visita. También se le hicieron análisis antes de la consulta. Los resultados figuran en la tabla 1-5

Las analíticas indican que no tiene secreción deficiente de insulina y no presenta medidas de autoinmunidad. También tiene dislipidemia diabética tradicional con HDL bajas y triglicéridos altos a pesar de la estabilización de su glucosa. Estos hallazgos aumentan de manera sustancial la probabilidad de que padezca diabetes de tipo 2. Si tiene diabetes de tipo 1, es menos probable que tenga dislipidemia diabética o antecedentes familiares de diabetes. Si no se puede establecer un diagnóstico definitivo, lo mejor es continuar con la insulina hasta que se pueda hacer una determinación final.

Una forma de diabetes de tipo 2 se denomina diabetes de tipo 2 propensa a la cetosis. Se documenta con mayor frecuencia en personas de ascendencia africana y suele cursar con CAD. Este paciente tiene un hábito corporal compatible con la diabetes de tipo 2 y antecedentes familiares de diabetes de tipo 2.

Dado que cada vez hay más adultos con resistencia a la insulina que desarrollan diabetes de tipo 1, sigue siendo importante solicitar análisis que midan la secreción de insulina y la autoinmunidad. Una vez que se confirma el diagnóstico de diabetes propensa a la cetosis, los pacientes suelen poder suspender la insulina una vez que su glucosa se ha estabilizado. Se puede tardar entre 4 y 12 semanas en alcanzar este punto. Lo mejor es no reducir las dosis de insulina hasta que el paciente haya tenido al menos 4 semanas de concentraciones de glucosa estables dentro del rango objetivo. Si se interrumpe la administración de insulina demasiado pronto o no se confirma que el paciente no presenta marcadores de diabetes de tipo 1, puede producirse una recidiva de la CAD. La recidiva tardía de la CAD meses o años más tarde también es posible, por lo que es importante asegurarse de que estos pacientes son tratados y controlados para su estabilidad.

3. Los pacientes con diabetes de tipo 2 propensos a la cetosis, a menudo, pueden tratarse con tratamiento oral y, en ocasiones, solo con la modificación del estilo de vida. Aun así, se debe vigilar de cerca a estos pacientes sabiendo que si se desestabilizan durante las enfermedades o experimentan una desestabilización de sus perfiles lipídicos y desarrollan lipotoxicidad, podrían volver a entrar en CAD.

A este paciente se le prescribió insulina basal y en bolo durante 2 semanas y se le redujo la insulina de las comidas de 15 a 8 unidades durante 2 semanas. Su glucosa continuó estable, por lo que se suspendió por completo la insulina de las comidas. Siguió con una dieta equilibrada e intentó limitar los carbohidratos a no más de 45 g/comida. Su glucosa siguió siendo casi normal. Se le aconsejó que se quitara 10 unidades de insulina basal cada semana, de modo que al cabo de 4 semanas más ya no se ponía insulina. En ese momento, notó que le costaba más mantener la glucosa en ayunas, por lo que se le empezó a administrar metformina con una dosis titulada de 1 000 mg dos veces al día, que toleró bien y con la que siguió evolucionando bien.

Resumen del caso y conclusiones

La diabetes de tipo 2 propensa a la cetosis es una forma de diabetes *mellitus* de tipo 2, pero, a menudo, se presenta como una diabetes de tipo 1. Cuando un clínico no está seguro, lo mejor es tratar al paciente como si tuviera tipo 1 hasta que el diagnóstico esté claro. Cuando una persona presenta CAD, pero tiene antecedentes familiares de diabetes de tipo 2 o presenta rasgos fenotípicos de tipo 2, merece la pena buscar una diabetes propensa a la cetosis. Si está presente, la persona no necesitará insulina de por vida y, a menudo, puede controlarse solo con cambios en el estilo de vida.

Referencias bibliográficas

1. Umpierrez GE, Smiley D, Kitabchi AE. Narrative review: ketosis prone type 2 diabetes mellitus. *Ann Intern Med.* 2006;144(5):350-357. doi:10.7326/0003-4819-144-5-200603070-00011
2. Gaba R, Mehta P, Balasubramanyam A. Evaluation and management of ketosis-prone diabetes. *Expert Rev Endocrinol Metab.* 2019;14(1):43-48. doi:10.1080/17446651.2019.1561270

Caso 7. Diabetes pregestacional

«¿Cómo que ya tengo diabetes?»

Una mujer de 29 años grávida, con tres embarazos y paridad 2 (dos embarazos viables; G3P2) se presentó, a las 14 semanas de gestación, para hablar de su A_{1c}. Sus análisis de ingreso indicaban una glucosa en ayunas de 132 mg/dL y una HbA_{1c} del 6.9 %. Informó de que ella no tenía antecedentes de diabetes, pero que en su familia había casos. En sus dos embarazos anteriores engordó 4 y 5 kg, respectivamente. Ambos bebés nacieron sanos y a término (pesaron 3 200 g y 3 500 g).

Antecedentes médicos: sin enfermedades crónicas.

Medicamentos: vitaminas prenatales.

Alergias: ninguna.

Antecedentes familiares: la madre y el padre padecen diabetes de tipo 2, hipertensión y dislipidemia.

Antecedentes sociales: casada en un hogar de apoyo con cónyuge y dos hijos (de 6 y 3 años). No consume tabaco, alcohol ni drogas recreativas. Está comiendo más fuera de casa mientras intenta compaginar los horarios de todos. No hay áreas problemáticas aparentes en los determinantes sociales de la salud.

Exploración física: altura 1.73 m, peso 90 kg, IMC 30.3, temperatura 37 grados, pulsaciones 90, respiraciones 16, PA 128/76.

Examen CV: normal.

Examen respiratorio: normal.

Tiene obesidad, pero no tiene problemas agudos.

Abdomen benigno, apropiado para la edad gestacional.

No se observaron otras anomalías relevantes en las pruebas.

PREGUNTAS SOBRE EL CASO

1. ¿Qué tipo de diabetes tiene?
2. ¿Qué diferencia la diabetes pregestacional de la gestacional?
3. ¿Cuáles son los siguientes pasos?

RESPUESTAS Y EXPLICACIONES

1. Ha desarrollado glucemias de rango diabético (tanto glucosa elevada en ayunas de 132 mg/dL como HbA$_{1c}$ de 6.9%) a las 12 semanas de gestación. Cualquier anomalía de la glucosa que esté presente antes de la mitad del segundo trimestre (24-28 semanas) se considera diabetes preexistente. En este caso, lo más probable es que padezca diabetes de tipo 2. Su A$_{1c}$ era del 6.9%, lo que equivale a una glucemia media cercana a 150 mg/dL durante los 3 meses anteriores.

   Aunque no era consciente de su diabetes, cumple los criterios diagnósticos. La diabetes presente antes del segundo trimestre se considera un embarazo de alto riesgo[1].

   Es importante señalar que los porcentajes de diabetes pregestacional se han duplicado desde 1996 y que más del 75% de esos casos son de tipo 2 preexistente[2]. Además, las mujeres de 30 años o más y de etnia afroamericana, hispana o asiática presentan porcentajes más elevados de diabetes de tipo 2 preexistente[2].

   Dados sus antecedentes actuales, lo más probable es que padezca una diabetes pregestacional de tipo 2 preexistente.

2. El momento en que se identifica una anomalía en el metabolismo de la glucosa separa la diabetes pregestacional (DMP) de la diabetes gestacional (DMG). Como se expone en el siguiente caso, la DMG no se convierte en una posibilidad hasta mediados del segundo trimestre, cuando las hormonas placentarias influyen en la sensibilidad a la insulina lo suficiente como para afectar el metabolismo de la glucosa. Por tanto, se recomienda realizar la prueba de DMG entre las semanas 24 y 28 de gestación.

La DMP puede ser cualquier tipo de diabetes preexistente presente antes de la concepción hasta las 24 semanas de gestación. Si se detecta antes de la concepción, se debe animar a las pacientes a crear un plan para controlar su diabetes y modificar la medicación en consecuencia antes de la concepción. Si la anomalía de la glucosa se identifica por primera vez durante los cuidados prenatales o antes de las 24 semanas de gestación, las hormonas placentarias no son la causa probable y el tratamiento de la diabetes debe iniciarse de forma inmediata[3].

3. El objetivo de tratamiento de la HbA$_{1c}$ para la concepción (si la mujer sabe que tiene diabetes) es del 6.5 %. Durante el embarazo, el objetivo de HbA$_{1c}$ es el 6.0 % si puede alcanzarse sin hipoglucemia excesiva[4]. Todas las mujeres con diabetes (tipo 1, tipo 2, DMG) deben recibir educación diabetológica y llevar a cabo las modificaciones de estilo de vida apropiadas. Si es necesario un tratamiento farmacológico, se recomienda que todas utilicen insulina, ya que tiene el mejor historial de eficacia y seguridad tanto para la madre como para el feto[2,4].

Los objetivos del tratamiento durante el embarazo son los siguientes: glucosa en ayunas < 95 mg/dL (5.3 mmol/L) y glucosa posprandial en 1 hora < 140 mg/dL (7.8 mmol/L) o glucosa posprandial en 2 h < 120 mg/dL (6.7 mmol/L) con una A$_{1c}$ del 6.0 %[4]. La pauta de insulina utilizada depende del tipo de diabetes. La paciente tenía hiperglucemia en ayunas y, por tanto, necesitará insulina durante la noche.

Puede tratarse con protamina neutra Hagedorn (NPH) antes de acostarse (0.1 U/kg/dosis) o con una insulina análoga basal de acción prolongada. Por lo general, las dosis de insulina se ajustan al menos cada semana para ayudar a alcanzar las concentraciones objetivo de glucosa en ayunas[3].

Resumen del caso y conclusiones

Los datos sobre seguridad son limitados en el caso de los agentes terapéuticos para el embarazo y la planificación, por lo que es importante confiar del todo en el cambio de estilo de vida y en la insulina (en caso necesario) como agente de seguridad de elección.

Informes recientes muestran que la mayoría de las mujeres estadounidenses tienen una mala salud cardiometabólica cuando se quedan embarazadas. Además, las complicaciones cardiometabólicas en el embarazo predicen los resultados futuros tanto para la madre como para el bebé. En consecuencia, es importante distinguir la DMP de la DMG.

Las mujeres con DMP necesitarán un tratamiento continuo después del parto, lo que no siempre ocurre con la DMG.

Referencias bibliográficas

1. American College of Obstetricians and Gynecologists' Committee on Practice Bulletins—Obstetrics. ACOG practice bulletin No. 201: pregestational diabetes mellitus. *Obstet Gynecol.* 2018;132(6):e228-e248.
2. Peng TY, Ehrlich SF, Crites Y, et al. Trends and racial andethnic disparities in the prevalence of pregestational type 1and type 2 diabetes in Northern California: 1996-2014. *Am J Obstet Gynecol.* 2017;216:177.e1-177.e8.
3. Hart BN, Shubrook JH, Mason T. Pregestational diabetes and family planning. *Clin Diabetes.* 2021;39(3):323-328. doi:10.2337/cd20-0062
4. American Diabetes Association. Standards of Care for the Person with Diabetes 2022. Chapter 15: Management of Diabetes in Pregnancy. *Diabetes Care.* 2022;45(suppl 1):S232-S243. https://diabetes-journals.org/care/article/45/Supplement_1/S232/138916/15-Management-of-Diabetes-in-Pregnancy-Standards

Caso 8. Diabetes gestacional

«¿Significa esto que necesito insulina?»

Una mujer de 27 años, G1P0, en la semana 26 de embarazo, acude a la consulta para comentar su PTG anormal. Informó de que, hasta el momento, su embarazo había ido bien. Era un embarazo planificado y se sentía «bastante bien». Experimentó náusea mínima en el primer trimestre y durante las últimas 12 semanas se ha notado «bastante enérgica». Su hermana tuvo diabetes durante el embarazo, así que sabía que tenía que mantenerse activa durante el suyo y tener más cuidado con lo que comía. Se sorprendió cuando el resultado de su prueba de glucosa en sangre fue anormal. Quiere saber qué tiene que hacer ahora y si, de verdad, tiene que inyectarse insulina. Nunca ha tomado medicación de forma regular y la perspectiva de hacerlo ahora le asusta.

Antecedentes médicos: sin enfermedades crónicas.

Medicamentos: vitaminas prenatales.

Antecedentes médicos familiares: el padre tiene hipertensión y dislipidemia; tuvo una hermana que padeció diabetes durante el embarazo, pero desapareció.

Alergias: ninguna.

Antecedentes sociales: casada en un hogar solidario con su cónyuge. Embarazo planificado. No consume tabaco, alcohol ni drogas recreativas. No hay áreas problemáticas aparentes en los determinantes sociales de la salud.

Exploración física antes del embarazo: altura 1.73 m, Peso 81 kg, IMC 27.2,

Exploración física al presentarse: Peso 90.2 kg, temperatura 37 grados, pulsaciones 90, respiraciones 16, PA 118/78.

Examen CV: normal.

Examen respiratorio: normal.

Tiene sobrepeso y está grávida, pero no presenta problemas agudos.

Abdomen grávido.

Extremidades: trazas de edema en extremidades inferiores.

Resultados de la prueba de tolerancia a la glucosa (PTOG): 75 g 2 h.

Glucosa en ayunas: 90 mg/dL.

1 h: 219 mg/dL (límite superior 180 mg/dL).

2 h: 160 mg/dL (límite superior 153 mg/dL).

Ⓟ PREGUNTAS SOBRE EL CASO

1. ¿Cómo se diagnostica la diabetes gestacional?
2. ¿Cuáles son los factores de riesgo de la diabetes gestacional y sus complicaciones?
3. ¿Cómo se controla la diabetes gestacional?
4. ¿Qué se recomienda para el cribado y el seguimiento después del parto?

5. ¿Cuál es el riesgo futuro de desarrollar diabetes de tipo 2 en mujeres que han tenido diabetes gestacional?

 ## RESPUESTAS Y EXPLICACIONES

1. La diabetes *mellitus* gestacional se define como una hiperglucemia de nueva aparición detectada después de las 24 semanas de gestación. Su prevalencia afecta cada año a entre el 2% y el 10% de los embarazos en Estados Unidos[1]. Es importante utilizar métodos de cribado basados en la evidencia que permitan un diagnóstico precoz. Diagnosticar la DMG no es lo mismo que diagnosticar la diabetes *mellitus*. La DMG se diagnostica mediante una prueba de tolerancia oral a la glucosa (PTOG) realizada entre las semanas 24 y 28 de gestación. La realización de la PTOG se basa en el momento en el que los efectos hormonales de la placenta tienen más probabilidades de afectar la resistencia a la insulina y de poner a la mujer en riesgo de DMG. El embarazo se ha acuñado como un «estado diabetogénico». Esto se debe al aumento de la resistencia a la insulina que se observa incluso en embarazos normales, secundario a los efectos del lactógeno placentario humano y la progesterona[2].

TABLA 1-6   Métodos de detección de la diabetes gestacional
Estrategia en un solo paso
Realizar una PTOG de 75 g, con medición de glucosa plasmática en ayunas y a 1 y 2 h, a las 24-28 semanas de gestación en mujeres no diagnosticadas previamente de diabetes.
La PTOG debe realizarse por la mañana tras un ayuno nocturno de al menos 8 h.
El diagnóstico de DMG se realiza cuando se cumple o se supera alguno de los siguientes valores de glucosa plasmática:
• En ayunas: 92 mg/dL (5.1 mmol/L) • 1 h: 180 mg/dL (10.0 mmol/L) • 2 h: 153 mg/dL (8.5 mmol/L)
Estrategia en dos fases
Paso 1: Realizar una PCG de 50 g (sin ayuno), con medición de la glucosa plasmática a 1 h, a las 24-28 semanas de gestación en mujeres no diagnosticadas de diabetes con anterioridad.
Si la concentración de glucosa plasmática medida 1 h después de la carga es ≥ 130, 135 o 140 mg/dL (7.2, 7.5 o 7.8 mmol/L, respectivamente), se procede a una PTOG de 100 g.
Paso 2: La PTOG de 100 g debe realizarse con el paciente en ayunas.
El diagnóstico de DMG se realiza cuando se dan al menos dos[a] de las siguientes cuatro concentraciones de glucosa en plasma (medidas en ayunas y a las 1, 2 y 3 h durante la PTOG) (criterios de Carpenter-Coustan):
• En ayunas: 95 mg/dL (5.3 mmol/L) • 1 h: 180 mg/dL (10.0 mmol/L) • 2 h: 155 mg/dL (8.6 mmol/L) • 3 h: 140 mg/dL (7.8 mmol/L)

DMG, diabetes *mellitus* gestacional; PCG, prueba de carga de glucosa; PTOG, prueba de tolerancia oral a la glucosa.
American Diabetes Association Professional Practice Committee. 2. Classification and Diagnosis of Diabetes: Standards of Medical Care in Diabetes-2022. *Diabetes Care* 2022; 45(suppl 1):S17-S38. https://doi.org/10.2337/dc22-S002
[a]El American College of Obstetricians and Gynecologists señala que un valor elevado puede utilizarse para el diagnóstico.

La HbA$_{1c}$ no se utiliza para la DMG, ya que no identifica la hiperglucemia con la suficiente antelación como para realizar un diagnóstico a tiempo. La glucosa en ayunas es menos sensible para el diagnóstico de la DMG. La glucosa posprandial suele ser la primera anomalía glucémica observada en la mayoría de las mujeres[3].

Dos son los métodos aceptables para detectar la DMG[4,5], el de un paso y el de dos pasos. En un estudio se compararon los efectos de cada uno de ellos respecto a la probabilidad de diagnosticar la DMG y de identificar las complicaciones del embarazo para la madre y el bebé. Los resultados mostraron que, aunque el método de un paso duplicaba el diagnóstico de DMG, no ofrecía mejores resultados para la madre y el bebé que el método de dos pasos[6]. En la tabla 1-6 se describen ambos[4].

2. Como ya se ha mencionado, las hormonas placentarias circulantes son las responsables de crear un estado diabetogénico[2,7]. La DMG es de alto riesgo cuando concurren los siguientes factores de riesgo: aumento de la edad materna, antecedentes familiares de diabetes/prediabetes, obesidad previa a la concepción, aumento excesivo de peso antes del embarazo y a lo largo del mismo y barreras a largo plazo para acceder a la atención sanitaria (también conocidas como disparidades socioeconómicas)[8].

La DMG no controlada tiene consecuencias negativas para la salud de la madre y del bebé[9,10]. Los riesgos maternos incluyen preeclampsia, parto prematuro y un riesgo siete veces mayor de desarrollar diabetes *mellitus* de tipo 2[10]. La salud del feto se ve comprometida por la exposición intrauterina a una hiperglucemia persistente y puede provocar macrosomía, hipoglucemia y complicaciones perinatales como parto prematuro y muerte fetal, así como futura obesidad y resistencia a la insulina en el feto[10].

3. El tratamiento de la DMG comienza con un diagnóstico a tiempo. Una vez confirmada esta, es esencial remitir a la paciente a un dietista e introducir la educación diabetológica. Hay que tener en cuenta que muchas mujeres son capaces de normalizar las lecturas de glucosa solo con cambios en el estilo de vida[11] (tabla 1-7)[11,12].

Si la paciente no es capaz de alcanzar los objetivos de glucosa mencionados con cambios en el estilo de vida, se recomienda un tratamiento farmacológico. La American Diabetes Association recomienda que todas las mujeres que requieran tratamiento para la DMG o el embarazo complicado por diabetes controlen la glucosa con regímenes terapéuticos basados en insulina[11]. Esto se debe a que se ha demostrado que otros medicamentos, como las sulfonilureas y la metformina, atraviesan la placenta y pueden tener consecuencias adversas para el feto[11].

Para muchas mujeres, conseguir una glucosa normal en ayunas es el mayor reto. Por este motivo, el primer paso del tratamiento suele ser administrar un análogo de insulina basal de acción prolongada o insulina NPH antes de acostarse. Si se produce hiperglucemia posprandial, también se sugiere una pauta de insulina durante las comidas.

TABLA 1-7 Objetivos de glucosa en mujeres con diabetes gestacional

Ayuno	1 h posprandial	2 h posprandial	HbA$_{1c}$
<95 mg/dL (5.3 mmol/L)	<140 mg/dL (7.8 mmol/L)	<120 mg/dL (6.7 mmol/L)	<6.0%

American Diabetes Association. Standards of Care for the Person with Diabetes 2022. Capítulo 15: Management of Diabetes in Pregnancy. Diabetes Care. *Diabetes Care.* 2022;45(suppl 1):S232-S243. https://diabetesjournals.org/care/article/45/Supplement_1/S232/138916/15-Management-of-Diabetes-in-Pregnancy-Standards. Metzger BE, Buchanan TA, Coustan DR, y cols. Summary and recommendations of the Fifth International Workshop-Conference on Gestational Diabetes Mellitus. *Diabetes Care.* 2007;30(suppl 2):S251-S260. doi:10.2337/dc07-s225.

Resumen del caso y conclusiones

La DMG es cada vez más frecuente y grave. Es importante que los médicos reconozcan que aumenta el riesgo futuro de diabetes de tipo 2 en las mujeres hasta en el 58 % y puede aumentar el riesgo de diabetes de tipo 2 para el bebé. El papel del médico de atención primaria es fomentar el cribado de la diabetes posparto, la lactancia materna y un peso saludable tras el embarazo.

Referencias bibliográficas

1. Sheiner E. Gestational diabetes mellitus: long-term consequences for the mother and child grand challenge—how to move on towards secondary prevention? *Front Clin Diabet Health.* 2020;1:543256. doi:10.3389/fcdhc.2020.546256
2. Gabbe SG, Graves CR. Management of diabetes mellitus complicating pregnancy. *Obstet Gynecol.* 2003;102(4):857-868.
3. McIntyre HD, Sacks DA, Barbour LA, et al. Issues with the diagnosis and classification of hyperglycemia in early pregnancy. *Diabetes. Care.* 2016;39(1):53-54. doi:10.2337/dc15-1887
4. American Diabetes Association Professional Practice Committee; 2. Classification and diagnosis of diabetes: Standards of medical care in diabetes—2022. *Diabetes Care* 2022; 45(suppl 1):S17-S38. doi:10.2337/dc22-S002
5. Mack LR, Tomich PG. Gestational diabetes: diagnosis, classification, and clinical care. *Obstet Gynecol Clin North Am.* 2017;44(2):207-217. doi:10.1016/j.ogc.2017.02.002
6. Hillier TA, Pedula KL, Ogasawara KK, et al. A pragmatic, randomized clinical trial of gestational diabetes screening. *N Engl J Med.* 2021;384(10):895-904. doi:10.1056/NEJMoa2026028
7. Plows JF, Stanley JL, Baker PN, Reynolds CM, Vickers MH. The pathophysiology of gestational diabetes mellitus. *Int J Mol Sci.* 2018;19(11):3342. doi:10.3390/ijms19113342
8. Ha C, Shubrook JH, Mason T. Gestational diabetes: optimizing diagnosis and management in primary care. *J Fam Pract.* 2022;71(2):2-9.
9. Angueira AR, Ludvik AE, Reddy TE, Wicksteed B, Lowe WL, Jr., Layden BT. New insights into gestational glucose metabolism: lessons learned from 21st century approaches. *Diabetes.* 2015;64(2):327-334. doi:10.2337/db14-0877
10. Shou C, Wei YM, Wang C, et al. Updates in long-term maternal and fetal adverse effects of gestational diabetes mellitus. *Maternal-Fetal.* 2019;1:91-94. doi:10.1097/FM9.0000000000000019
11. American Diabetes Association. Standards of Care for the Person with Diabetes 2022. Chapter15: Management of Diabetes in Pregnancy. *Diabetes Care.* 2022;45(suppl 1):S232-S243. https://diabetesjournals. org/care/article/45/Supplement_1/S232/138916/15-Management-of-Diabetes-in-Pregnancy-Standards
12. Metzger BE, Buchanan TA, Coustan DR, et al. Summary and recommendations of the Fifth International Workshop-conference on gestational diabetes mellitus. *Diabetes Care.* 2007;30(suppl 2):S251-S260. doi:10.2337/dc07-s225

Caso 9.   Diabetes secundaria

"¿Por qué tengo diabetes?"

Una mujer de 54 años se presentó para seguimiento tras una visita hospitalaria. Su queja inicial fue dolor abdominal, náusea, vómito y deposiciones malolientes y grasientas durante 2 semanas. Se le diagnosticó pancreatitis aguda, pero también hiperglucemia. No tenía antecedentes personales ni familiares de diabetes. Estuvo ingresada 4 días.

No tenía problemas médicos conocidos. Los únicos medicamentos que decía tomar eran antiácidos e inhibidores de la bomba de protones de venta sin receta para el malestar estomacal. Su historial clínico revelaba que había tenido, al menos, dos episodios previos de pancreatitis en los últimos cinco años que requirieron hospitalización.

Antecedentes médicos: sin enfermedades crónicas.

Medicamentos: antiácido TUMS, omeprazol PRN sin receta.

Antecedentes familiares: significativo por consumo crónico de alcohol en su padre. La madre tuvo cáncer de colon. Ambos han fallecido. Tiene una hermana, pero desconoce su historial médico.

Alergias: ninguna.

Antecedentes sociales: trabaja en una tienda. No fuma, pero se da atracones de alcohol periódicamente, normalmente con vodka y un paquete de 12 cervezas. Sin embargo, no ha bebido desde que salió del hospital. Vive sola y tiene un gato como mascota. Su dieta consiste principalmente en aperitivos. No hace ejercicio fuera del trabajo.

Exploración física: altura 1.68 m, peso 59 kg, IMC 21, temperatura 37 grados, pulsaciones 102, respiraciones 16.

Parece nerviosa, pero no sufre angustia aguda.

Examen CV: normal.

Examen respiratorio: normal.

Abdomen: actualmente sin dolor a la palpación, pero se observa hepatomegalia.

Extremidades: normales.

A_{1c} en el hospital hace 8 semanas: 8.6 %.

A_{1c} en la visita de hoy: 9.8 %.

Valores de laboratorio:

Perfil lipídico	Valor	Intervalo de referencia
Colesterol total	188	125-200 mg/dL
Triglicéridos	60	< 150 mg/dL
LDL (calculado)	92	< 130 mg/dL
Colesterol HDL	74	> 40 mg/dL hombres; > 50 mujeres
Colesterol no HDL	108	< 130

Pruebas de laboratorio adicionales	Valor	Intervalo de referencia
Péptido C	0.6	0.78-1.89 ng/mL (en ayunas)
Cribado de anticuerpos contra células de los islotes	Negativo	Negativo
Anticuerpos GAD	< 5	< 5 UI/mL
Autoanticuerpos contra la insulina	< 0.4	< 0.4 U/mL

Perfil metabólico completo	Valor	Intervalo de referencia
Sodio	141	136-145 mmol/L
Potasio, suero	4.2	3.5-5.3 mmol/L
Cloruro, suero	99	98-110 mmol/L
Dióxido de carbono (CO_2)	26	19-30 mmol/L
Nitrógeno ureico en sangre (BUN)	15	7-25 mg/dL

Perfil metabólico completo	Valor	Intervalo de referencia
Creatinina, suero	0.64	0.5-1.10 mg/dL
Tasa de filtracion glomerular estimada (TFGe)	104	>60 mL/min/1.73 m²
Glucosa, suero	225	65-99 mg/dL
Calcio, suero	9.9	8.6-10.2 mg/dL
Proteína, total	6.0.3	6.1-8.1 g/dL
Albúmina	3.6	3.6-4.1 g/dL
Globulina	2.8	1.9-3.7 g/dL
AST (SGOT)	164	10-35 U/L
ALT (SGPT)	138	6-29 U/L
Bilirrubina total	1.4	0.2-1.2 mg/dL
Fosfatasa alcalina	100	33-115 U/L

Pruebas pancreáticas	Resultado	Intervalo normal
Amilasa	68	40-140 U/L
Lipasa	160	10-140 U/L

Hemograma:

Hemograma	Valor	Intervalo de referencia
Recuento de leucocitos	8.8	3.8-10.8 mil/µL
Recuento de eritrocitos	3.8	3.8-5.10 millones/µL
Hemoglobina	12.9	12.6-17 g/dL
Hematócrito	40	37-51 %
Volumen corpuscular medio (VCM)	91	80-100 fL
Hemoglobina corpuscular media (HCM)	29.9	27-33 pg
Concentración de hemoglobina corpuscular media (CHCM)	32.9	32-36 g/dL
Ancho de distribución de eritrocitos (ADE)	12.7	1-15 %
Recuento de plaquetas	138	140-400 mil/µL
Basófilos	1	%
Bandas	0	0-10 %

 PREGUNTAS SOBRE EL CASO

1. ¿Tiene diabetes? En caso afirmativo, ¿de qué tipo?
2. ¿En qué se diferencia este tipo de diabetes del tipo 1 y del tipo 2?
3. ¿Cuáles son los siguientes pasos?

RESPUESTAS Y EXPLICACIONES

1. La paciente tenía dolor abdominal pero ningún síntoma «poli» cuando presentó la pancreatitis. Aunque esta puede causar hiperglucemia durante un episodio agudo, la paciente se encuentra mejor pero sigue teniendo hiperglucemia y un péptido C bajo. Por tanto, cumple los criterios diagnósticos de diabetes *mellitus* y es probable que padezca diabetes secundaria[1]. La diabetes secundaria representa un pequeño porcentaje del total de casos de diabetes. Es importante encontrar la causa y realizar un diagnóstico preciso para abordar la fisiopatología subyacente. Las etiologías más comunes de la diabetes secundaria incluyen pancreatitis crónica (79 %), carcinoma ductal pancreático (8 %), hemocromatosis (7 %), fibrosis quística (4 %) y cirugía pancreática previa (2 %)[2].

2. Es importante recordar de los casos anteriores que la diabetes de tipo 1 se presenta típicamente con las «polis» y la pérdida de peso. Muchos pacientes presentarán CAD. Las personas con diabetes de tipo 1 no suelen tener antecedentes familiares de diabetes, pero, a menudo, tienen antecedentes personales o familiares de enfermedades autoinmunitarias. Los hallazgos de laboratorio más comunes son un péptido C bajo (con glucosa > 144 mg/dL; deben pedirse juntos) y, a menudo, marcadores de autoinmunidad.

   La diabetes de tipo 2 suele «descubrirse» a partir de pruebas de laboratorio. Aunque los pacientes pueden no presentar síntomas, suelen tener antecedentes familiares de diabetes/prediabetes y un IMC elevado que indica un aumento de peso corporal. El hallazgo de laboratorio indicativo más común es la dislipidemia diabética representada por triglicéridos altos y HDL bajo. Por lo general, no es necesario obtener un péptido C en pacientes con un diagnóstico reciente de diabetes de tipo 2.

   Sin embargo, si se solicita, la mayoría de los pacientes asintomáticos con diabetes de tipo 2 tendrán un péptido C entre normal y alto con una glucosa de normal a alta. Estas pruebas no deben solicitarse durante una crisis hiperglucémica en la que la toxicidad de la glucosa alterará los resultados.

   A esta paciente se le detectó hiperglucemia al ingresar en el hospital. Incluso después de que la enfermedad aguda se resolviera, su hiperglucemia continuó. Una vez resuelta esta enfermedad aguda, su hiperglucemia persistió y su HbA$_{1c}$ indicó que tenía hiperglucemia crónica y estableció un diagnóstico de diabetes.

   No presentaba obesidad (IMC > 30) ni dislipidemia relacionada con la diabetes (lo que hace menos probable la diabetes de tipo 2). También tenía un péptido C algo deprimido y no presentaba signos de autoinmunidad.

   Dados estos factores, un diagnóstico provisional de diabetes secundaria tiene sentido basándose en su presentación.

3. La diabetes secundaria es una forma de diabetes que se produce cuando el paciente es insulinopénico, pero la etiología no es consecuencia de la autoinmunidad. Más bien, algo más está causando el fallo de las células beta. En el caso de esta paciente, la pancreatitis inducida por el alcohol es la etiología probable.

   Dado que la paciente es insulinopénica, la insulina debe formar parte del plan de tratamiento. La mayoría de los pacientes con diabetes secundaria acaban recibiendo tratamientos similares a los de los pacientes con diabetes de tipo 1.

   Sin embargo, dado que esta paciente en particular no tiene una afección autoinmunitaria, debe prestarse especial atención a la etiología y el tratamiento de la afección subyacente. Esta paciente no tiene diabetes de tipo 1 y, por tanto, no es necesario realizar otras pruebas autoinmunitarias de control.

Resumen del caso y conclusiones

Como ya se ha indicado, hay muchos tipos y causas de diabetes. La diabetes secundaria es única en el sentido de que no es autoinmunitaria, no se debe a la resistencia a la insulina y no es una afección hereditaria, sino que es el resultado de algún otro proceso que está dañando la capacidad del páncreas para secretar insulina. A menudo, esto puede deberse a la destrucción anatómica o bioquímica del páncreas. En este caso, el daño causado por la pancreatitis inducida por el alcohol provocó una insuficiencia de insulina. La diabetes secundaria se trata con insulina.

Referencias bibliográficas

1. American Diabetes Association Professional Practice Committee. 2. Classification and diagnosis of diabetes: Standards of medical care in diabetes—2022. *Diabetes Care*. 2022;45(suppl 1):S17-S38. doi:10.2337/dc22-S002
2. Hart PA, Bellin MD, Andersen DK, et al; Consortium for the Study of Chronic Pancreatitis, Diabetes, and Pancreatic Cancer (CPDPC). Type 3c (pancreatogenic) diabetes mellitus secondary to chronic pancreatitis and pancreatic cancer. *Lancet Gastroenterol Hepatol*. 2016;1(3):226-237. ISSN 2468-1253. doi:10.1016/S2468-1253(16)30106-6

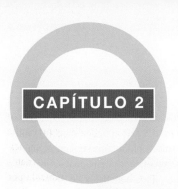

Abordaje inicial del paciente

Introducción

Recibir un diagnóstico de diabetes cambia la vida y suele ser abrumador. Ayudar a los pacientes a empezar con buen pie y establecer un plan de tratamiento para el éxito pueden marcar la diferencia tanto para el paciente como para el clínico. Este capítulo explora cómo iniciar planes de tratamiento para adultos y niños diagnosticados de diabetes, con especial atención a los aspectos clave de la educación, los tratamientos intensivos tempranos y los beneficios de un abordaje basado en el trabajo en equipo.

Caso 1.   Diabetes de tipo 2 en adultos

«El tratamiento descendente es mejor que el ascendente»

Un hombre de 62 años se presenta para seguimiento de la diabetes. Tiene diabetes de tipo 2 y dislipidemia (desde hace 10 años) e hipertensión (desde hace 12 años). Por desgracia, no ha acudido a las dos últimas citas programadas. Usted recuerda que antes participaba de forma activa en el control de su diabetes y que estaba bien controlada. Hoy le dice que sus medicamentos para la diabetes ya no funcionan. Sus concentraciones de azúcar en sangre están siempre por encima de 200 mg/dL y, a veces, después de las comidas su medidor solo marca «alto». Dejó de medirse la glucosa capilar porque se sentía frustrado por lo elevadas que eran sus lecturas.

Lleva 2 años tomando la misma medicación para la diabetes. Reconoce sentirse más deprimido y ansioso porque sus lecturas son muy altas. No entiende por qué la diabetes es diferente de la hipertensión. Lleva mucho tiempo tomando la misma medicación para la presión arterial y siempre la ha tenido controlada.

Antecedentes médicos: hipertensión, diabetes de tipo 2, dislipidemia, osteoartritis (OA) de rodilla.

Medicamentos: 1 000 mg de metformina dos veces al día, 10 mg de glipizida dos veces al día, 100 mg/día de sitagliptina, 40 mg/día de atorvastatina, 20/25 mg/día de lisinopril/hidroclorotiazida (HCTZ), 5 mg/día de amlodipino y 15 mg/día de meloxicam.

Alergias: ninguna.

Antecedentes familiares: padres fallecidos: madre de edad avanzada, padre por infarto de miocardio (IM); dos hermanos mayores con problemas de salud similares.

Antecedentes sociales: vive solo (divorciado hace 6 meses); dos hijos adultos; el desayuno suele ser café y un bollo; el almuerzo es comida rápida el 50 % de las veces; la cena son comidas precocinadas; antes de su divorcio, su mujer cocinaba las comidas en casa. Trabaja en la función pública y es activo en su trabajo; no realiza ninguna otra actividad física de manera habitual. No fuma y rara vez bebe alcohol.

Exploración física

Signos vitales: FC 72, respiraciones 14, PA 136/82, altura 1.68 m, peso 92.5 kg, IMC 32.9.

General: obesidad troncular.

Examen cardiovascular (CV): normal.

Examen respiratorio: normal.

Extremidades: pulsos intactos, monofilamento y sensación de vibración intactos. Piel y uñas normales.

Examen: por lo demás normal.

Valores de laboratorio:

Perfil lipídico	Valor	Intervalo de referencia
Colesterol total	208	125-200 mg/dL
Triglicéridos	256	<150 mg/dL
LDL (calculadas)	108	<130 mg/dL
HDL, colesterol	32	>40 mg/dL hombres; >50 mujeres
Colesterol no HDL	178	<130

Otras pruebas de laboratorio	Valor	Intervalo de referencia
HbA$_{1c}$	9.2%	<5.7% (normal)
Relación albúmina/creatinina en orina (ACr)	20 mg/g	<30 mg/g
Tasa de filtración glomerular estimada (TFGe)	88 mL/min	>60 mL/min/1.73 m^2

 PREGUNTAS SOBRE EL CASO

1. ¿Cómo abordar a este paciente?
2. ¿Qué sugerir en términos de manejo de la glucemia?
3. ¿Cómo prevenir esta situación?
4. ¿Cuáles son las opciones de tratamiento intensivo precoz?

 RESPUESTAS Y EXPLICACIONES

1. Lo que describe este paciente es una situación muy común. La diabetes de tipo 2 es una enfermedad crónica y progresiva. Los medicamentos que se utilizan tienen por objeto mejorar la glucemia y reducir el riesgo de complicaciones. Sin embargo, los abordajes terapéuticos actuales apenas abordan la historia natural y la fisiopatología subyacente de la enfermedad. Como resultado, los pacientes suelen necesitar modificaciones en su régimen de medicación a lo largo del tiempo (*v.* tabla «Adición de medicamentos para la diabetes»).

   Vivir con diabetes puede suponer todo un reto. No es infrecuente que los pacientes se sientan frustrados y deprimidos cuando, a pesar de sus esfuerzos, sus concentraciones de azúcar en sangre son más elevadas de lo deseado. A menudo, como respuesta, los pacientes dejan de intentar controlar su diabetes. Dejan de medirse la glucosa capilar y pueden desviarse de su dieta. Muchas personas se dan cuenta de que el trabajo de cuidar de su diabetes se ha vuelto demasiado abrumador.

   Para este paciente, el primer paso es normalizar su experiencia. Se puede reconocer la frustración del paciente por seguir tomando su medicación, pero no ver necesariamente el beneficio. La mayoría de los medicamentos para la diabetes (incluidos los que está tomando) pierden su eficacia con el tiempo. Además, su alimentación ha cambiado de manera considerable desde su divorcio. Por tanto, no es de extrañar que sus concentraciones de glucosa hayan aumentado.

El siguiente paso es ayudarle a comprender mejor lo que le ocurre con la diabetes sin abrumarle con demasiada información. Algunas buenas noticias podrían compartirse con este paciente. A pesar de haber tenido diabetes durante más de 10 años, no parece tener ninguna complicación relacionada con ella. Esto puede atribuirse, con toda probabilidad, a sus excelentes conductas previas de autocontrol. Poner énfasis sobre estos factores es una buena manera de empezar la visita, recordando al paciente que todavía puede prevenir complicaciones si controla de manera eficaz su diabetes.

También puede ser un buen momento para hablar con el paciente sobre cuáles son sus objetivos y qué es lo más importante para él. Esto permite mayor compromiso por su parte; hacer que identifique sus prioridades de tratamiento fomenta la propiedad sobre aspectos que afectan de manera directa a su atención.

Establecer un punto de control con la toma de decisiones compartida aumenta la probabilidad de que el paciente se adhiera a su plan de tratamiento. Una forma de conseguirlo es utilizar un folleto para el paciente con objetivos detallados y una lista de comprobación de las cosas «que hay que hacer» que le ayuden a comprender la estrategia global del tratamiento.

A continuación, se ofrecen ejemplos de listas de comprobación (v. tablas «¿Con qué frecuencia debo medirme el azúcar en sangre?», «Objetivos de azúcar en sangre» y «Otros objetivos del tratamiento»).

¿Con qué frecuencia debo medirme el azúcar en sangre? _____ veces al día
__X_ A primera hora de la mañana, antes de comer o beber y antes de acostarse
_____ Antes de comer o cenar
__X_ Siempre que sienta que su concentración de azúcar en sangre es baja (experimentando síntomas)
__X_ Compruebe siempre antes de inyectarse insulina
Mi insulina basal es _____. Mi dosis es de _____unidades a la hora de _____.
Mi insulina para las comidas y la escala de corrección es _____. Tomo _____ unidades para mi comida 15 o 30 min ANTES del desayuno, almuerzo, cena (círculo tiempo antes y comidas).

Mi escala de corrección es:	__0_ unidades si es inferior a 150
	_____ unidades si la glucosa está en 151-200
	_____ unidades si la glucosa está en 201-250
	_____ unidades si la glucosa está en 251-300
	_____ unidades si la glucosa está en 301-350
	_____ unidades si la glucosa es superior a 351
También tomo: _____.	

Objetivos de azúcar en sangre	
A_{1C} glucemia media en 3 meses	Menos del 6.5 % 7.5 % 8 %
Glucemia <u>antes</u> de comer	80-130 mg/dL o _____mg/dL
Azúcar en sangre 2 h <u>después</u> de una comida	Menos de 180 mg/dL o _____mg/dL

Otros objetivos del tratamiento	
Presión arterial	Menos de 130/80 mm Hg o 140/90 mm Hg
Ácido acetilsalicílico	Todas las personas de 50 años o más con enfermedad cardiovascular (ECV) y bajo riesgo de hemorragia
Estatinas (en función de la edad, el riesgo de infarto e ictus en los próximos 10 años y la concentración de LDL)	Alta intensidad Intensidad moderada Ninguno

Pruebas sistemáticas de detección			
Exploración anual «exhaustiva» de los pies	Sí	No	Fecha:
El pie debe evaluarse en cada visita de atención diabética			
Exploración ocular anual	Sí	No	Fecha:
Un oftalmólogo u optometrista debe repetir cada año los exámenes de los pacientes con diabetes de tipo 1 y 2			
Detección anual de lípidos	Sí	No	Fecha:
Detección anual del hígado (prueba de la función hepática)	Sí	No	Fecha:
Prueba anual de la función renal	Sí	No	Fecha:
Albúmina en orina y tasa de filtracion glomerular estimada (TFGe) en pacientes de tipo 1 con diabetes de duración ≥ 5 años, en todos los pacientes de tipo 2 con diabetes y en todos los pacientes con hipertensión comórbida desde el momento del diagnóstico			
¿Con qué frecuencia debo medirme la A_{1C}?	6 meses	3 meses	
A_{1C} bien controlada, luego control cada 6 meses			
A_{1C} no controlada o ≥ 7 %, a continuación, comprobar cada 3 meses			
Lecturas habituales de la presión arterial	Sí	No	
La presión arterial debe medirse en todas las visitas por diabetes Pacientes con presión arterial sistólica ≥ 140 o diastólica ≥ 90 mm Hg			

Medicamentos		
¿Debería tomar ácido acetilsalicílico?	Sí	No

Medicamentos
Considerar el tratamiento con ácido acetilsalicílico (75-162 mg/día) como estrategia de prevención primaria en personas con diabetes de tipo 1 o tipo 2 • Mayor riesgo cardiovascular (riesgo a 10 años > 10 %) • Hombres o mujeres de 50 años o más • Al menos un factor de riesgo importante adicional (antecedentes familiares de ECV, hipertensión, tabaquismo, dislipidemia o albuminuria)

¿Debería seguir un tratamiento con estatinas?	Sí	No
≥ 40 años, ECV o factores de riesgo de ECV incluyen colesterol LDL ≥ 100 mg/dL, hipertensión arterial, tabaquismo, sobrepeso y obesidad; < 40 años con factores de riesgo adicionales de enfermedad cardiovascular ateroesclerótica		

Vacunas			
Vacuna anual contra la gripe	Sí	No	Fecha:
≥ 6 meses de edad			
Vacuna antineumocócica	Sí	No	Fecha:
Administrar la vacuna neumocócica polisacárida 23 (PPSV23) a todos los pacientes con diabetes ≥ 2 años			
Los adultos ≥ 65 años, si no han sido vacunados con anterioridad, deben recibir la vacuna antineumocócica conjugada 13 (PCV13), seguida de la PPSV23 entre 6 y 12 meses después de la vacunación inicial			
Los adultos ≥ 65 años, si han sido vacunados con anterioridad con PPSV23, deben recibir un seguimiento ≥ 12 meses con PCV13			
Vacunación contra la hepatitis B	Sí	No	
Administrar la vacuna contra la hepatitis B a los adultos con diabetes no vacunados de 19 a 59 años			

Es importante dar esperanzas a este paciente para que pueda recuperar la sensación de control. La diabetes de tipo 2 se autogestiona en gran medida. Un estudio calculó que el 95 % de todas las gestiones relacionadas con la diabetes las lleva a cabo el paciente[1]. Otro estudio encuestó a educadores en diabetes certificados para calcular la cantidad de tiempo que se necesita a diario para completar las tareas de autocuidado de la enfermedad. Los resultados mostraron que el autocuidado integral de la diabetes puede llevar más de 3 h/día en el caso de la diabetes de tipo 2, y hasta 5 h/día en el caso de la diabetes de tipo 1[2].

Dado que la diabetes se autogestiona en gran medida, es importante que los pacientes conozcan bien las habilidades necesarias para llevar a cabo sus tareas de autocuidado. Antes de su divorcio, es posible que su cónyuge hubiera desempeñado un papel en el manejo de algunos de los cuidados de su diabetes. Ahora tendrá que asumir él la responsabilidad de esas tareas. Es evidente que este paciente ya no confía en su capacidad para controlar con eficacia su diabetes. Dado que está luchando, puede ser beneficioso ayudarle a establecer pequeños objetivos al principio para que le resulte más sencillo aumentar su confianza y recuperar su autoeficacia. Por ejemplo, reforzando las habilidades eficaces de autocontrol se le puede ayudar a pasar de ver el control de la glucosa como una amenaza a una herramienta que puede utilizar para promover comportamientos positivos.

La American Diabetes Association (ADA), en sus *Standards of Medical Care* de 2022, recomienda una evaluación cada entre 3 y 6 meses de la consecución por parte del paciente de los objetivos compartidos de glucosa y, si no están en el objetivo, considerar mayor intensificación del tratamiento[3]. Aunque esto pueda parecer sencillo, no lo es en absoluto. Las visitas a un profesional sanitario suelen ser bastante breves. Con demasiada frecuencia, los profesionales se olvidan de reconocer el trabajo que supone controlar la diabetes, en lugar de centrarse solo en las mediciones.

La educación y el apoyo para el autocontrol de la diabetes son componentes fundamentales para ayudar a los pacientes a adquirir las habilidades necesarias para controlar con éxito su diabetes. A menudo, la mejor forma de lograrlo es mediante el apoyo de otros miembros del equipo médico del paciente. Por ejemplo, un dietista, un educador en diabetes o un farmacéutico. La ADA recomienda que las personas reciban educación diabética en el momento del diagnóstico; en el momento de cualquier cambio importante en su salud, incluidas las complicaciones relacionadas con la diabetes; en cualquier momento en que se produzca un cambio en la vida, como un divorcio, un fallecimiento o un cambio en las responsabilidades de autocuidado, y en cualquier cambio de tratamiento, como el inicio de tratamientos inyectables.

Del mismo modo, las directrices de atención diabética recomiendan la detección de problemas psicosociales (es decir, angustia diabética, depresión, ansiedad, trastornos alimentarios) en el momento de estos cambios importantes en la salud o la vida. En el caso de este paciente en concreto, la detección de la diabetes y la depresión es lo más lógico. Durante su revisión de la diabetes, dijo que creía que sus medicamentos ya no funcionaban. Dejó de controlarse el azúcar porque se enfadaba cuando veía las cifras elevadas. También mencionó que no entendía la diferencia entre controlar su hipertensión y su diabetes. Sus comentarios sugieren frustración con la autogestión, que puede contribuir en gran medida a niveles de moderados a graves de angustia por la diabetes. Además, se recomienda realizar un cribado de la depresión, dado que vive solo, se divorció hace 2 años y tiene 62 años. Los adultos mayores tienen entre dos y cuatro veces más probabilidades de sufrir depresión que la población general, y representan casi una quinta parte de los suicidios (18 %) en Estados Unidos. Los factores de riesgo de suicidio más comunes en los adultos mayores incluyen la pérdida de un ser querido, el aislamiento social y la soledad, los cambios importantes en la vida (p. ej., divorcio, jubilación), las enfermedades físicas (como diabetes, dolor crónico) y la mala salud percibida. Este paciente muestra signos de riesgo de depresión y suicidio.

Es importante destacar que el cribado no tiene por qué llevar mucho tiempo. Hay medidas breves y validadas para el malestar diabético y la depresión (*v.* tabla 2-1).

2. El algoritmo de tratamiento actual de la ADA ofrece recomendaciones para el uso de medicación en el tratamiento de la diabetes de tipo 2 (*v.* tabla del algoritmo de tratamiento de la hiperglucemia de *Standards of Medical Care* de 2022 de la ADA[3]). Aunque parece bastante complicado, dividir este algoritmo en pequeñas secciones puede hacerlo mucho más sencillo.

Se ha de empezar por el recuadro azul de la parte superior izquierda del algoritmo de tratamiento de la hiperglucemia de *Standards of Medical Care* de 2022 de la ADA[3]. Lo más importante es que todos los pacientes deben recibir educación y apoyo integrales para el autocontrol de la diabetes en el momento del diagnóstico. Los profesionales sanitarios no suelen tener el tiempo ni la experiencia necesarios para profundizar en los cambios terapéuticos del estilo de vida de sus pacientes. En las visitas breves, los pacientes no suelen tener la oportunidad de plantear todas sus preguntas a los profesionales sanitarios. Es necesario dedicar tiempo para cubrir los aspectos clave del autocuidado de la diabetes. Por tanto,

TABLA 2-1 Medidas breves y validadas de la angustia y la depresión en la diabetes

Medida	Ítems	Plazo de ejecución	Puntuación	Coste	Cita
Áreas problemáticas en la diabetes 5 (PAID-5)	5	1-2 min	Las puntuaciones se suman, generando una puntuación total entre 0 y 20. Una puntuación ≥ 8 es indicativa de una gran angustia. Los ítems individuales calificados como «problema grave» merecen atención clínica aunque la puntuación sea < 8.	Gratuita; disponible en línea	McGuire BE, Morrison TG, Hermanns N, y cols. Short-form measures of diabetes-related emotional distress: the Problem Areas in Diabetes Scale (PAID)-5 and PAID-1. *Diabetologia*. 2010;53(1):66-9. doi:10.1007/s00125-009-1559-5[4].
Áreas problemáticas en la diabetes 1 (PAID-1)	1	1 min	Una puntuación ≥ 3 es indicativa de un gran nivel de angustia.	Gratuita; disponible en línea	McGuire BE, Morrison TG, Hermanns N, y cols. Short-form measures of diabetes-related emotional distress: the Problem Areas in Diabetes Scale (PAID)-5 and PAID-1. *Diabetologia*. 2010;53(1):66-9. doi:10.1007/s00125-009-1559-5[4].
Escala de angustia por diabetes 2 (DDS-2)	2	1 min	Los ítems se promedian o suman. Una media ≥ 3 o una suma ≥ 6 indican un malestar de moderado a alto.	Gratuita; disponible en línea	Fisher L, Glasgow RE, Mullan JT, Skaff MM, Polonsky WH. Development of a brief diabetes distress screening instrument. *Ann Fam Med*. 2008;6(3):246-52. doi:10.1370/afm.842[5].
Cuestionario de salud del paciente 2 (PHQ-2)	2	1 min	Una puntuación ≥ 3 es el punto de corte recomendado.	Gratuito; disponible en línea	

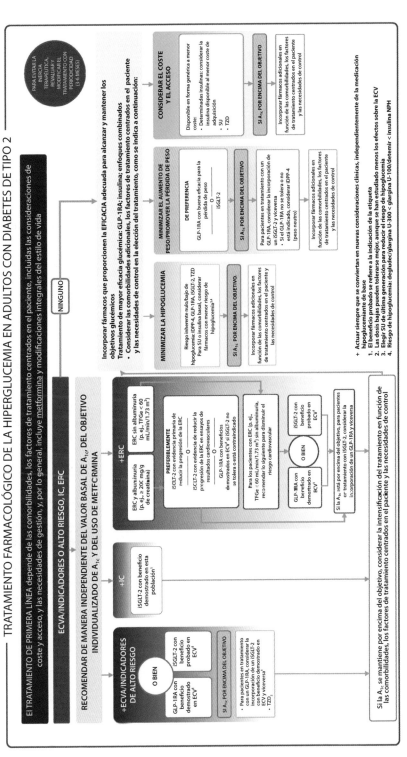

ECV, enfermedad cardiovascular; ECVA, enfermedad cardiovascular aterosclerótica; ERC, enfermedad renal crónica; GLP-1RA, agonistas del receptor del péptido 1 similar al glucagón; IC, insuficiencia cardíaca; iDPP-4, inhibidor de la dipeptidil peptidasa-4; iSGLT-2, inhibidor del cotransportador de sodio y glucosa 2; SU, sulfonilureas; TFGe, tasa de filtración; TZD, tiazolidinediona.

una derivación temprana para la educación diabética es de vital importancia para ayudarles a obtener respuesta a sus preguntas con información significativa, para que puedan tener éxito en el autocontrol de su enfermedad.

El siguiente paso en el algoritmo de la ADA es el recuadro rojo de la izquierda. A la mayoría de los pacientes se les iniciará el tratamiento con metformina. Es importante determinar si un paciente tiene una indicación o indicaciones imperiosas, por ejemplo, enfermedad cardiovascular ateroesclerótica (ECVA), insuficiencia cardíaca y enfermedad renal, para tratamientos muy específicos. Si el paciente presenta una o más de estas afecciones, el tratamiento coincidirá con el lado izquierdo del algoritmo. El paciente de este caso no tiene ninguna de estas condiciones. El siguiente paso es, pues, consultar el lado derecho del algoritmo.

A continuación, se puede preguntar al paciente cuáles son sus prioridades en cuanto a los objetivos del tratamiento y las preocupaciones que pueda tener con su medicación actual. Por lo general, priman cuestiones como los efectos secundarios no deseados, el aumento de peso, la hipoglucemia y el coste. Este planteamiento da al paciente la oportunidad de expresar sus prioridades y permite al médico hacer sugerencias que se ajusten a ellas.

La A_{1C} del paciente es de 9.2 %; su diabetes ya no está en el objetivo con su régimen actual. Ha estado tomando metformina, un inhibidor de la dipeptidil peptidasa-4 (iDPP-4) y una sulfonilurea (SU).

Es importante reconocer que la metformina y las SU perderán eficacia con el tiempo. La metformina tiene una tasa de fracaso del 40 % a los 5 años, y es mayor si la metformina no se inicia en el momento del diagnóstico[7]. Con las SU, alrededor del 20 % de las personas no responderán a ellas debido a la falta de células β funcionales. Además, alrededor del 5 % de las personas que toman SU dejarán de responder a ellas, lo que supone una tasa de no respuesta del 50 % a los 6 años[8] y la mayoría no responderá a una SU a los 10 años.

Las opciones en este punto incluyen una insulina basal, un agonista del receptor del péptido 1 similar al glucagón (GLP-1) o un inhibidor de cotransportador de sodio y glucosa 2 (SGLT-2). Dado que el paciente no tiene una indicación imperiosa, todas las opciones son razonables. La toma de decisiones compartida es importante en este paso. El paciente puede tener fuertes preferencias sobre tener que inyectarse frente a la toma de más medicamentos por vía oral. Otras consideraciones pueden ser los perfiles de efectos secundarios, si la medicación puede favorecer el aumento o la pérdida de peso y la rapidez con la que funcionará el tratamiento, el gasto en medicación y la cobertura del seguro.

Adición de medicamentos para la diabetes

Clase	Fármaco	Instrucciones
Agonistas de los receptores del GLP-1 (péptido 1 similar al glucagón)	Victoza® (liraglutida)	Semana 1: 0.6 mg/día Semana 2: 1.2 mg/día Semana 3 y siguientes: 1.8 mg/día
	Trulicity® (dulaglutida)	Semanas 1 y 2: 0.75 mg semanales Semana 3 y siguientes 1.5 mg semanales *Puede aumentar a 3.0 mg y 4.5 mg si es necesario*
	Ozempic® (semaglutida)	Semanas 1-4: 0.25 mg semanales Semanas 5-8 (o más): 0.5 mg semanales

Clase	Fármaco	Instrucciones
	Rybelsus® (semaglutida oral)	*Puede aumentarse a 1 o 2 mg semanales si es necesario* 3 mg/día con el estómago vacío y 120 mL de agua durante 30 días, después 7 mg/día *Puede aumentar a 14 mg/día si es necesario (después de 30 días de 7 mg)*
	Bydureon® (exenatida semanal)	2 mg una vez a la semana a cualquier hora del día
	Byetta® (exenatida - dos veces al día)	5 µg dos veces al día antes de las comidas en un intervalo de 60 min *Puede aumentarse a 10 µg 2 veces al día tras 1 mes de 5 µg*
Agonistas dobles de los receptores GLP/GIP (polipéptido insulino-trópico dependiente de la glucosa)	Mounjaro® (tirzepatida)	2.5 mg semanales *Puede aumentar 2.5 mg/semana cada 4 semanas si es necesario*
Inhibidores del SGLT-2 (cotransportador de sodio y glucosa 2)	Jardiance® (empagliflozina)	Una vez al día *Prestar atención a los síntomas de infección urinaria y manténgase hidratado*
	Invokana® (canagliflozina)	
	Farxiga® (dapagliflozina)	
	Steglatro® (ertugliflozina)	
Inhibidores de la DPP-4 (dipeptidil peptidasa 4)	Nesina® (alogliptina)	Una vez al día *No se recomienda su uso con GLP-1RA*
	Onglyza® (saxagliptina)	
	Tradjenta® (linagliptina)	
	Januvia® (sitagliptina)	
Insulina	Insulina® N (NPH)	Insulina basal/de fondo _____ unidades Puede tomarse antes de acostarse <u>O</u> por la mañana
	Toujeo® (glargina)	
	Tresiba® (degludec)	
	Basaglar® (glargina)	
	Lantus® (glargina)	
	Semglee® (glargina-yfgn)	
	Levemir® (detemir)	
	Insulina R® (regular)	Bolo/insulina a la hora de la comida _____ unidades Inyectar 15-30 min antes de una comida (de 1 a 3 veces al día)
	Novolog® (asparta)	
	Humalog® (lispro)	
	Apidra® (glulisina)	

Clase	Fármaco	Instrucciones
	Fiasp® (asparta)	Bolo/insulina a la hora de la comida ____ unidades
	Lyumjev® (lispro-aabc)	
		Inyectar justo antes $\underline{O}$ en los 20 min siguientes a una comida (1-3 veces/día)
Inyecciones de proporción fija	Soliqua® (glargina + lixisenatida)	Comenzar con 16 U/día
	Xultophy® (degludec + liraglutida)	Empezar con 15 U/día

La insulina basal es la medicación más potente, pero puede aumentar el riesgo de hipoglucemia y aumento de peso. Los agonistas del receptor del péptido 1 similar al glucagón (GLP-1RA) tienen una buena cobertura en ayunas y posprandial, y es probable que produzcan una pérdida de peso significativa. Hoy se presentan en forma de inyecciones una vez a la semana, inyecciones una o dos veces al día, o un único comprimido oral diario. Para muchos pacientes reacios a las inyecciones, la administración una vez a la semana puede ser una opción aceptable. Este paciente tendría que interrumpir su iDPP-4 si empezara a tomar un GLP-1a, ya que tienen mecanismos de acción similares. Los inhibidores de SGLT-2 son menos potentes que los otros fármacos, pero se toman por vía oral, son menos caros que los GLP-1RA y tienen el potencial añadido de mejorar la presión arterial. Aunque la SU deje de ser eficaz, es prudente añadir un tratamiento antes de reducir o suspender la SU.

Al iniciar un nuevo tratamiento contra la diabetes, es importante explicar a los pacientes lo que pueden esperar en cuanto a cambios en la glucemia. Por ejemplo, si el paciente empieza a recibir insulina basal, debe saber que tendrá que controlar su glucosa matutina para conocer su efecto y ayudar a ajustar su dosis de insulina.

En esta visita, el médico puede hablar de la utilidad de la monitorización de la glucosa con una varilla o del uso de un sistema de monitorización continua de la glucosa (MCG) para comprobar la eficacia del nuevo tratamiento. Algunos médicos pueden ofrecer un sistema de MCG en el consultorio para uso a corto plazo. Un sistema MCG puede ser una herramienta muy poderosa para ayudar al paciente a ver «cómo su vida afecta su diabetes».

Una vez acordado y aplicado un plan de tratamiento, es importante que el paciente vuelva en un plazo de 2 a 4 semanas para su seguimiento. Estará realizando cambios importantes en el régimen, incluida la nueva medicación, la reanudación de la monitorización de la glucosa y la modificación de la alimentación, y habrá recibido educación y apoyo para el autocontrol de la diabetes. Un seguimiento estrecho ofrece la oportunidad de evaluar la eficacia del cambio de régimen, resolver problemas si es necesario y dar ánimos. Esto es en especial relevante cuando el trabajo de cambio es grande.

De forma independiente al tratamiento que se recomiende, es fundamental volver a visitar al paciente al menos cada 3 meses para revaluar los progresos realizados hacia la consecución de los objetivos e identificar cualquier barrera que se interponga en el camino. Se ha demostrado que cuantas más visitas específicas para la diabetes tenga una persona, mejor será su control[9].

Otra cosa importante que hay que recordar es hacer a los pacientes preguntas abiertas en estas visitas de seguimiento. Esto les permite verbalizar sus sentimientos y proporcionar información con sus propias palabras. A continuación, se han de emplear habilidades de escucha activa mediante la reflexión, o repitiendo las afirmaciones al paciente en el tono de una pregunta, y resumiendo, o recapitulando la conversación del paciente, para mostrarle que se ha estado escuchando. También ofrece la oportunidad de corregir cualquier malentendido entre ambos. Tal vez lo más importante sea que la reflexión y el resumen transmiten empatía al paciente, y los pacientes con diabetes de tipo 2 que experimentan mayores grados de empatía por parte de su médico presentan un riesgo entre el 40 % y el 50 % menor de mortalidad por cualquier causa 10 años después.

3. De manera tradicional, cuando a una persona se le diagnosticaba diabetes de tipo 2, se le aconsejaba, en un inicio, que modificara su estilo de vida y que volviera a los 3 meses para ver si necesitaba medicación. La gran mayoría de estas personas necesitaban realizar cambios sustanciales en su estilo de vida y no disponían de las herramientas o de la orientación necesarias para comprender qué cambios eran esenciales. Por lo general, a la mayoría de las personas se les prescribía medicación cuando volvían al cabo de 3 meses. Se puede imaginar la frustración de aquellas personas que hicieron esfuerzos significativos y, aun así, se les dijo que tendrían que empezar a medicarse, lo que los llevó a asumir que los cambios en el estilo de vida no son eficaces en el control de la diabetes.

Las directrices de la ADA de 2022 recomiendan iniciar tanto los cambios terapéuticos en el estilo de vida como la farmacoterapia en el momento del diagnóstico. Como ya se ha mencionado, retrasar el inicio de la metformina incluso 3 meses después del diagnóstico reduce el beneficio de esta medicación. De hecho, un estudio demostró que iniciar la metformina 3 meses después del diagnóstico reducía la durabilidad en el 56 %[8].

El doctor Ralph DeFronzo calificó la atención típica de la diabetes como una práctica de «tratar para fracasar»[10]. Siguiendo las pautas de tratamiento convencionales de la época, los médicos esperaban a que la glucosa del paciente estuviera fuera de control antes de añadir medicación. Este enfoque creaba una situación en la que la regulación de la glucosa nunca se mantenía durante mucho tiempo. En consecuencia, los médicos añadían de manera continuada más medicación para ponerse al día con las concentraciones de glucosa sin establecer nunca un control a largo plazo.

En lugar de seguir este «tratamiento escalonado», puede ser prudente tratar de manera agresiva la enfermedad en el momento del diagnóstico, establecer el control glucémico con múltiples modalidades y, a continuación, utilizar el «tratamiento escalonado». A pesar de que varios estudios han demostrado que este enfoque tiene éxito, todavía no se ha convertido en una práctica habitual. Al utilizar el «tratamiento descendente» para lograr la euglucemia, es más probable que se aumente la confianza del paciente en que puede controlar su enfermedad. Esto es, sobre todo, cierto cuando hay un «efecto legado» del tratamiento intensivo temprano, con una reducción del número y de las dosis de los medicamentos utilizados a lo largo del tiempo, frente al aumento de la medicación, que es la experiencia más típica de los pacientes.

La investigación ha demostrado que algunos de estos tratamientos iniciales intensivos han ayudado a poner la diabetes en «remisión». La remisión se define como un mínimo de 6 meses de control glucémico normal con una hemoglobina glucosilada (HbA$_{1C}$) inferior al 6.5 % sin tratamiento farmacológico. Según un metaanálisis, tras entre 2 y 4 semanas de tratamiento intensivo, el 59 % de las personas estaban en remisión a los 6 meses y el 46 % al año[8]. Cada vez hay más evidencia de que el momento y el abordaje del tratamiento intensivo temprano son de vital importancia. Por ejemplo, numerosos estudios han demostrado que el tratamiento intensivo precoz con insulina puede inducir la remisión de la diabetes[8-22]. Otro estudio de este equipo descubrió que proporcionar esta intervención en los primeros 2 años del diagnóstico es el mejor predictor de remisión de la diabetes durante 1 año[12].

4. Se han realizado varios ensayos tempranos de tratamiento intensivo que han demostrado su eficacia en el control de la diabetes. Algunas estrategias eficaces para las personas recién diagnosticadas de diabetes de tipo 2 incluyen una dieta muy hipocalórica (800 kcal/día)[13,14], triple tratamiento medicamentoso[15], tratamiento intensivo con insulina[16-23] y cirugía metabólica[24,25].

Resumen del caso y conclusiones

La diabetes de tipo 2 es una enfermedad crónica y progresiva que dura toda la vida y que el paciente debe controlar en gran medida. El tratamiento precoz proporciona un efecto legado a largo plazo, y cuanto más se espere para tomar alguna medida, menos probable será que esa medida sea eficaz. Demasiadas personas han sufrido el plan de «tratar para fracasar». Por el contrario, hay que infundir confianza y optimismo a los pacientes, dándoles las herramientas necesarias para controlar su diabetes con tratamientos específicos oportunos.

Referencias bibliográficas

1. American Association of Diabetes Educators. AADE 7 Self-Care Behaviors. Accessed December 28, 2022. https://www.diabeteseducator.org/patient-resources/aade7-self-care-behaviors
2. Shubrook JH, Brannan GD, Klein G, Wapner A, Schwartz FL. Time needed for diabetes self-care: nationwide survey of certified diabetes educators. *Diabetes Spectr.* 2018;31(3):267-271. doi:10.2337/ds17-0077
3. ADA 2022 Pharmacologic Approach to Type 2 Diabetes (American Diabetes Association. Standards of Medical Care 2022. Pharmacologic Approach to Glycemic Control. 2022. https://diabetesjournals.org/care/article/45/Supplement_1/S125/138908/9-Pharmacologic-Approaches-to-Glycemic-Treatment
4. McGuire BE, Morrison TG, Hermanns N, et al. Short-form measures of diabetes-related emotional distress: the problem areas in diabetes scale (PAID)-5 and PAID-1. *Diabetologia.* 2010;53(1):66-69. doi:10.1007/s00125-009-1559-5
5. Fisher L, Glasgow RE, Mullan JT, Skaff MM, Polonsky WH. Development of a brief diabetes distress screening instrument. *Ann Fam Med.* 2008;6(3):246-252. doi:10.1370/afm.842
6. Kroenke K, Spitzer RL, Williams JBW. The Patient Health Questionnaire-2: validity of a two-item depression screener. *Med Care.* 2003;41(11):1284-1292. doi:10.1097/01.MLR.0000093487.78664.3C
7. Brown JB, Conner C, Nichols GA. Secondary failure of metformin monotherapy in clinical practice. *Diabetes Care.* 2010;33(3):501-506. doi:10.2337/dc09-1749
8. Gerich JE. Oral hypoglycemic agents. *N Engl J Med.* 1989;321(18):1231-1245. [Published erratum appears in *N Engl J Med.* 1990;322:71].
9. Moradi S, Sahebi Z, Ebrahim Valojerdi A, Rohani F, Ebrahimi H. The association between the number of office visits and the control of cardiovascular risk factors in Iranian patients with type 2 diabetes. *PLoS One.* 2017;12(6):e0179190.
10. Defronzo RA. Banting lecture. From the triumvirate to the ominous octet: a new paradigm for the treatment of type 2 diabetes mellitus. *Diabetes.* 2009;58(4):773-795. doi:10.2337/db09-9028
11. Kramer CK, Zinman B, Retnakaran R. Short term intensive insulin therapy in type 2 diabetes mellitus: a systematic review and meta-analysis. *Lancet Diabetes Endocrinol.* 2013;1:28-34.
12. Kramer CK, Zinman B, Choi H, Retnakaran R. Predictors of sustained drug free diabetes remission over 48 weeks following short term intensive insulin therapy in early type 2 diabetes. *BMJ Open Diabetes Res Care.* 2016;4(1):e000270.
13. Lean ME, Leslie WS, Barnes AC, et al. Primary care-led weight management for remission of type 2 diabetes (DiRECT): an open-label, cluster-randomised trial. *Lancet.* 2018;391(10120):541-551. doi:10.1016/S0140-6736(17)33102-1
14. Al-Mrabeh A, Hollingsworth KG, Shaw JAM, et al. 2-year remission of type 2 diabetes and pancreas morphology: a post-hoc analysis of the DiRECT open-label, cluster-randomised trial. *Lancet Diabetes Endocrinol.* 2020;8(12):939-948. Erratum in: Lancet Diabetes Endocrinol. 2020;8(12):e7.. doi: 10.1016/S2213-8587(20)30303-X
15. Abdul-Ghani MA, Puckett C, Triplitt C, et al. Initial combination therapy with metformin, pioglitazone and exenatide is more effective than sequential add-on therapy in subjects with new-onset

diabetes. Results from the Efficacy and Durability of Initial Combination Therapy for Type 2 Diabetes (EDICT): a randomized trial. *Diabetes Obes Metab.* 2015;17(3):268-275. doi: 10.1111/dom.12417

16. Retnakaran R, Choi H, Ye C, Kramer CK, Zinman B. Two-year trial of intermittent insulin therapy vs metformin for the preservation of β-cell function after initial short-term intensive insulin induction in early type 2 diabetes. *Diabetes Obes Metab.* 2018;20(6):1399-1407. doi: 10.1111/dom.13236

17. Ryan EA, Imes S, Wallace C. Short-term intensive insulin therapy in newly diagnosed type 2 diabetes. *Diabetes Care.* 2004;27(5):1028-1032.

18. Chandra ST, Priya G, Khurana ML, et al. Comparison of gliclazide with insulin as initial treatment modality in newly diagnosed type 2 diabetes. *Diabetes Technol Therapeut.* 2008;10(5):363-368.

19. Weng J, Li Y, XU W, et al. Effect of intensive insulin therapy on beta-cell function and glycaemic control in patients with newly diagnosed type 2 diabetes: a multicentre randomised parallel-group trial. *Lancet.* 2008;371(9626):1753-1760.

20. Li Y, Xu W, Liao Z, et al. Induction of long-term glycemic control in newly diagnosed type 2 diabetic patients is associated with improvement of beta-cell function.. *Diabetes Care.* 2004;27(11):2597-2602.

21. Hu Y, Li L, Xu Y, et al. Short-term intensive therapy in newly diagnosed type 2 diabetes partially restores both insulin sensitivity and beta cell function in subjects with long-term remission. *Diabetes Care.* 2011;34(8):1848-1853.

22. Shubrook JH, Jones SA. Basal-bolus analogue insulin therapy as initial treatment of type 2 diabetes mellitus: a Caso series. *Insulin.* 2010;5:100-105.

23. Presswala L, Shubrook JH. Intensive insulin therapy as the primary treatment of type 2 diabetes. *Clin Diabetes.* 2011;29(4):151-153.

24. Sheng B, Truong K, Spitler H, Zhang L, Tong X, Chen L. The long-term effects of bariatric surgery on type 2 diabetes remission, microvascular and macrovascular complications, and mortality: a systematic review and meta-analysis. *Obes Surg.* 2017;27(10):2724-2732. doi: 10.1007/s11695-017-2866-4

25. Mingrone G, Panunzi S, De Gaetano A, et al. Metabolic surgery versus conventional medical therapy in patients with type 2 diabetes: 10-year follow-up of an open-label, single-centre, randomised controlled trial. *Lancet.* 2021;397(10271):293-304. doi:10.1016/S0140-6736(20)32649-0

Caso 2. Diabetes de tipo 2 en los adolescentes

«El tiempo no es nuestro amigo»

Se vuelve al niño del capítulo 1, caso 2.

Un niño afroamericano de 14 años se presenta (con sus padres) preocupado por una erupción cutánea. La erupción aparece en la parte posterior del cuello. No están seguros de cuánto tiempo lleva presente. Sin embargo, su profesora había llamado a casa preocupada por su higiene.

Medicamentos: loratadina.

Alergias: ninguna (ni a medicamentos ni al látex ni a alimentos).

Antecedentes familiares: diabetes de tipo 2 en la madre, la abuela materna y la abuela paterna; asma en el padre y el hermano.

Antecedentes sociales: vive en casa con sus padres y su hermana pequeña. Está en noveno curso. Le va bien en la escuela. Se ha retraído en el aspecto social este año. No consume tabaco, alcohol ni drogas recreativas. Desayuna y almuerza en la escuela. No realiza actividad física regular. Le gustan los videojuegos en línea.

El objetivo de la familia para la visita de hoy es deshacerse de esta erupción.

Exploración física: altura 1.68 m, peso 133 kg, IMC 47.3, temperatura 37 grados, pulsaciones 88, respiraciones 15, PA 138/80.

Cabeza, ojos, oídos, nariz y garganta: erupción aterciopelada en la parte posterior del cuello y la axila: acantosis *nigricans*.

Examen CV: normal.

Examen respiratorio: normal.

Piel: se observan estrías rosadas en el abdomen y en los hombros. Obesidad troncal.

Otros valores de laboratorio:

Otros valores de laboratorios	Valor	Gama de referencia
HbA$_{1C}$	8.8%	<5.7% (normal)
TSH (hormona estimulante del tiroides)/T4 libre	0.48/1.42	0.4-4.5 mUI/L/0.8-1.8 µg/dL
ACr	376 mg/g	<30 mg/g

Se confirmaba que tenía diabetes en el capítulo 1, caso 2, y hay evidencia sólida de que tiene diabetes de tipo 2. Si por la presentación clínica no se está convencido de que la tiene, podría prescribirse, sin problema, un péptido C en combinación con una glucosa. Su glucosa era de 144 mg/dL y el péptido C es de normal a elevado, lo que apoya aún más el diagnóstico de diabetes de tipo 2. Algunos profesionales de la salud podrían pedir autoanticuerpos para este paciente. Aunque es razonable en cualquier niño diagnosticado de diabetes, la probabilidad de que los autoanticuerpos sean positivos es baja. También existe la posibilidad de un resultado falso positivo. Por este motivo, se desaconsejaría este abordaje.

 PREGUNTAS SOBRE EL CASO

1. ¿Cuáles son las opciones de tratamiento para los niños con diabetes de tipo 2?
2. ¿Hay alguna diferencia en el tratamiento de la diabetes de tipo 2 entre niños y adultos?
3. ¿Cuál es el futuro del tratamiento de la diabetes de tipo 2 en niños y adolescentes?

 RESPUESTAS Y EXPLICACIONES

1. La diabetes de tipo 2 en los niños es aún más progresiva que en los adultos[1,2]. Los niños y los adultos jóvenes diagnosticados de diabetes de tipo 2 tienen períodos más cortos antes de empezar a desarrollar complicaciones[3,4]. Por tanto, es muy importante tratar este tipo de diabetes de forma agresiva y oportuna en ellos.

   Sin embargo, tratar a niños con trastornos metabólicos y sobrepeso u obesidad es complicado. La mayoría de ellos trabajan muy duro solo para «encajar». Para tener éxito con estos niños, hay que adoptar un abordaje colaborativo y centrado en la familia. Los niños con afecciones metabólicas, a menudo, luchan contra la vergüenza y la culpa. Por ello, es muy importante que las intervenciones sobre el estilo de vida se centren en toda la unidad familiar para evitar aislar al niño. La educación dietética para crear un plan de alimentación saludable del que pueda beneficiarse toda la familia debe ser un objetivo central.

   Hay una relación muy establecida entre la inseguridad alimentaria y el desarrollo de diabetes de tipo 2. El paciente depende de las comidas escolares 2 veces al día. Él y su familia podrían beneficiarse de la ayuda de un trabajador social que les ayude a identificar recursos de asistencia alimentaria.

Si están disponibles, los centros especializados que ofrecen un abordaje multidisciplinario para el tratamiento de los adolescentes obesos o con sobrepeso con diabetes de tipo 2 suelen proporcionar los mejores resultados de salud a largo plazo[5].

Si no se dispone de un centro especializado, la programación de citas familiares y la inclusión de un educador en diabetes y un dietista pueden ayudar a promover cambios de comportamiento fundamentales.

2. El tratamiento de los niños con diabetes de tipo 2 plantea algunos retos únicos. Mientras que hay muchas opciones de tratamiento para los adultos con diabetes de tipo 2, las opciones son más limitadas para los niños y adolescentes. Por desgracia, se han estudiado muy pocos medicamentos en niños[6].

Los tratamientos más utilizados en niños con diabetes de tipo 2 son la metformina y la insulina. También se utilizan SU, pero solo la glimepirida tiene indicación en niños a partir de 8 años. Sin embargo, ya se han aprobado dos GLP-1RA para niños a partir de 10 años[7,8]. La tabla 2-2 muestra los tratamientos aprobados por la Food and Drug Administration en niños[9].

La adherencia a cualquier programa de tratamiento para una enfermedad crónica es difícil para los niños. Empezar con un abordaje interdisciplinario puede ser la mejor opción para ayudar al niño y a su familia a controlar esta enfermedad. También puede permitir una

TABLA 2-2 Tratamientos de la diabetes para niños aprobados por la Food and Drug Administration

Tipo de medicamento	Fármaco	Edad mínima de utilización
Biguanidas	Metformina	10 años
Sulfonilureas (SU)	Glimepirida	8 años
Agonista del receptor del péptido 1 similar al glucagón	Liraglutida	10 años
	Exenatida semanal	10 años
	Dulaglutida	Más de 10 años
Insulinas: basales	Glargina	6 años
	Detemir	2 años
	Degludec	1 año
Insulina: bolo/prandial	Insulina NPH	No especificado
	Insulina (R)	2 años
	Insulina aspart	2 años
	Insulina lispro	3 años
	Insulina glulisina	4 años

Fuentes: Peters A, Laffel L, y cols.; American Diabetes Association Transitions Working Group. Diabetes care for emerging adults: recommendations for transition from pediatric to adult diabetes care systems – a position statement of the American Diabetes Association, with representation by the American College of Osteopathic Family Physicians, the American Academy of Pediatrics, the American Association of Clinical Endocrinologists, the American Osteopathic Association, the Centers for Disease Control and Prevention, Children with Diabetes, The Endocrine Society, the International Society for Pediatric and Adolescent Diabetes, Juvenile Diabetes Research Foundation International, the National Diabetes Education Program, and the Pediatric Endocrine Society (formerly Lawson Wilkins Pediatric Endocrine Society). Molinari AM, Shubrook JH. Treatment options and current guidelines of care for pediatric type 2 diabetes patients: a narrative review. *J Osteopath Med.* 2021;121(4):431-440. doi:10.1515/jom-2020-0172. PMID: 33694353.

reducción de la medicación en el futuro. Esto podría proporcionar una retroalimentación positiva para el niño y la familia y también puede generar confianza en la capacidad de la familia para utilizar medidas en el estilo de vida para mantener el control.

En segundo lugar, el tratamiento de niños y adolescentes requiere que tanto el paciente como su tutor/padre comprendan y consientan el inicio de la farmacoterapia. Por último, hay que asumir que todos los niños con diabetes de tipo 2 están en edad reproductiva, por lo que hay que incluir esta consideración a la hora de seleccionar una opción de tratamiento, ya que incluso se ha informado de que la metformina está vinculada a defectos congénitos en la descendencia de hombres que toman metformina[10].

3. A medida que se ha ido apreciando la importancia y la gravedad de la diabetes de tipo 2 en los niños, se ha reconocido la importancia de desarrollar abordajes terapéuticos innovadores.

Algunos centros han tenido éxito con la cirugía metabólica para tratar el exceso de peso y las anomalías metabólicas[11]. Medicamentos más nuevos, como los inhibidores SGLT-2 (iSGLT-2), los GLP-1RA adicionales y los agonistas combinados GLP-1/GIP previstos pueden desempeñar su papel en el tratamiento de la diabetes de tipo 2 pediátrica[12].

Aunque no era el objetivo de este caso, este paciente también presentaba albuminuria, es decir, un aumento de la excreción de albúmina en la orina. Se trata de un hallazgo importante y puede ser el primer indicio de una complicación relacionada con la diabetes, en concreto de una enfermedad renal relacionada con la diabetes.

Resumen del caso y conclusiones

La diabetes de tipo 2 en jóvenes y adolescentes es cada vez más frecuente. Aunque esta afección en los más jóvenes es más grave y progresiva, tanto los profesionales sanitarios como las familias suelen ser más tímidos a la hora de tratarla. Es fundamental que los médicos comuniquen la gravedad de esta afección y la importancia de adelantarse a la enfermedad en lugar de esperar y responder a las inevitables complicaciones. En definitiva, cualquier retraso puede afectar de manera sustancial a la calidad y cantidad de vida de la persona.

Referencias bibliográficas

1. Dart AB, Martens PJ, Rigatto C, Brownell MD, Dean HJ, Sellers EA. Earlier onset of complications in youth with type 2 diabetes. *Diabetes Care.* 2014;37:436-443.
2. TODAY Study Group; Zeitler P, Epstein L, Grey M, et al. Treatment options for type 2 diabetes in adolescents and youth: a study of the comparative efficacy of metformin alone or in combination with rosiglitazone or lifestyle intervention in adolescents with type 2 diabetes. *Pediatr Diabetes.* 2007;8(2):74-87.
3. TODAY Study Group; Shah RD, Braffett BH, Tryggestad JB, et al. Cardiovascular risk factor progression in adolescents and young adults with youth-onset type 2 diabetes. *J Diabetes Complications.* 2022;36(3):108123. doi: 10.1016/j.jdiacomp.2021.108123
4. RISE Consortium. Lack of durable improvements in β-cell function following withdrawal of pharmacological interventions in adults with impaired glucose tolerance or recently diagnosed type 2 diabetes. *Diabetes Care.* 2019;42(9):1742-1751. doi:10.2337/dc19-0556
5. Seligman HK, Bindman AB, Vittinghoff E, Kanaya AM, Kushel MB. Food insecurity is associated with diabetes mellitus: results from the National Health Examination and Nutrition Examination Survey (NHANES) 1999-2002. *J Gen Intern Med.* 2007;22(7):1018-1023. doi: 10.1007/s11606-007-0192-6
6. Molinari AM, Shubrook JH. Treatment options and current guidelines of care for pediatric type 2 diabetes patients: a narrative review. *J Osteopath Med.* 2021;121(4):431-440. doi: 10.1515/jom-2020-0172
7. Package Insert Victoza. https://www.accessdata.fda.gov/drugsatfda_docs/label/2010/022341lbl.pdf
8. Package insert Bydureon Bcise. https://www.accessdata.fda.gov/drugsatfda_docs/label/2017/209210s000lbl.pdf

9. Peters A, Laffel L, et al; American Diabetes Association Transitions Working Group. Diabetes care for emerging adults: recommendations for transition from pediatric to adult diabetes care systems—a position statement of the American diabetes association, with representation by the American college of osteopathic family physicians, the American Academy of pediatrics, the American association of clinical Endocrinologists, the American osteopathic association, the centers for disease control and prevention, children with diabetes, the Endocrine society, the international society for pediatric and adolescent diabetes, Juvenile diabetes Research Foundation international, the National diabetes education program, and the pediatric Endocrine society (formerly Lawson Wilkins pediatric Endocrine society). *Diabetes Care.* 2011;34(11):2477-2485. Erratum in: Diabetes Care. 2012;35(1):191. doi:10.2337/dc11-1723

10. Wensink MJ, Shaw GM, Lu Y, et al. Preconception antidiabetic drugs in men and birth defects in offspring: a Nationwide cohort study. *Ann Intern Med.* 2022;175(5):665-673. doi: 10.7326/M21-4389

11. Till H, Mann O, Singer G, Weihrauch-Blüher S. Update on metabolic bariatric surgery for morbidly obese adolescents. *Children (Basel).* 2021;8(5):372. doi: 10.3390/children8050372

12. ClinicalTrialsgov. A Study to Evaluate Tirzepatide (LY3298176) in Pediatric and Adolescent Participants With Type 2 Diabetes Mellitus Inadequately Controlled With Metformin or Basal Insulin or Both (SURPASS-PEDS). Accessed December 28, 2022. https://clinicaltrials.gov/ct2/show/NCT05260021

Caso 3. Diabetes de tipo 1 en los niños

«Esto no va a desaparecer»

Se vuelve al niño caso 3 del capítulo 1. Se le diagnosticó diabetes de tipo 1 cuando ingresó en el hospital con cetoacidosis diabética (CAD). Este es un resumen de su presentación inicial: un niño de 8 años acude a urgencias con una gripe estomacal que no parece resolverse. Su madre explica que empezó a comportarse de forma diferente hacía un par de semanas. Llegó a casa de una fiesta de pijamas y se dio cuenta de que bebía y orinaba mucho. También parecía tener más hambre de lo normal. Esto ha persistido durante varias semanas. Además, su madre se dio cuenta de que estaba perdiendo peso. Si bien los cambios en la alimentación eran habituales en él con los estirones, la pérdida de peso no lo era. En los últimos 2 días la situación ha empeorado, ya que tiene dolor abdominal, náusea y ha vomitado varias veces.

Medicamentos: ninguno.

Alergias: ninguna.

Antecedentes familiares: familiares directos con buena salud, enfermedad de Alzheimer en la abuela materna.

Antecedentes sociales: vive con sus padres, una hermana mayor y un hermano pequeño; desarrollo normal; «quisquilloso» con la comida; va bien en el colegio, está en cuarto curso.

Exploración física

Signo vitales: FC 98, respiraciones 26, temperatura 37 grados, PA 98/68, altura 1.32 m, peso 31.75 kg, IMC 18.2.

General: alerta y receptivo.

Cabeza, ojos, oídos, nariz y garganta: normales.

Corazón: frecuencia y ritmo regulares.

Pulmones: taquipneicos, limpios en los campos anterior y posterior.

Abdomen: ruidos intestinales activos y benignos.

Han pasado 6 semanas desde aquella hospitalización. Se siente más cómodo midiéndose la glucosa (puede hacerlo solo) y es capaz de ponerse las inyecciones, pero necesita ayuda para calcular la dosis de insulina. Ahora se inyecta insulina glargina, 12 unidades cada mañana, e insulina asparta, 4 unidades antes de cada comida. Se inyecta la glargina en las nalgas y la asparta en los brazos y los muslos. Le pone nervioso inyectarse en el abdomen. Solía picar mucho, pero ha intentado prestar más atención a su alimentación.

Su familia ha notado que parece necesitar menos insulina y que, a veces, su nivel de azúcar en sangre baja demasiado. Se asustan mucho cuando esto ocurre. El padre se pregunta si su diabetes está «mejorando» y si no necesitará insulina después de todo. Menciona que a su hijo no le gusta nada ponerse las inyecciones. Él y su madre esperan que en algún momento deje de necesitar insulina.

Los padres también quieren saber si es algo que van a padecer sus otros hijos y cuál es la «verdadera causa» de su diabetes.

PREGUNTAS SOBRE EL CASO

1. ¿Por qué necesita menos insulina?
2. ¿Qué se recomienda sobre los puntos de inyección?
3. ¿Qué se recomienda sobre los tentempiés y la nutrición?
4. ¿Cómo se le puede ayudar a sentirse más cómodo con las inyecciones de insulina?
5. ¿Cómo abordaría la cuestión familiar sobre la «causa real» de la diabetes y el riesgo de que los hermanos desarrollen diabetes de tipo 1?

RESPUESTAS Y EXPLICACIONES

1. Muchas personas con diabetes de tipo 1 experimentan un «rebote» temporal en la función de las células β pancreáticas una vez que se inicia el tratamiento con insulina exógena. Esto se denomina de manera común el «período de luna de miel». Es muy importante que el paciente y su familia comprendan que, aunque necesite menos insulina durante el período de luna de miel, la mejoría no será permanente; su diabetes no va a desaparecer ni está «curada»[1,2].

   El «período de luna de miel» suele tener una duración media de unos 3 meses; en raras ocasiones puede durar más de 1 año. Durante la fase de luna de miel, la función de las células β pancreáticas mejora lo suficiente como para que disminuyan de manera significativa las necesidades de insulina. En raras ocasiones, la insulina exógena puede no ser necesaria en absoluto. Este es un buen momento para resaltar a la familia que con la administración de insulina exógena se reducen las demandas sobre las células β. Como resultado, esto puede reducir el ataque autoinmunitario del organismo contra el páncreas. Cualquier secreción residual de células β puede preservarse de manera temporal. La preservación de la función de las células β durante un breve período, incluso con una pequeña producción de insulina, puede ser útil para el tratamiento a largo plazo de la diabetes de este paciente. Este escenario se denomina «microsecreción». Los pacientes que son microsecretores suelen tener períodos más largos antes de que se produzcan complicaciones y pueden tener menor riesgo de excursiones graves de glucosa y, a veces, menor riesgo de complicaciones microvasculares[3].

   Debido a la naturaleza compleja del tratamiento de la diabetes de tipo 1, los niños afectados y sus familias suelen necesitar mucho apoyo. Se recomienda que esta atención se preste en centros especializados en diabetes con acceso a educadores en diabetes, dietistas y apoyo social[4,5].

2. A partir de 2022, las personas con diabetes de tipo 1 deben utilizar insulina subcutánea durante toda su vida. En la actualidad, todos los tipos de insulina menos uno se administran mediante inyección subcutánea. Por lo general, estos pacientes necesitan entre 3 y 8 inyecciones de insulina al día.

Es importante que las personas que se inyectan insulina utilicen varios puntos de inyección. Lo mejor es inyectarse en una zona de tejido adiposo y evitar hacerlo de forma directa sobre el músculo, ya que la insulina inyectada sobre el tejido muscular puede absorberse con más rapidez. Para muchas personas, el abdomen es el lugar de inyección que proporciona la absorción más fiable de la insulina. A menudo, se recomienda comenzar las inyecciones en el abdomen y no introducir otras zonas hasta que la persona se sienta cómoda con el abdomen como lugar de inyección. Es posible que los pacientes necesiten asegurarse de que la inyección abdominal es segura. También pueden temer que la inyección abdominal sea más dolorosa que las inyecciones en otros lugares. Los puntos de inyección deben rotarse con regularidad para evitar la aparición de lipohipertrofia y la formación de tejido

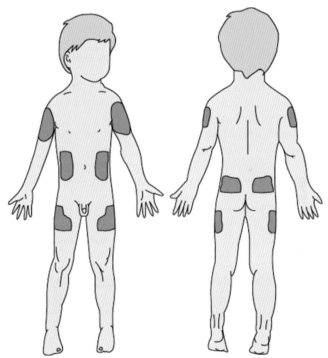

FIGURA 2-1. Posibles sitios de inyección. Según la American Diabetes Association, los sitios de inyección de insulina en niños y adultos son la parte superior externa de los brazos; los muslos, a 10 cm por debajo de la cadera y a 10 cm por encima de la rodilla (ajustado de manera proporcional para los niños), y la zona abdominal justo por encima y por debajo de la cintura. El ombligo y una zona circular a su alrededor quedan excluidos como puntos de inyección. En algunos niños, la zona abdominal puede no ser un sitio de inyección adecuado. (Utilizada con permiso de Silbert-Flagg J. *Maternal & Child Health Nursing.* 9th ed., Wolters Kluwer. Wolters Kluwer. 2022).

cicatricial subcutáneo, que pueden interferir en la absorción de la insulina. Los pacientes recién diagnosticados deben recibir formación sobre la administración de insulina en diferentes puntos de inyección y practicar. Una vez que se sientan cómodos con sus opciones, pueden decidir dónde inyectarse en función de sus preferencias y conveniencia[6]. En la figura 2-1 se muestran los posibles puntos de inyección.

3. Aprender a manejar con éxito la dosificación de insulina a la hora de comer puede suponer un reto. Al principio, puede ser mejor que la persona decida cuáles son las comidas que más le gustan y que se centre en desarrollar una constancia en la ingesta de carbohidratos mientras aprende cuáles son sus necesidades de insulina prandial. Este es uno de los primeros pasos para comprender la relación entre la ingesta de carbohidratos y la insulina necesaria para mantener el control glucémico.

Una vez que aprenden el contenido nutricional de sus comidas y el requerimiento de insulina, puede ayudar a guiar un «recuento de carbohidratos». El recuento de carbohidratos se utiliza para ayudar a las personas a administrarse una determinada cantidad de insulina que corresponda a una cantidad concreta de carbohidratos en una comida. Aunque el recuento de carbohidratos es una habilidad difícil de aprender, hay muchas herramientas útiles que facilitan el proceso. Existen numerosas aplicaciones para teléfonos móviles, como MyFitnessPal, CalorieKing, Lose It, Glucose Buddy y otras que ayudan a calcular el contenido en carbohidratos de muchas comidas rápidas, así como de los alimentos preparados en casa.

El mismo concepto de recuento de carbohidratos se aplica a los tentempiés. Una vez que una persona se da cuenta de que hay un equilibrio entre los carbohidratos ingeridos y la insulina administrada, puede empezar a modificar ambos lados de la ecuación. Esto es normal y esperable. Al igual que en las personas sin diabetes, el consumo excesivo de tentempiés puede provocar un aumento de peso no deseado.

No es infrecuente que los pacientes desarrollen una visión distorsionada de su relación con la comida y de sus necesidades de insulina. Algunas personas lo llevan al extremo e intentan evitar los carbohidratos para no tener que administrarse insulina. Con el tiempo, esto puede convertirse en una desadaptación y, a menudo, conduce a un control glucémico deficiente.

Los trastornos alimentarios son muy frecuentes en la diabetes tipo 1[7]. Las mujeres jóvenes con DM1 tienen el doble de probabilidades de sufrir un trastorno alimentario que las personas sin diabetes[7]. La diabulimia o purga de insulina es el segundo método más común

TABLA 2-3 Aplicaciones de ayuda para el recuento de carbohidratos y el control de la glucosa (Estados Unidos)			
Aplicaciones sobre contenido en carbohidratos e información nutricional		Aplicaciones de ayuda para el seguimiento y la revisión de la glucosa	Aplicaciones que ayudan a dosificar la insulina
MyFitnessPal	MyNetDiary	miSugr	RapidCalc
CalorieKing	Carb Manager	OneDrop	
Lose it	Fooducate	Glucose Buddy	
Glucose Buddy		Glooko	

de pérdida de peso (por detrás de las dietas) entre esta población[7]. Suele asociarse con un menor cumplimiento del régimen, un control glucémico deficiente y mayores porcentajes de complicaciones. Dado que hay una relación directa entre los hábitos alimentarios y el control de la diabetes, debe hacerse todo lo posible para ayudar a la persona a mantener una relación sana con la comida. Hay que tranquilizar a los pacientes diciéndoles que no tienen por qué perder el placer de comer (tabla 2-3).

4. Para muchos pacientes, la idea de ponerse inyecciones puede resultar abrumadora. Los pacientes con diabetes de tipo 1 suelen recibir formación específica sobre la técnica de inyección en el momento del diagnóstico. No siempre es así en el caso de los pacientes con diabetes de tipo 2. Si una persona es reacia a ponerse inyecciones, merece la pena explorar cuáles son sus principales retos. ¿Es la idea de la inyección en sí, la aprensión al dolor, la longitud de la aguja, el miedo a una dosis incorrecta o la falta de confianza en la técnica de inyección? Conocer mejor los obstáculos que percibe el paciente puede ayudar a resolver juntos el problema y a desarrollar una solución para él.

A menudo, puede ser solo la incomodidad de tener que administrarse insulina en un entorno público, y la necesidad de llevar la insulina consigo. De manera tradicional, a muchas personas se les prescribían viales y jeringuillas de insulina. Aunque esta puede ser una forma eficaz de administrar la insulina, puede resultar engorroso administrar las dosis fuera de casa. Los viales deben mantenerse a temperaturas entre 2.2 °C y 8 °C. Por tanto, hay que llevar la insulina en una bolsa refrigerada o en una nevera portátil.

Muchas personas prefieren utilizar plumas de insulina. Pueden llevarse sin refrigeración (de 2 a 5 semanas, según la insulina). Están precargadas y, de este modo, los pacientes no tienen que preocuparse de introducir la insulina en una jeringa. Para muchas personas es más fácil marcar la dosis de insulina en un bolígrafo que visualizarla en una jeringa. Como la pluma es reutilizable, los pacientes no tienen que preocuparse de deshacerse de las jeringuillas usadas, ni de la cantidad de accesorios que deben llevar consigo.

Para los pacientes que no confían en su técnica de inyección, hay dispositivos que les ayudan a saber dónde inyectarse e incluso uno que crea un punto de inyección por ellos, para que no tengan que preocuparse de romper la piel cuando se inyecten fuera de casa.

Los pacientes pueden sentirse frustrados por la necesidad de realizar múltiples inyecciones diarias de insulina y frecuentes controles de glucosa capilar. Ciertas herramientas reducen la carga de estas tareas e, incluso, pueden hacer que la dosificación sea más específica y segura. Los monitores continuos de glucosa pueden ayudar a obtener concentraciones continuas de glucosa sin necesidad de pincharse los dedos. La mayoría de los sistemas no requieren calibración de la glucosa y son compatibles con los teléfonos inteligentes para que las personas puedan utilizar su teléfono para ver las lecturas actuales de glucosa, seguir las tendencias y proporcionar alertas de concentraciones altas o bajas de glucosa. Los médicos también pueden obtener datos a distancia.

Las bombas de insulina ofrecen una forma refinada de sustituir las inyecciones para la administración de insulina. Resultan atractivas para muchas personas con diabetes de tipo 1, ya que pueden sustituir las dosis de insulina basal, de las comidas y de corrección. Además, proporcionan una infusión subcutánea continua de insulina de acción rápida para satisfacer las necesidades de insulina basal, así como las necesidades de las comidas y de corrección mediante la administración de bolos desde el mismo sistema. Se habla de estos dispositivos en el capítulo 7.

5. Recibir un nuevo diagnóstico de diabetes de tipo 1 suele ser traumático y abrumador para el paciente y su familia. Es muy habitual que vuelvan semanas, meses o incluso años después para preguntar por qué ha ocurrido y cómo se podría haber evitado. Es muy importante

TABLA 2-4   Riesgo de desarrollar diabetes de tipo 1 en función del familiar con diabetes *mellitus* de tipo 1 (DM1)

	Riesgo de diabetes de tipo 1
Población general	0.4%
Padre con DM1	4-7%
Madre con DM1	1.5-3%
Hermano con DM1	6-7%
Gemelo idéntico con DM1	30-70%

De Parkkola A, Härkönen T, Ryhänen SJ, Ilonen J, Knip M; Registro Finlandés de Diabetes Pediátrica. Extended family history of type 1 diabetes and phenotype and genotype of newly diagnosed children. *Diabetes Care*. 2013;36(2):348-354. doi:10.2337/dc12 a 0445. Epub October 1, 2012. Turtinen M, Härkönen T, Parkkola A, Ilonen J, Knip M; Finnish Pediatric Diabetes Register. Characteristics of familial type 1 diabetes: effects of the relationship to the affected family member on phenotype and genotype at diagnosis. *Diabetologia*. 2019;62(11):2025 to 2039. doi:10.1007/s00125-019-4952-8.

proporcionar conocimientos médicos actualizados sobre su enfermedad a un nivel que el paciente pueda entender e identificar las áreas en las que todavía hay lagunas de conocimiento. Por ejemplo, es importante compartir que el desarrollo de la diabetes tipo 1 es el resultado de una compleja combinación de marcadores genéticos específicos (a menudo, mutaciones espontáneas) combinados con desencadenantes ambientales comunes que hacen poco daño en la mayoría de las personas, pero que en las personas con riesgo genético, pueden activar una respuesta inmunitaria anormal. Muchas familias desean conocer el riesgo de diabetes de tipo 1 de otros miembros de la familia. Aunque la diabetes de tipo 2 puede ser una enfermedad hereditaria, no ocurre lo mismo con la mayoría de las personas con diabetes de tipo 1. Más del 93% de las personas con diabetes tipo 1 no tienen antecedentes familiares[8]. Sin embargo, como se observa en la tabla 2-4, hay un pequeño aumento de la prevalencia si un familiar cercano padece diabetes *mellitus* de tipo 1 (DM1)[9].

Resumen del caso y conclusiones

Un nuevo diagnóstico de tipo 1 es un acontecimiento que cambia la vida de todos los implicados. Más que con cualquier otra forma de diabetes, un ingreso hospitalario y una educación intensiva pueden ayudar de verdad a la familia a iniciar el proceso de aprendizaje de forma eficaz y a adaptarse con éxito. Dicho esto, aprender a vivir con diabetes será un esfuerzo continuo, y cada nueva situación puede ser una oportunidad de aprendizaje. El contacto estrecho y frecuente entre el paciente, el médico y la familia es un ingrediente fundamental para el éxito y mayor calidad de vida.

Referencias bibliográficas

1. Sokołowska M, Chobot A, Jarosz-Chobot P. The honeymoon phase - what we know today about the factors that can modulate the remission period in type 1 diabetes. *Pediatr Endocrinol Diabetes Metab*. 2016;22(2):66-70. English. doi:10.18544/PEDM-22.02.0053
2. Abdul-Rasoul M, Habib H, Al-Khouly M. The honeymoon phase' in children with type 1 diabetes mellitus: frequency, duration, and influential factors. *Pediatr Diabetes*. 2006;7(2):101-107. doi:10.1111/j.1399-543X.2006.00155.x
3. Keenan HA, Sun JK, Levine J, et al. Residual insulin production and pancreatic ß-cell turnover after 50 years of diabetes: Joslin Medalist Study. *Diabetes*. 2010;59(11):2846-2853. doi:10.2337/db10-0676
4. Sperling MA, Laffel LM. Current management of glycemia in children with type 1 diabetes mellitus. *N Engl J Med*. 2022;386(12):1155-1164. doi:10.1056/NEJMcp2112175

5. Chiang JL, Maahs DM, Garvey KC, et al. Type 1 diabetes in children and adolescents: a position statement by the American diabetes association. *Diabetes Care*. 2018;41(9):2026-2044. doi:10.2337/dci18-0023
6. Silbert-Flagg J. *Maternal & Child Health Nursing*. 9th ed. Wolters Kluwer. 2022.
7. Hanlan ME, Griffith J, Patel N, Jaser SS. Eating disorders and disordered eating in type 1 diabetes: prevalence, screening, and treatment options. *Curr Diab Rep*. Published online 2013. doi:10.1007/s11892-013-0418-4
8. Parkkola A, Härkönen T, Ryhänen SJ, Ilonen J, Knip M; Finnish Pediatric Diabetes Register. Extended family history of type 1 diabetes and phenotype and genotype of newly diagnosed children. *Diabetes Care*. 2013;36(2):348-354. doi:10.2337/dc12-0445
9. Turtinen M, Härkönen T, Parkkola A, Ilonen J, Knip M; Finnish Pediatric Diabetes Register. Characteristics of familial type 1 diabetes: effects of the relationship to the affected family member on phenotype and genotype at diagnosis. *Diabetologia*. 2019;62(11):2025-2039. doi:10.1007/s00125-019-4952-8

Caso 4. Diabetes de tipo 1 en los adultos jóvenes

«Podemos hacer un poco más fácil vivir con diabetes de tipo 1»

Un hombre de 26 años acude a la consulta. Tiene diabetes de tipo 1, que se le diagnosticó por primera vez cuando tenía 14 años. Lo recuerda con claridad porque ingresó en la unidad de cuidados intensivos (UCI) de su hospital local con CAD el día que cumplió 14 años. Su atención inicial fue en el centro de diabetes del hospital infantil más cercano a su casa. Durante la universidad volvía con periodicidad a ese centro para su cuidado. Hace poco se ha trasladado a un lugar más alejado de su domicilio para comenzar sus estudios de posgrado y le gustaría contar con un médico de atención sanitaria local que pudiera ayudarle a controlar su enfermedad.

Siempre le ha costado controlar su diabetes. Durante la universidad no dedicó mucho esfuerzo a regular su alimentación y controlar su glucemia. Sabe que tiene que prestar más atención a esto. Vive con dos compañeros de piso que saben que tiene diabetes, pero no entienden del todo lo que esto significa y lo que tiene que hacer para cuidarse. Como es nuevo en la zona, no conoce a nadie más que tenga diabetes. Por lo general, no comparte su diabetes con mucha gente. Ha evitado de manera específica hablar de ello con antiguas novias porque «complicaba las cosas».

Le remitieron a la consulta después de que le vieran en urgencias la semana pasada. Fue allí porque su concentración de azúcar en sangre estaba subiendo y no quería volver a entrar en CAD. Se acaba de dar de baja del seguro de sus padres y se ha quedado sin insulina. Ha estado utilizando insulina detemir por vial de 38 unidades cada mañana y calcula su dosis de insulina lispro en función de lo que come. Dicha dosis oscila entre 2 y 6 unidades por comida. Se suele inyectar en los brazos y en las piernas, pero, a veces, da en puntos difíciles. Su alimentación no es tan buena como debería. Toma mucha comida rápida y, a menudo, come lo mismo que comen sus compañeros de piso. Se controla el azúcar en sangre cuando puede, pero sabe que no lo hace con la frecuencia que debería debido a su apretada agenda. De vez en cuando tiene bajadas, que soluciona con un zumo (jugo) o un refresco. Solía tener una pluma de glucagón para urgencias, pero ya no la tiene.

Dice que necesita reponer todos sus medicamentos y accesorios.

Antecedentes médicos: diabetes de tipo 1.

Medicamentos: insulina detemir e insulina lispro.

Alergias: ninguna.

Antecedentes familiares: hipotiroidismo en la madre.

Antecedentes sociales: vive con 2 compañeros de piso. No consume tabaco, alcohol ni drogas recreativas.

Exploración física

Constantes vitales: FC 72, respiraciones 12, temperatura 37 grados, PA 108/74, altura 1.68, peso 67 kg, IMC 23.89.

General: alerta y receptivo.

Cabeza, ojos, oídos, nariz y garganta: normales.

Corazón: frecuencia y ritmo regulares.

Pulmones: limpios en los campos anterior y posterior.

Abdomen: ruidos intestinales activos y benignos.

Extremidades: pulsos normales, sin alteraciones cutáneas, el examen monofilamento es normal bilateralmente.

 ## PREGUNTAS SOBRE EL CASO

1. Cuáles son los retos que hay que afrontar?
2. ¿Qué se entiende por «todos sus medicamentos y accesorios»?
3. ¿Qué consejos habría que darle en cuanto al tratamiento de la diabetes?

 ## RESPUESTAS Y EXPLICACIONES

1. La mayoría de los niños que llegan a la edad adulta con diabetes de tipo 1 habrán sido tratados en centros especializados en diabetes pediátrica. Esta atención suele comenzar en el momento del diagnóstico y continúa hasta los 18 o 25 años, pero puede prolongarse hasta bien entrada la edad adulta. La atención especializada en diabetes pediátrica es muy diferente de la que reciben los adultos en Estados Unidos. Cuando los pacientes «superan la edad» de la atención pediátrica, a menudo, les resulta difícil adaptarse al sistema de atención para adultos. La ADA ha elaborado una declaración de consenso de múltiples especialidades para ayudar en el cuidado del adulto emergente con diabetes[1].

   La mayoría de los adultos jóvenes no han sido responsables de obtener sus medicamentos y accesorios. A menudo, la educación diabetológica que recibieron en el momento del diagnóstico era pertinente para un niño, pero no para un adulto independiente. A medida que pasan a la edad adulta y asumen el papel principal de manejar sus cuidados, sus necesidades educativas cambian.

   Con anterioridad, sus opciones de tratamiento eran decididas en gran medida por sus padres o tutores. Los adultos jóvenes pueden sentirse abrumados cuando los profesionales sanitarios les preguntan sus preferencias de atención o les sugieren regímenes diferentes a los que están acostumbrados. Este paciente puede saber lo que «funciona» para él, pero su definición de «funcionar» puede ser la prevención de una hipoglucemia grave o una hiperglucemia que requiera atención de urgencia.

En esta visita inicial con un adulto joven, hay algunas cosas fundamentales que se pueden hacer para ayudarle. En primer lugar, es importante dedicar tiempo a escuchar su experiencia con la diabetes. Es bueno que expliquen su «historia diabetológica». La mayoría de las personas con diabetes de tipo 1 recuerdan el día exacto en que se les diagnosticó la enfermedad. Esto demuestra el impacto que el diagnóstico puede haber tenido en su vida.

A continuación, es interesante preguntarles cuáles son los objetivos de su visita. Esto es importante; dar voz al paciente al principio de la relación le ayudará a ver que el médico está interesado y puede ser un aliado en su atención. A continuación, es aconsejable compartir con los pacientes que es comprensible que vivir con diabetes de tipo 1 puede ser duro. Hay que trabajar con ellos para ofrecerles orientación, apoyo y tecnología que les ayuden a llevar mejor la enfermedad. Es bueno hacerles saber que se trata de una colaboración. Se les pueden ofrecer sugerencias y opciones, pero hay que dejarles claro que tendrán que explicar qué les funciona, ya que la diabetes se autogestiona en gran medida.

Otra cosa que hay que determinar es «quién forma parte de su equipo de diabetes». Se trata de las personas que saben que tienen diabetes y pueden ofrecerles apoyo cuando lo necesiten. A menudo, los jóvenes con diabetes no comparten con la gente de su entorno que tienen la enfermedad. Este paciente necesita personas a su alrededor que puedan ayudarle si le sube o le baja la presión y ayudarle con el tratamiento si es necesario. También es útil para las personas con diabetes de tipo 1 conocer a otras personas con esta enfermedad. Crear un grupo de iguales es una buena forma de abordar la sensación de aislamiento que pueden experimentar las personas con diabetes. También es una buena manera de compartir «trucos del oficio» y conocer los recursos disponibles en su comunidad.

Hoy, el paciente necesita reponer toda su medicación y accesorios. Es bueno recomendar a los pacientes con DM1 que tengan a mano una lista de sus medicamentos y accesorios en cada visita. Se aborda este aspecto con más detalle en la siguiente pregunta.

Temas clave a tratar con el adulto emergente con diabetes:
- Preocupación por los puntos de inyección.
- Centro médico para su atención.
- Discusión sobre el glucagón y las tiras de cetonas.
- Repetir la educación diabetológica en la edad adulta.
- Discutir el sistema de apoyo y ser transparente.
- Introducir la tecnología.

2. Aunque esto pueda parecer sencillo, es fundamental conseguir todos los accesorios necesarios para nuestros pacientes con diabetes de tipo 1. Es recomendable tener una lista de comprobación que los pacientes puedan ayudar a rellenar para asegurarse de que se consigue todo lo que necesitan (tabla 2-5).

La ADA dispone de un sitio web estupendo para ayudar a identificar todos los accesorios relacionados con la diabetes. También se encuentra en el número de primavera de *Diabetes Forecast*. Para encontrar educadores en diabetes, especialistas de atención diabetológica y recursos en línea, se puede visitar la página de apoyo de la ADA: https://www.diabetes.org/tools-support-[2]. Para encontrar todos los productos relacionados con la diabetes, puede visitar la página *Guía del consumidor de la ADA:* https://consumerguide.diabetes.org/-.[3]

Artículos clave para los que necesitarán receta los pacientes con diabetes de tipo 1 son:
- Productos para insulina.
- Productos para las pruebas.
- Glucagón, tiras de cetona y objetos punzantes.

3. En la visita inicial, el objetivo puede ser establecer una relación y proporcionar al paciente los medicamentos y productos que necesite. Hay que ofrecerse como aliados y apoyar

TABLA 2-5 Lista de control de suministros para la diabetes			
¿Cómo se administra la insulina?	Ampolla y jeringa	Plumas de insulina	Bomba de insulina
¿Cuál es su insulina basal y la dosis? ¿Cuál es su insulina para las comidas?			(Dosis basal) ¿Tiene insulina de reserva si su bomba falla?
¿Cómo se dosifica la insulina en las comidas? ¿Carbohidratos/cantidad fija/ comida ligera/comida copiosa?	Recuento de carbohidratos		
¿Cómo se corrige una glucosa elevada? ¿Factor de corrección, escala de corrección?			
Suministros para pruebas			
¿Qué medidor de glucosa tiene?			
¿Tiene un contador de reserva?			
¿Qué tiras reactivas utiliza?			
¿Cuántas veces al día se mide la glucosa?			
¿Tiene un dispositivo de punción?			
¿Tiene solución de control?			
Suministros de urgencia			
¿Tiene pastillas de glucosa/fuente de glucosa rápida? ¿Las lleva siempre consigo?			
¿Tiene glucagón? ¿Qué formulación y cuántos años tiene?			
¿Tiene tiras de cetona, de orina o de sangre? ¿Qué antigüedad tienen?			
¿Tiene una identificación de urgencia para la diabetes? ¿Pulsera, collar, monedero, tatuaje?			
¿Quién es su contacto de urgencia? ¿Conocen sus altibajos? ¿Saben cómo administrar el glucagón?			

su autogestión a través de la información, y la tecnología transmite el mensaje de que su médico se preocupa y puede ser algo más que una simple fuente para sus recetas.

Es importante orientarles sobre la frecuencia prevista de las visitas y la agenda de una visita típica. Conviene explicarles cómo pueden acceder a la asistencia en momentos de crisis o urgencia y los servicios de apoyo disponibles. Si el paciente está interesado en sugerencias para el tratamiento, se pueden discutir las opciones con él. En el caso de este paciente, es probable que recetarle insulina y los accesorios necesarios marque una diferencia significativa en su control general de la glucosa. Muchas personas se centran en el control de la hiperglucemia.

Les preocupa menos la hipoglucemia. Es importante hablar de los peligros asociados a la hipoglucemia, sobre todo si el paciente no es consciente de ella. Educar al paciente en el reconocimiento de la hipoglucemia y en el manejo adecuado de los episodios hipoglucémicos puede ayudarles a sentirse más seguros y a reducir la incidencia de hiperglucemia de rebote.

Muchas personas con diabetes de tipo 1 no son del todo conscientes de las novedosas opciones de manejo. Como este paciente es nuevo en su seguro, puede que no esté familiarizado con la cobertura de elementos tecnológicos como los sistemas MCG y las bombas de insulina. Es un buen momento para explicarle cuáles son algunas de sus opciones y cómo puede acceder a ellas. Para ello también hay un sitio web muy útil: https://diabeteswise.org/#/[4]. Este sitio ha sido desarrollado por investigadores de Stanford y ofrece información sobre toda la gama de tecnologías disponibles para la diabetes. También incluye historias de pacientes e, incluso, un cuestionario inicial para ayudar a la persona a averiguar cuáles podrían ser buenas opciones para ella. También hay un sitio para profesionales sanitarios que quieran saber más sobre tecnología y dispositivos para la diabetes. El sitio es https://pro.diabeteswise.org/#/.[5]

Habilidades avanzadas para la persona con diabetes de tipo 1:
- Volver a contar los carbohidratos para liberar el estilo de vida.
- Manejo de la glucosa en situaciones especiales: ejercicio, alcohol y viajes.
- Discutir el desconocimiento de la hipoglucemia.
- Introducir la tecnología y las ventajas de los nuevos seguros.

Resumen del caso y conclusiones

Las necesidades de un adulto emergente con diabetes de tipo 1 son únicas. Es importante recordar que la organización y la experiencia de la atención pediátrica son bastante diferentes de las de la atención sanitaria para adultos. La transición de la responsabilidad de un cuidador al propio paciente variará. Evaluar en qué punto se encuentra cada paciente a la hora de asumir su propio cuidado ayudará al médico a individualizar la información y los mensajes para conseguir el mayor efecto posible. Por último, la mayoría de las personas con diabetes de tipo 1 a esta edad ya han aprendido «lo que les funciona» y pueden resistirse a los cambios como norma general. Lo mejor es conocer al paciente antes de introducir cambios importantes.

Referencias bibliográficas

1. Peters A, Laffel L; American Diabetes Association Transitions Working Group. Diabetes care for emerging adults: recommendations for transition from pediatric to adult diabetes care systems—a position statement of the American diabetes association, with representation by the American college of osteopathic family physicians, the American Academy of pediatrics, the American association of clinical Endocrinologists, the American osteopathic association, the centers for disease control and prevention, children with diabetes, the Endocrine society, the international society for pediatric and adolescent diabetes, Juvenile diabetes Research Foundation international, the National diabetes education program, and the pediatric Endocrine society (formerly Lawson Wilkins pediatric Endocrine society). *Diabetes Care*. 2011;34(11):2477-2485. Erratum in: Diabetes Care. 2012;35(1):191. doi:10.2337/dc11-1723
2. ADA Support page. Accessed December 28, 2022. https://www.diabetes.org/tools-support
3. ADA Consumer guide. Accessed December 28, 2022. https://consumerguide.diabetes.org/
4. DiabetesWise website. Accessed December 28, 2022. https://diabeteswise.org/#/
5. DiabetesWise Pro website. Accessed December 28, 2022. https://pro.diabeteswise.org/#/

Caso 5. Desarrollo de un abordaje familiar comprometido

«Estamos todos juntos en esto»

Una mujer de 44 años acude para revisar sus análisis anuales recientes. En general, se ha notado bien, pero reconoce que durante la pandemia de la COVID-19 salió mucho menos de casa. Como consecuencia, ha estado menos activa y ha picoteado más. Sospecha que, como resultado, su colesterol estará más elevado.

Ha estado viviendo con su hermana. Menciona que ha sido agradable estar con alguien durante estos tiempos difíciles, pero a su hermana le gusta mucho comer por la noche, y los maratones nocturnos de películas con picoteo incluido se han vuelto bastante comunes.

Antecedentes médicos: dislipidemia, OA en los pulgares.

Medicamentos: 20 mg/día de pravastatina.

Alergias: ninguna.

Antecedentes familiares: padres fallecidos: madre, diabetes de tipo 2 y accidente cerebrovascular; padre, IM; hermana, obesidad y colesterol alto.

Antecedentes sociales: vive con su hermana, la alimentación ha sido más liberal y la ingesta mayor por la noche. Trabaja como administradora escolar, pero desde hace 2 años trabaja desde casa, sin otra actividad física regular. No fuma, consume poco alcohol. No es sexualmente activa.

Exploración física

Constantes vitales: FC 72, respiraciones 14, PA136/82, altura 1.68 m, peso 92.5 kg, IMC 32.9.

General: obesidad troncular.

Examen CV: normal.

Examen respiratorio: normal.

Examen psicológico: afecto y estado de ánimo normales.

Examen por lo demás normal.

Pruebas de laboratorio:

Perfil lipídico	Valor	Intervalo de referencia
Colesterol total	248	125-200 mg/dL
Triglicéridos	166	< 150 mg/dL
LDL (calculadas)	138	< 130 mg/dL
HDL, colesterol	40	> 40 mg/dL hombres; > 50 mujeres
Colesterol no HDL	208	< 130
Otras pruebas de laboratorio	**Valor**	**Intervalo de referencia**
HbA$_{1C}$	8.4 %	< 5.7 % (normal)
ACr	48 mg/G	< 30 mg/G
TFGe, tasa de filtración glomerular estimada	98 mL/min	> 60 mL/min/1.73 m^2

PREGUNTAS SOBRE EL CASO

1. ¿Qué papel ha tenido la pandemia de la COVID-19 en la diabetes?
2. ¿Qué tipo de diabetes padece?
3. ¿Qué se puede hacer para ayudarla a controlar su diabetes?

RESPUESTAS Y EXPLICACIONES

1. La obesidad es un factor de riesgo importante para la diabetes *mellitus* de tipo 2. La encuesta *National Health and Nutrition Examination* de 2017 a 2018[1] mostró que alrededor del 82.6 % de los estadounidenses tienen un IMC superior a 25 kg/m[2]. Uno de cada tres adultos estadounidenses tiene prediabetes, el 90 % de esas personas no son conscientes de su condición[2] y el 20 % de las personas con diabetes no saben que la tienen[2].

   Una de las numerosas consecuencias de la pandemia de la COVID-19 para muchas personas fue el aumento de peso[3]. Las órdenes de quedarse en casa y el cierre generalizado de lugares de trabajo, gimnasios, parques y lugares de ocio dejaron a la gente con menos opciones para la actividad física[4]. Como consecuencia, una gran cantidad de adultos se volvieron más sedentarios durante la pandemia de la COVID-19[5]. Las restricciones de COVID-19 en el hogar provocaron un aumento superior al 28 % del tiempo de sedentarismo[6]. Como resultado, la obligación de quedarse en casa se asoció con un aumento de peso en los adultos estadounidenses, con el mayor incremento de peso en el grupo de referencia obeso[4]. Con los numerosos cierres, la mano de obra también disminuyó durante la pandemia de la COVID-19. En Estados Unidos, el desempleo alcanzó sus niveles más altos en abril de 2020, un mes después de que comenzaran los cierres[7]. Una encuesta previa a la pandemia de la COVID-19 descubrió que después de entre 4 y 6 meses de desempleo, la gente comenzó a aumentar su consumo de azúcares y carbohidratos[8,9]. Incluso los profesionales de la salud observaron un aumento neto del peso y una disminución de la actividad física durante la pandemia de la COVID-19[10].

   La obesidad, el sedentarismo y el consumo elevado de carbohidratos son factores de riesgo conocidos para el desarrollo de la DM2.

   La literatura científica reciente ha establecido que puede haber un aumento del riesgo tanto de diabetes de tipo 1 como de diabetes de tipo 2 tras la infección por la COVID-19. Un estudio reciente descubrió que en las personas infectadas por la COVID-19 el riesgo posterior de diabetes *de novo* aumentaba hasta en el 40 %[11].

2. Se trata de una persona adulta de mediana edad con antecedentes familiares de diabetes de tipo 2 y factores de riesgo de diabetes como dislipidemia y obesidad. Se presentó sin síntomas específicos sugestivos de diabetes. En las pruebas de laboratorio de detección se encontraron medidas anormales de control glucémico. Esta es la forma más común de presentación de la diabetes de tipo 2. No es necesario realizar más pruebas para otras formas de diabetes en este momento.

3. Esta paciente tuvo cambios significativos en su estilo de vida durante la pandemia de la COVID-19. Sin embargo, ya presentaba mayor riesgo de desarrollar DM2. Es fundamental animarla a adoptar un estilo de vida más saludable. Para la mayoría de las personas, las decisiones cotidianas que afectan a nuestras vidas no se toman de forma aislada. Se toman en el contexto del hogar, la familia, los amigos y el entorno laboral. Abordar estas interacciones es de vital importancia para ayudar a las personas a cambiar con éxito su estilo de vida.

La atención primaria está bien situada para ayudar a las familias a gestionar y controlar la diabetes. Para ello es necesario conocer las circunstancias vitales del paciente y las relaciones importantes. Si esta paciente intenta hacer cambios, pero su hermana sigue picoteando por la noche, será mucho más difícil que tenga éxito. Incluir a la hermana de esta paciente en el proceso de modificación del estilo de vida puede ser fundamental para ayudar a ambas a dar pasos hacia una mejor salud. Reconocer que ella también corre el riesgo de desarrollar diabetes puede ayudar a motivar a la hermana de nuestra paciente para que apoye sus esfuerzos. Una visita con la paciente y su hermana puede unirlas para que trabajen en equipo en la lucha contra la diabetes. También es útil pedir a la paciente que reflexione sobre las demás personas importantes de su vida y animarla a que las incorpore como socios para el cambio de estilo de vida saludable.

Resumen del caso y conclusiones

Aunque, a menudo, se piensa que la diabetes es una enfermedad que afecta al individuo, rara vez es así. La diabetes *mellitus* se autogestiona, pero la mayoría de las veces, realizar los cambios necesarios para controlarla de forma eficaz implica incluir también los esfuerzos de familiares y amigos. Por tanto, las mejores prácticas deben incluir conocer quiénes son los principales colaboradores y personas que pueden influir en el paciente y fomentar su participación activa para ayudarle a alcanzar sus objetivos mediante una vida sana y el cumplimiento constante de un plan de tratamiento compartido.

Referencias bibliográficas

1. Fryar CD, Carroll MD, Afful J. *Prevalence of Overweight, Obesity, and Severe Obesity Among Adults Aged 20 and over: United States, 1960-1962 through 2017-2018*; 2020. https://www.cdc.gov/nchs/data/hestat/obesity-adult-17-18/overweight-obesity-adults-H.pdf
2. *Diabetes and Prediabetes | CDC*. 2020. www.cdc.gov. https://www.cdc.gov/chronicdisease/resources/publications/factsheets/diabetes-prediabetes.htm#prediabetes
3. Seal A, Schaffner A, Phelan S, et al. COVID-19 pandemic and stay-at-home mandates promote weight gain in US adults. *Obesity*. 2022;30(1):240-248. doi:10.1002/oby.23293
4. Czeisler EM, Tynan AM, Howard EM, et al. Public attitudes, behaviors, and beliefs related to COVID-19, stay-at-home orders, Nonessential business closures, and public health guidance—United States, New York city, and los angeles, may 5-12, 2020. *CDC Morbidity and Mortality Weekly Report (MMWR)*. 2020;69(24):751-758. Retrieved from May 5, 2021. doi:10.15585/mmwr.mm6924e1external icon
5. Flanagan EW, Beyl RA, Fearnbach SN, Altazan AD, Martin CK, Redman LM. The impact of COVID-19 stay-at-home orders on health behaviors in adults. *Obesity*. 2021;29(2):438-445. doi:10.1002/oby.23066
6. Ammar A, Brach M, Trabelsi K, et al. Effects of COVID-19 home confinement on eating behaviour and physical activity: results of the ECLB-COVID19 international online survey. *Nutrients*. 2020;12(6):1583. doi:10.3390/nu12061583
7. Falk G, Carter JA, Nicchitta IA, Nyhof EC, Romero PD. 2021. Unemployment Rates During the COVID-19 Pandemic: In Brief. *Congressional Research Service*. Retrieved from May 3, 2020 https://fas.org/sgp/crs/misc/R46554.pdf. https://fas.org/sgp/crs/misc/R46554.pdf
8. Smed S, Tetens I, Bøker Lund T, Holm L, Ljungdalh Nielsen A. The consequences of unemployment on diet composition and purchase behaviour: a longitudinal study from Denmark. *Public Health Nutr*. 2018;21(3):580-592. doi:10.1017/S136898001700266X
9. Drago L, Gonzalez A, Molitch M. Diabetes and nutrition: carbohydrates. *J Clin Endocrinol Metab*. 2008;93(3):E1. oi:10.1210/jcem.93.3.9994
10. Kiwan R, Unni E, Shubrook JH. *The Effects of COVID-19 Pandemic Lock Down on Body Weight and Risk Score for Diabetes among Healthcare Students*. Unpublished data.
11. Xie Y, Al-Aly Z. Risks and burdens of incident diabetes in long COVID: a Cohort Study. *Lancet Diabetes Endocrinol*. 2022;10(5):311-321. doi:10.1016/S2213-8587(22)00044-4

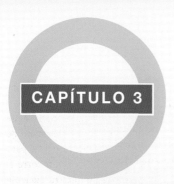

CAPÍTULO 3

Aspectos clave del tratamiento

Introducción

Tener un plan y actuar son aspectos clave para ayudar a las personas a controlar su diabetes. También es importante reconocer que, dado que la diabetes es una enfermedad crónica que dura toda la vida, las necesidades del paciente y el apoyo clínico ofrecido tendrán que cambiar con el tiempo. Este capítulo se centra en aspectos clave del control de la diabetes en distintos momentos de su evolución.

Al principio de la diabetes, el mejor plan puede ser una presión total. Sin embargo, en la fase crónica, lo más importante para las personas con diabetes es fomentar el apoyo. Por último, es importante equilibrar los riesgos y los beneficios del tratamiento, comprendiendo que más adelante en la enfermedad, la desintensificación es prudente.

Caso 1. La diabetes de tipo 2 es progresiva

«¿Cómo puedo curar mi diabetes?»

Un hombre de 36 años acude a consulta para que le recomienden un tratamiento para la diabetes que le acaban de diagnosticar. Se acaba de someter a un reconocimiento médico para el trabajo y se ha enterado de que tiene glucosa en la orina. Los análisis de sangre posteriores han revelado una glucosa en ayunas de 164 mg/dL y una A_{1c} del 8.2 %. Está sorprendido por el diagnóstico, porque se ha sentido bien y no tenía ni idea de que algo fuera mal. Sin embargo, en retrospectiva reconoce que, a menudo, se sentía muy somnoliento después de las comidas.

Antecedentes médicos: sin problemas crónicos.

Medicamentos: ibuprofeno de venta libre ocasional para el dolor articular o de espalda.

Alergias: ninguna.

Antecedentes familiares: todos los familiares directos padecen obesidad; el padre tiene el colesterol alto.

Antecedentes sociales: no consume tabaco, alcohol ni drogas recreativas. Vive con su esposa y tres hijos de 8, 6 y 2 años. Trabaja como contable y este invierno y primavera han sido duros, ya que está preparando muchos impuestos.

Ha oído que se puede «revertir» la diabetes y está dispuesto a hacerlo. Solo necesita conocer el plan. Tiene compañeros de trabajo que han sufrido complicaciones relacionadas con la enfermedad y quiere hacer todo lo posible para evitar ser como ellos. Está dispuesto a hacer lo que sea necesario, incluidos «grandes cambios» en su estilo de vida, incluso a empezar a tomar medicamentos, pero preferiría no necesitarlos para siempre.

Exploración física: altura 1.70 m, peso 90.7 kg, índice de masa corporal (IMC) 31.3, temperatura 36.7, pulsaciones 92, respiraciones 12, presión arterial (PA) 126/72.

General: adulto obeso, sin preocupaciones.

Cabeza, ojos, oídos, nariz y garganta: normales, incluido examen de tiroides.

Examen CV: normal.

Examen respiratorio: normal.

Por lo demás: examen normal.

PREGUNTAS SOBRE EL CASO

1. ¿Puede «revertirse» la diabetes de tipo 2?
2. ¿Cuál es el mejor plan de tratamiento para este paciente?
3. ¿Debería empezar a tomar medicamentos? En caso afirmativo, ¿cuáles?
4. ¿Cuál es la estrategia para conseguir que este paciente deje la medicación?

 RESPUESTAS Y EXPLICACIONES

1. Se trata de una pregunta importante, y la redacción es clave. Hay muchas referencias en la literatura científica no especializada sobre la «reversión» o la «curación» de la diabetes de tipo 2. El pensamiento actual es que hacen falta años de anomalías metabólicas y respuestas fisiológicas compensatorias antes de que una persona se vuelva hiperglucémica a causa de la diabetes de tipo 2. Aunque resulta atractivo buscar una solución rápida para «curar» la diabetes de tipo 2, lo cierto es que no hay ninguna solución rápida. Es importante recordar que hay muchas vías en el organismo que se alteran en respuesta a la resistencia a la insulina y a las concentraciones anormales de insulina y glucosa.

   Sin embargo, muchos estudios han demostrado que la diabetes de tipo 2 puede entrar en remisión. Es importante aclarar la diferencia entre remisión y «curación» o «reversión» de la diabetes. Cuando un paciente tiene un cáncer incipiente y el equipo quirúrgico es capaz de resecarlo sin aumentar el riesgo de una futura recidiva, eso es una curación. Cuando un paciente puede mantener su glucosa ($HbA_{1c} < 7.0\%$ para muchos) sin medicación, está en el objetivo. Si esta HbA_{1c} ($< 6.5\%$) se mantiene con valores normales de glucosa durante, al menos, 3 meses sin ninguna medicación para la diabetes, esta persona ha logrado la «remisión de la diabetes»[1]. Esta es una diferenciación importante.

   En la mayoría de los casos, esto se consigue mediante una modificación importante de la alimentación acompañada de una pérdida de peso sustancial. La capacidad de mantener el beneficio de las intervenciones que ayudaron a una persona a alcanzar sus objetivos de glucosa dura solo mientras persistan los efectos de la intervención. Por tanto, si la persona aumenta de peso, es justo suponer que su diabetes reaparecerá. El riesgo de recidiva aumenta durante el resto de su vida y querrá mantener la intervención para que su diabetes siga en remisión.

   En este caso práctico, lo mejor es informar al paciente de que su enfermedad puede controlarse sin medicamentos, pero que la «curación» no es un objetivo realista ni alcanzable.

2. Para un paciente recién diagnosticado y que acaba de iniciar el proceso educativo, un monitor continuo de glucosa (MCG) puede ser una herramienta inestimable. Si se le proporcionan unos objetivos de glucosa claros y se le hace ver cómo responde su glucosa a la alimentación y a las actividades cotidianas, con información inmediata de un MCG, se puede contribuir a un cambio eficaz. Por ejemplo, un paciente puede saber cuánto aumenta su glucemia con el café con leche que toma por la mañana. O puede reconocer que si saca a pasear a su perro su glucosa mejora. Estos «autodescubrimientos» ayudan a los pacientes a realizar cambios por sí mismos y pueden inspirarles a explorar el impacto de otras modificaciones en su estilo de vida. Además, estos «autodescubrimientos» tienen sus raíces en la ciencia, en concreto en la terapia cognitivo-conductual. Animar a los pacientes a probar diferentes experimentos conductuales con modificaciones del estilo de vida y luego observar los cambios en sus glucemias es una estrategia excelente para educarlos y capacitarlos.

   Incluir un MCG en el proceso educativo inicial y remitir a los pacientes a un curso oficial de educación y apoyo para el autocontrol de la diabetes (DSMES, *diabetes self-management education and support*) ayuda a proporcionarles las herramientas necesarias para alcanzar el éxito. Se ha demostrado que el DSMES tiene beneficios sustanciales para las personas con diabetes, como la reducción de la HbA$_{1c}$ y de la mortalidad por cualquier causa, la mejora de la autoeficacia y de la capacidad de afrontamiento, la disminución de la angustia relacionada con la diabetes y, en definitiva, la mejora de la calidad de vida[2].

Por desgracia, menos del 10 % de las personas con diabetes reciben educación diabetológica durante el primer año de diagnóstico, lo que las aboca al fracaso[3]. Los índices son aún más bajos entre los beneficiarios de Medicare de Estados Unidos, lo cual es lamentable, ya que la educación diabetológica es una prestación cubierta[4]. Una derivación, con el refuerzo positivo del médico de atención primaria, es uno de los mejores indicadores de que un paciente asistirá a esta importante formación.

Las intervenciones en el estilo de vida son la piedra angular del tratamiento de la diabetes. Hay pruebas fehacientes de que una pérdida de peso agresiva mediante dietas muy hipocalóricas puede poner en remisión la diabetes de tipo 2. El ensayo DiRECT es un estudio de dietas muy hipocalóricas coordinado a través de consultas de atención primaria. Los resultados mostraron que el 46 % de los participantes logró la remisión de la diabetes a los 12 meses y el 36 % mantuvo la remisión a los 24 meses[5]. El ensayo ReTUNE ha intentado hace poco aplicar un plan dietético muy hipocalórico similar en personas con diabetes de tipo 2, pero con un IMC inferior[6]. Se descubrió que una pérdida media de peso del 9 % permitía al 70 % de las personas lograr la remisión de la diabetes[7].

Algo importante que hay que tener en cuenta es que todas las intervenciones intensivas en el estilo de vida, incluidas las dietas muy hipocalóricas, deben ir acompañadas de mucho apoyo si se quiere que tengan éxito. Esto requiere un enfoque basado en un equipo que incluya al profesional sanitario (PS), un nutricionista, un educador en diabetes y los familiares y amigos del paciente. Al principio, es posible que necesiten más apoyo para iniciar cambios importantes y luego la cantidad necesaria variará en función de las necesidades del paciente.

3. Los estándares de atención para personas con diabetes de la American Diabetes Association (ADA) de 2022 tienen un algoritmo para guiar el tratamiento farmacológico de las personas con diabetes de tipo 2[8]. Ante todo, cualquier tratamiento farmacológico debe ir acompañado de un cambio terapéutico del estilo de vida junto con educación y apoyo para el autocontrol de la diabetes.

Hasta hace poco, el tratamiento farmacológico inicial de la diabetes *mellitus* de tipo 2 (DM2) era bastante sencillo: la mayoría de los pacientes empezaban a tomar metformina. La metformina suele ser segura, eficaz y asequible. Este proceso está evolucionando para apoyar la selección de fármacos iniciales para la diabetes basados en las condiciones médicas coexistentes del paciente. Según las Normas de Atención Médica 2022 de la ADA, si una persona padece una ECVA, insuficiencia cardíaca o ERC, otros medicamentos son opciones iniciales adecuadas, ya sea con metformina o en lugar de esta[8]. Por ejemplo, si una persona padece una ECVA conocida, se recomienda el uso de un agonista del receptor del péptido 1 similar al glucagón (GLP-1RA) o un inhibidor del cotransportador de sodio y glucosa 2 (iSGLT-2), con beneficios cardiovasculares demostrados. Del mismo modo, si el paciente padece insuficiencia cardíaca con fracción de eyección reducida (IC-FEr), se prefiere un iSGLT-2. También se recomienda un iSGLT-2 si el paciente padece ERC. Si la tasa de filtración glomerular estimada (TFGe) es < 30 mL/min, puede utilizarse como alternativa un GLP-1RA con beneficio renal conocido.

Un concepto importante a la hora de elegir un régimen adecuado es identificar cuánto debe descender la HbA$_{1c}$ para que la diabetes del paciente se sitúe en el objetivo. Esto depende de la A_{1c} inicial del paciente y de su objetivo de A_{1c}. Se aborda la individualización del objetivo de A_{1c} de un paciente en capítulos posteriores.

Una regla general a la hora de seleccionar los medicamentos es esperar una disminución aproximada del 1 % de la HbA_{1c} por cada medicamento utilizado. Muchos pacientes, en el momento del diagnóstico, tienen concentraciones de A_{1c} significativamente elevadas. Por tanto, sería lógico que un paciente necesitara más de un fármaco para alcanzar su objetivo glucémico. Por desgracia, muchos médicos se han mostrado reacios a iniciar una pauta agresiva de varios fármacos en el momento del diagnóstico. Lo más habitual es que los pacientes inicien un tratamiento escalonado en el que se comienza con un fármaco, se gradúa hasta la dosis máxima, se vuelve a comprobar la A_{1c} y, si esta no alcanza el objetivo, se añade otro medicamento. Esto es similar a las prácticas de «tratamiento hasta el fracaso» descritas con anterioridad por el Dr. DeFronzo.

Un ejemplo de régimen inicial potente es la metformina más el inhibidor de la dipeptidil peptidasa 4 (iDPP-4) sitagliptina. Los pacientes cuyo primer tratamiento ha sido la combinación de metformina y sitagliptina logran un descenso del 2.4 % de la HbA_{1c} y mayor número de personas alcanzan una A_{1c} inferior al 7 % frente a la metformina sola[9]. Otro ejemplo es el uso simultáneo de metformina, la tiazolidinediona (TZD) pioglitazona y el GLP-1RA exenatida como tratamiento inicial. El uso conjunto de los tres medicamentos es más eficaz para reducir la HbA_{1c} y ayudar a perder peso con los tratamientos añadidos secuencialmente[10].

4. Muchos estudios han demostrado el beneficio del tratamiento intensivo con insulina como tratamiento inicial de la DM2. En estos estudios se utilizó un régimen de insulina intravenosa en el momento del diagnóstico de la diabetes *mellitus* de tipo 2 o un régimen de insulina basal/bolo. El fundamento de estas estrategias tempranas de insulina es «hacer descansar el páncreas» y revertir la glucotoxicidad y la lipotoxicidad. Más tarde se descubrió que este tratamiento permite la rediferenciación de las células β pancreáticas[10-22].

El objetivo del tratamiento intensivo con insulina es obtener rápidamente el control glucémico, tener un período de estabilidad durante, al menos, 2 semanas, pero de preferencia 4, y luego reducir de forma gradual la dosis de insulina. Suponiendo que este paciente estuviera sustituyendo por completo la insulina por una insulina basal y una insulina para las comidas, el abordaje consistiría en ajustar primero la insulina para las comidas, reduciéndola en un 50 % durante 1 semana. Esto se repite cada semana hasta que la persona utiliza 5 U o menos de insulina rápida (prandial). Si se consigue dejar la insulina rápida, la siguiente dosis que se debe ajustar es la basal. El abordaje es el mismo. Lo ideal es que en 4 semanas, el paciente haya alcanzado los objetivos glucémicos y deje de utilizar insulina. En estudios anteriores de personas con diabetes de tipo 2 recién diagnosticada que completaron un protocolo intensivo de insulina, el 54 % consiguió entrar en remisión al cabo de 1 año[22]. En otros estudios, los pacientes mantuvieron la remisión durante 6 años[21].

Por último, la cirugía bariátrica es una opción para los pacientes con diabetes cuyo IMC sea superior a 35 kg/m^2. Los estudios han demostrado que los pacientes que se someten a derivación gástrica o a una manga gástrica tienen 5.9 veces más probabilidades de lograr la remisión de la diabetes[23-25].

Resumen del caso y conclusiones

La remisión de la diabetes es un objetivo deseado por muchos, pero conseguido por pocos. La mejor oportunidad para que una persona consiga una remisión sostenida de la diabetes es que se le diagnostique la diabetes de tipo 2 a tiempo y consiga controlarla con rapidez. Las pruebas actuales sugieren que hay múltiples formas de lograr la remisión de la diabetes. Esto ofrece a los médicos múltiples opciones para atender a los pacientes. Entre las opciones se incluyen una dieta intensiva muy baja en calorías, cirugía metabólica y un régimen inicial intensivo de insulina.

Referencias bibliográficas

1. Riddle MC, Cefalu WT, Evans PH, et al. Consensus report: definition and interpretation of remission in type 2 diabetes. *Diabetes Care.* 2021;44(10):2438-2444. doi:10.2337/dci21-0034
2. Strawbridge LM, Lloyd JT, Meadow A, Riley GF, Howell BL. Use of Medicare's diabetes self-management training benefit. *Health Educ Behav.* 2015;42(4):530-538.
3. Powers MA, Bardsley JK, Cypress M, et al. Diabetes self-management education and support in adults with type 2 diabetes: a consensus report of the American diabetes association, the association of diabetes care & education specialists, the academy of nutrition and dietetics, the American academy of family physicians, the American academy of PAs, the American association of nurse practitioners, and the American pharmacists association. *Diabetes Care.* 2020;43(7):1636-1649. doi:10.2337/dci20-0023
4. Li R, Shrestha SS, Lipman R, Burrows NR, Kolb LE, Rutledge S; Centers for Disease Control and Prevention CDC. Diabetes self-management education and training among privately insured persons with newly diagnosed diabetes-United States, 2011-2012. *MMWR Morb Mortal Wkly Rep.* 2014;63(46):1045-1049.
5. Lean MEJ, Leslie WS, Barnes AC, et al. Durability of a primary care-led weight-management intervention for remission of type 2 diabetes: 2-year results of the DiRECT open-label, cluster-randomised trial. *Lancet Diabetes Endocrinol.* 2019;7(5):344-355. doi:10.1016/S2213-8587(19)30068-3
6. Al-Mrabeh A, Barnes AC, Irvine KM, et al. Return to normal glucose control by weight loss in non-obese people with Type 2 diabetes: the ReTUNE study. *Diabetes.* 2021;70(suppl 1):1184-P.
7. Diabetes UK Professional Conference. *Abstract A49 (P37);* 2022. Presented April 1, 2022.
8. ADA Standards of Care for the person with diabetes. *Chapter 9: Pharmacologic Approaches to Glycemic Control.* https://diabetesjournals.org/care/article/45/Supplement_1/S125/138908/9-Pharmacologic-Approaches-to-Glycemic-Treatment
9. Reasner C, Olansky L, Seck TL, et al. The effect of initial therapy with the fixed-dose combination of sitagliptin and metformin compared with metformin monotherapy in patients with type 2 diabetes mellitus. *Diabetes Obes Metab.* 2011;13(7):644-652. doi:10.1111/j.1463-1326.2011.01390.x
10. Abdul-Ghani MA, Puckett C, Triplitt C, et al. Initial combination therapy with metformin, pioglitazone and exenatide is more effective than sequential add-on therapy in subjects with new-onset diabetes. Results from the Efficacy and Durability of Initial Combination Therapy for Type 2 Diabetes (EDICT): a randomized trial. *Diabetes Obes Metab.* 2015;17(3):268-275. doi:10.1111/dom.12417
11. Kramer CK, Zinman B, Retnakaran R. Short-term intensive insulin therapy in type 2 diabetes mellitus: a systematic review and meta-analysis. *Lancet Diabetes Endocrinol.* 2013;1:28-34.
12. Kramer CK, Zinman B, Choi H, Retnakaran R. Predictors of sustained drug free diabetes remission over 48 weeks following short term intensive insulin therapy in early type 2 diabetes. *BMJ Open Diabetes Res Care.* 2016;4(1):e000270.
13. Lean ME, Leslie WS, Barnes AC, et al. Primary care-led weight management for remission of type 2 diabetes (DiRECT): an open-label, cluster-randomised trial. *Lancet.* 2018;391(10120):541-551. doi:10.1016/S0140-6736(17)33102-1
14. Al-Mrabeh A, Hollingsworth KG, Shaw JAM, et al. 2-year remission of type 2 diabetes and pancreas morphology: a post-hoc analysis of the DiRECT open-label, cluster-randomised trial. *Lancet Diabetes Endocrinol.* 2020;8(12):939-948. doi:10.1016/S2213-8587(20)30303-X
15. Retnakaran R, Choi H, Ye C, Kramer CK, Zinman B. Two-year trial of intermittent insulin therapy vs metformin for the preservation of β-cell function after initial short-term intensive insulin induction in early type 2 diabetes. *Diabetes Obes Metab.* 2018;20(6):1399-1407. doi:10.1111/dom.13236
16. Ryan EA, Imes S, Wallace C. Short-term intensive insulin therapy in newly diagnosed type 2 diabetes. *Diabetes Care.* 2004;27(5):1028-1032.
17. Chandra ST, Priya G, Khurana ML, et al. Comparison of gliclazide with insulin as initial treatment modality in newly diagnosed type 2 diabetes. *Diabetes Technol Ther.* 2008;10(5):363-368.
18. Weng J, Li Y, XU W, et al. Effect of intensive insulin therapy on beta-cell function and glycaemic control in patients with newly diagnosed type 2 diabetes: a multicentre randomised parallel-group trial. *Lancet.* 2008;371(9626):1753-1760.

19. Li Y, Xu W, Liao Z, et al. Induction of long-term glycemic control in newly diagnosed type 2 diabetic patients is associated with improvement of beta-cell function. *Diabetes Care*. 2004;27(11):2597-2602.
20. Hu Y, Li L, Xu Y, et al. Short-term intensive therapy in newly diagnosed type 2 diabetes partially restores both insulin sensitivity and beta cell function in subjects with long-term remission. *Diabetes Care*. 2011;34(8):1848-1853.
21. Shubrook JH, Jones SA. Basal-bolus analogue insulin therapy as initial treatment of type 2 diabetes mellitus: a Caso series. *Insulin*. 2010;5:100-105.
22. Presswala L, Shubrook JH. Intensive insulin therapy as the primary treatment of type 2 diabetes. *Clin Diabetes*. 2011;29(4):151-153.
23. Shubrook JH, Sathananthan A, Nakazawa M, Patel N, Mehta RJ, Schwartz FL. Inspire diabetes: a pulse of basal bolus analog insulin as the first treatment of T2DM. Presented at the American Diabetes Association Scientific Sessions 2014, San Francisco CA. LB-95 Poster.
24. Sheng B, Truong K, Spitler H, Zhang L, Tong X, Chen L. The long-term effects of bariatric surgery on type 2 diabetes remission, microvascular and macrovascular complications, and mortality: a systematic review and meta-analysis. *Obes Surg*. 2017;27(10):2724-2732. doi:10.1007/s11695-017-2866-4
25. Mingrone G, Panunzi S, De Gaetano A, et al. Metabolic surgery versus conventional medical therapy in patients with type 2 diabetes: 10-year follow-up of an open-label, single-centre, randomised controlled trial. *Lancet*. 2021;397(10271):293-304. doi:10.1016/S0140-6736(20)32649-0

Caso 2. Desarrollo del equipo de atención a la diabetes

«Estoy haciendo todo lo que puedo»

Una mujer hispana de 48 años se presenta como nueva paciente. Se acaba de mudar a la zona para ayudar a su hermana, que padece una enfermedad crónica. Tiene diabetes y quiere asegurarse de que puede hacerse las pruebas de laboratorio. En un principio, se le diagnosticó diabetes de tipo 2 a los 38 años, pero al año siguiente de que se le diagnosticara, «enfermó» y le dijeron que se había convertido en diabetes de tipo 1. Se esfuerza «mucho» por controlarla; «nadie lo va a hacer por mí».

Su último médico dijo que era su «paciente modelo». Se hacía las analíticas antes de cada cita, para saber «a qué se enfrentaba». Se quita los zapatos en todas las citas y visita al podólogo cada trimestre. Se asegura de que le examinen la vista todos los años. Hasta ahora no ha tenido ninguna complicación.

Se pone insulina protamina neutra Hagedorn (NPH), 12 U cada mañana y 18 U antes de cenar. Sabe contar los carbohidratos y utiliza 1 U de insulina normal por cada 10 g de carbohidratos en cada comida. También utiliza una dosis de corrección de 1 U por cada 30 mg/dL que su glucosa está por encima de su objetivo de 120 mg/dL. Se mide la glucosa entre 4 y 7 veces al día para «estar al tanto». De forma ocasional tiene bajadas si come menos de lo que pensaba o si se equivoca al contar los carbohidratos, pero lo soluciona con zumo o gel de glucosa. No ha tenido ninguna bajada grave en las últimas semanas, pero lleva una pluma de glucagón por si acaso. Nunca ha tenido cetoacidosis diabética (CAD).

Antecedentes médicos: diabetes de tipo 1 desde hace 9 años e hipotiroidismo desde hace 6 años.

Medicación: insulina NPH (*neutral protamine Hagedorn*) y R (regular o de acción corta) como se indica arriba, 75 µg/día de levotiroxina y vitamina diaria.

Alergias: ninguna.

Antecedentes familiares: hermana con enfermedad articular degenerativa (EAD) de caderas y rodillas, sin antecedentes familiares (AF) de diabetes.

Antecedentes sociales: no consume tabaco, alcohol ni drogas recreativas. Vive con su hermana, trabaja como operadora de un servicio de urgencias médicas.

Exploración física: altura 1.65 m, peso 60.7 kg, IMC 22.3, temperatura 37.2, pulsaciones 88, respiraciones 15.

General: sin preocupaciones.

Cabeza, ojos, oídos, nariz y garganta: normales, incluido examen de tiroides.

Examen CV: normal.

Examen respiratorio: normal.

Piel: vitíligo en cuello y brazos.

Extremidades: examen normal del pie diabético: pulso, piel y sensibilidad al monofilamento.

Por lo demás: examen normal.

Análisis: HbA_{1c} 6.1 %.

Lecturas de glucosa:

Glucosa digital	Ayuno	Antes del almuerzo	Antes de la cena	Hora de dormir
	162	104	142	132
	64	189	108	111
	108	100	198	140
	88	167	130	143
	96	140	182	92
	58	190	90	137
	148	98	184	76

 PREGUNTAS SOBRE EL CASO

1. ¿Cuál debe ser el tratamiento inicial de la paciente?
2. ¿De qué recursos dispone para darle apoyo?
3. ¿De qué recursos dispone su equipo sanitario?

 RESPUESTAS Y EXPLICACIONES

1. Esta paciente padece diabetes autoinmunitaria latente del adulto (*latent autoimmune diabetes in adults* [LADA]), una forma de diabetes de tipo 1. Es muy importante que sepa qué tipo de diabetes tiene para disponer de las herramientas necesarias para controlar mejor su diabetes. A modo de recordatorio, no es infrecuente que las personas con LADA sean diagnosticadas erróneamente en un principio; por lo general, se asume que un adulto de mediana edad que presenta una concentración elevada de glucosa, pero no una CAD tiene diabetes de tipo 2.

Esta paciente se esfuerza por controlar su diabetes. Se controla la glucosa con frecuencia, cuenta los carbohidratos y calcula las dosis de insulina en función de la ingesta de alimentos y las concentraciones de glucosa. Parece que tiene un buen conjunto de habilidades. Es muy importante reconocer el esfuerzo que está realizando y proporcionarle un refuerzo positivo.

Esta paciente parece estar bien informada sobre el autocontrol de la diabetes y, según su HbA_{1c}, su diabetes está bien controlada. Sin embargo, puede ser beneficioso, en una visita inicial, tener una idea más detallada de lo que supone su día típico. Esto incluiría el horario exacto de sus dosis de insulina y si son constantes de un día para otro. También es importante saber el horario de sus dosis de insulina en relación con las comidas, el contenido de las comidas y cuándo y con qué frecuencia necesita dosis de corrección. Esto ayudará a determinar la adecuación de su proporción de carbohidratos y la escala de corrección. También puede ser útil saber cuándo es más activa en el aspecto físico y si los acontecimientos recurrentes de la vida afectan a su rutina habitual. Una vez determinado el horario, hay que enseñarle la farmacodinámica básica de sus productos de insulina. Esto le permitirá utilizar la insulina de forma que se adapte mejor a su horario diario y reducir el riesgo de hipoglucemia. Aunque esta información pueda parecer muy detallada, sienta las bases de un régimen de insulina eficaz.

En función de la consulta, puede tener sentido que un nutricionista o educador en diabetes se reúna con la paciente para obtener esta información inicial. Es importante que ella sepa que no se trata de cambiar sus hábitos alimentarios. Su objetivo es asegurarse de que las dosis de insulina son las adecuadas. Lo ideal sería que la paciente llevara un registro detallado durante al menos 3 días antes de la cita. Estos registros deben incluir todos los alimentos ingeridos, las bebidas consumidas, la dosis de insulina y el horario, así como cualquier actividad física u otra acción relevante que afecte a su glucosa. La persona con la que se reúna tendrá la oportunidad de conocer su rutina, sus alimentos preferidos, la exactitud de su recuento de carbohidratos, la eficacia con la que utiliza su escala de corrección y la precisión de estos cálculos.

Es importante que la paciente conozca el inicio de acción y el pico de actividad de su insulina para las comidas. El inicio de acción de una insulina ayuda a los pacientes a entender el momento de la dosis de insulina con respecto a sus comidas. Esta paciente utiliza insulina regular como insulina para las comidas. La insulina regular tiene un inicio de acción típico de 30 min y un pico de actividad de 2.5 h a 5 h después de la dosis. El pico de una preparación de insulina es el intervalo de tiempo en el que la persona tiene la insulina más activa funcionando y corre el mayor riesgo de hipoglucemia. Para que coincida con la actividad de su insulina, debe administrársela 30 min antes de las comidas. Debido a su inicio retardado y a la duración variable de su actividad, la falta de coincidencia en el tiempo de las dosis regulares de insulina puede causar una hiperglucemia precoz seguida de una hipoglucemia tardía, ya que el efecto de la insulina dura más que la comida. Este es un tema educativo clave para el paciente.

Necesitará saber cómo reconocer si está sufriendo una hipoglucemia y estar preparada para tratarla. Es importante que conozca los factores que aumentan el riesgo de hipoglucemia, como el aumento de la actividad física después de la comida y la ingesta de una comida más pequeña de lo esperado (tabla 3-1).

Las insulinas análogas a la insulina humana y los biosimilares más recientes tienen un inicio de acción más rápido y un tiempo de actividad máxima más corto. Por ejemplo, la insulina lispro tiene un inicio de acción en tan solo 15 min. Esto significa que puede administrarse hasta 15 min antes de la comida. Estas insulinas permiten mayor flexibilidad en los tiempos y pueden ajustarse en función de la lectura de glucosa antes de la comida. Si la

TABLA 3-1   Componentes clave de la acción de la insulina[1-16]

Insulina	Marca	Fabricante	Fuente	Tiempo de acción (h)		
				Inicio	Efecto máximo	Duración
Glulisina	Apidra®	Sanofi	Análogo humano	0.2-0.5	1.6-2.8	3-4
Lispro	HumaLOG®	Lilly	Análogo humano	0.25-0.5	0.5-2.5	≤5
Aspart	NovoLOG®	Novo Nordisk	Análogo humano	0.2-0.3	1-3	3-5
Insulina aspart	FIASP®	Novo Nordisk	Análogo humano	0.12	1-3	3-5
Insulina lispro AABB	Lyumjev®	Lilly	Análogo humano	0.12	1-2	2-4
Biosimilar lispro	Admelog®	Sanofi	Biosimilar humano	0.25-0.5	0.5-2.5	≤5
Regular	HumuLIN® R NovoLIN® R	Lilly Novo Nordisk	Humano	0.5	2.5-5	4-12

glucosa es más elevada antes de la comida, puede administrarse la insulina antes para que empiece a bajar antes de que aumente con la comida. Por el contrario, si su glucosa es un poco más baja, puede administrarse la insulina más cerca del comienzo de la comida para que esta «se adelante». En general, es más seguro utilizar estas insulinas antes de la comida que después de ella.

La paciente de este caso práctico también toma insulina NPH como insulina basal. La insulina basal pretende imitar la insulina de fondo continua que produce el páncreas. La insulina basal ayuda a regular la gluconeogénesis hepática y a mantener la estabilidad de la glucosa entre las comidas y durante la noche. Las formas de insulina basal incluyen varias insulinas análogas, como detemir, glargina y degludec. Todas estas insulinas tienen una mayor duración de acción y un efecto máximo mínimo. Aunque la NPH se utiliza como insulina basal, su actividad es diferente a la de las insulinas análogas de acción prolongada. La NPH tiene una duración de acción mucho más corta y un pico de actividad más significativo (tabla 3-2).

Por último, la duración de la dosis de insulina indica cuándo se puede administrar otra dosis de insulina. Comprender esto ayuda a evitar que un paciente «acumule» su insulina y se exponga a un riesgo muy elevado de hipoglucemia.

Una de las cosas más importantes que se pueden hacer por esta paciente es responder a cualquier pregunta que tenga sobre su régimen y ofrecerle herramientas que le ayuden a comprender mejor cómo responde a sus tratamientos. Es una gran candidata para un sensor continuo de glucosa; el uso de uno de estos dispositivos le permitirá ver su respuesta a distintos tipos de alimentos y afinar aún más su dosificación de insulina.

2. Un paciente motivado que toma las riendas de su diabetes puede beneficiarse en gran medida de los recursos de gestión, sobre todo si facilitan el trabajo de la diabetes. Algunos

TABLA 3-2 Opciones de insulina basal						
					Tiempo de acción (h)	
Insulina	Marca	Fabricante	Fuente	Inicio	Efecto máximo	Duración
Detemir	Levemir®	Novo Nordisk	Análogo humano	3-4	3-9	6-23
Glargina	Lantus®	Sanofi-Aventis	Análogo humano	3-4	Ninguno	Media de 24
Biosimilar Glargina	Basaglar® Semglee	Lilly Mylan	Biosimilar humano	3-4	Ninguno	Media de 24
Degludec	Tresiba®	Novo Nordisk	Análogo humano	1	Ninguno	42
NPH	HumuLIN® N NovoLIN® N	Lilly Novo Nordisk	Humano	1-2	4-12	14-24

ejemplos son las aplicaciones en línea que ayudan a calcular el contenido en carbohidratos de los alimentos, la dosis de insulina o ambas cosas. Además, se debe informar a la paciente de la tecnología disponible para ayudarle, incluidos los sensores continuos de glucosa y las bombas de insulina. Aunque estos dispositivos no son para todo el mundo, hay que informar a la paciente de sus opciones, para que pueda tomar decisiones informadas por sí misma. Una opción útil y gratuita es el sitio web DiabetesWise.org. Este sitio web ayuda a los pacientes a recorrer las opciones tecnológicas y les permite conocer la experiencia de otras personas.

3. Una atención diabética eficaz requiere un equipo. Todos los equipos deben incluir al profesional médico, al menos a otro miembro clave del personal de la consulta (auxiliar médico, enfermera u otro), así como acceso a un nutricionista, un educador en diabetes, un gestor de casos, un trabajador social y un médico de salud mental.

Estos profesionales son recursos tanto para el paciente como para el médico que ayudan a mejorar el tratamiento de esta compleja enfermedad crónica. Por desgracia, muchos médicos de atención primaria no disponen de este tipo de apoyo ni del tiempo ni la experiencia necesarios para desempeñar todas estas funciones. Además, muchos médicos de atención primaria no disponen del tiempo, la experiencia ni el apoyo necesarios para desempeñar todas estas funciones. A menudo, el paciente puede involucrar a personas de su vida como miembros del equipo. Esto podría incluir a familiares, amigos, compañeros de trabajo y líderes religiosos.

Resumen del caso y conclusiones

La diabetes de tipo 1 y su variante adulta LADA son enfermedades autoinmunitarias complejas caracterizadas por la insuficiencia de insulina. La variabilidad diaria de la glucosa es una verdadera frustración para muchas personas con diabetes de tipo 1. Por ello, el compromiso de esta paciente con el autocuidado es digno de elogio.

Una forma de abordar las preocupaciones de los pacientes en torno a las complejidades que rodean al tratamiento de la diabetes por parte de los médicos es recomendarles recursos complementarios, como algunas de las muchas herramientas tecnológicas disponibles. Además, un médico puede ofrecer una voz objetiva para interpretar y evaluar la plétora de herramientas e información disponibles.

Referencias bibliográficas

1. Apidra (insulin gluline). *Package insert.* Sanofi; 2019.
2. HumaLOG (insulin lispro). *Package insert.* Eli Lilly and Company; 2020.
3. Novolog (Insulin Aspart). *Package insert.* Novo Nordisk; 2021.
4. FIASP (Inulin Aspar). *Package insert.* Novo Nordisk; 2019.
5. Admelog (Biosimilar lispro). *Package insert.* Sanofi; 2019.
6. Lyumjev (Insluin Lispro-aabc). *Package insert.* Lilly USA, LLC; 2021.
7. HumuLIN R (Regular Insulin). *Package insert.* Lilly USA, LLC; 2019.
8. NovoLIN R (Regular Insulin). *Package insert.* Novo Nordisk; 2012.
9. HumuLIN N (NPH). *Package insert.* Lilly USA, LLC; 2019.
10. NovoLIN N (NPH). *Package insert.* Novo Nordisk; 2012.
11. Levemir (Insulin Detemir). *Package insert.* Novo Nordisk; 2020.
12. Lantus (insulin glargine). *Package insert.* Sanofi; 2019.
13. Basaglar (biosimilar insulin glargine). *Package Insert.* Lilly USA, LLC; 2021.
14. Tresiba (insulin degludec). *Package insert.* Novo Nordisk; 2019.
15. Tuojeo (insulin glargine). *Package insert.* Sanofi; 2015.
16. SEMGLEE® (insulin glargine-yfgn) injection. *Prescribing Information.* Mylan Pharmaceuticals Inc; 2021.
17. Diabeteswise.org website. Accessed December 12, 2022. https://diabeteswise.org/#/

Caso 3. Adultos mayores con problemas de salud y diabetes

«¿Te estás rindiendo conmigo?»

Una mujer de 84 años acude a una revisión de su diabetes. Ha pasado más de 1 año desde su última visita. Se resistía a salir de casa durante la pandemia de la COVID-19. Le diagnosticaron diabetes de tipo 2 hace 20 años.

Cree que la mayor parte del tiempo la tenía «bien controlada». Recibió educación sobre la diabetes cuando se la diagnosticaron por primera vez e hizo cambios importantes en su estilo de vida para evitar que la diabetes «la venciera». Espera que su medicación actual le siga haciendo efecto. Tiene unos ingresos fijos y le costaría pagar más por medicamentos caros. Ya no se controla la glucemia tanto como antes. En los últimos años le ha resultado más difícil autocontrolarse la glucemia. De vez en cuando, pide a una auxiliar que le mida la glucosa si se siente «rara». Esto ocurre con más frecuencia a mediodía, sobre todo si se salta la comida. Todos los lunes acude una enfermera a prepararle los medicamentos de la semana. La auxiliar se asegura de que tome los medicamentos cuando debe, pero no está presente en todas las comidas.

Se siente más agotada que antes y su memoria ya no es tan buena. Intenta «mantener sus viejos huesos en movimiento» lo mejor que puede con su andador. Está más preocupada por su salud desde que la semana pasada la vio el médico del riñón. Le dijo que sus riñones no funcionan tan bien como hace 18 meses. Además, su oftalmólogo le acaba de decir que su degeneración macular está empeorando.

Antecedentes médicos: diabetes de tipo 2 desde hace 20 años, hipertensión (HTA) desde hace 22 años, dislipidemia desde hace 20 años, artrosis de rodilla y cadera (que limita la deambulación) desde hace 10 años; enfermedad renal crónica en estadio 4 (ERC4) recién diagnosticada este año y demencia desde hace 6 años, que requiere atención sanitaria domiciliaria continuada.

Medicación: 1 000 mg de metformina dos veces al día, 0.5 mg tres veces al día de repaglinida antes de cada comida, 160 mg/día de valsartán, 25 mg/día de hidroclorotiazida, 40 mg/día de pravastatina, 5 mg/día de donepezilo, 650 mg de paracetamol tres veces al día, 1 500 mg/día de carbonato cálcico, 1 000 U/día de vitamina D, suplementos para la salud ocular a diario.

Alergias: ninguna.

Antecedentes familiares: hermana con enfermedad degenerativa de las articulaciones en caderas y rodillas, sin antecedentes familiares de diabetes.

Antecedentes sociales: vive sola, viuda desde hace 6 años, tiene una asistente sanitaria a domicilio y una enfermera también a domicilio que la visita una vez a la semana. Recibe la comida de un servicio a domicilio; come de dos a tres veces al día, necesita ayuda para las transferencias; no fuma, no bebe alcohol y no consume drogas recreativas.

Exploración física: altura 1.65 m, peso 83 kg, IMC 31, temperatura 36.3, pulsaciones 72, respiraciones 15, PA 168/68.

General: sin preocupaciones, obesidad, inclinación leve de cabeza.

Cabeza, ojos, oídos, nariz y garganta: normales, incluido examen de tiroides.

Examen CV: normal, soplo diastólico precoz, suave borde esternal izquierdo.

Examen respiratorio: normal.

Examen muscular: alteraciones articulares crónicas en ambas rodillas, cifótica.

Extremidades: 1+ edema con fóvea en extremidades inferiores bilaterales, manchas marrones rojizas brillantes ligeramente elevadas región pretibial bilateral inferior.

Examen neurológico: orientado a persona, lugar, incierto sobre el año. El monofilamento muestra pérdida al tacto leve en todos los dedos hasta la mitad del antepié. Pérdida vibratoria al diapasón.

Pruebas de laboratorio:

Perfil metabólico completo	Valor	Intervalo de referencia
Sodio	132	136-145 mmol/L
Potasio, suero	3.6	3.5-5.3 mmol/L
Cloruro, suero	99	98-110 mmol/L
Dióxido de carbono (CO_2)	29	19-30 mmol/L
Urea, nitrógeno, sangre (BUN)	45	7-25 mg/dL
Creatinina, suero	2.4	0.5-1.10 mg/dL
TFGe	25	>60 mL/min/1.73 m²
Glucosa, suero	72	65-99 mg/dL
Calcio, suero	9.9	8.6-10.2 mg/dL

Perfil metabólico completo	Valor	Intervalo de referencia
Proteína, total	7.1	6.1-8.1 g/dL
Albúmina	4.3	3.6-4.1 g/dL
Globulina	2.8	1.9-3.7 g/dL
AST (SGOT)	35	10-35 U/L
ALT (SGPT)	27	6-29 U/L
Bilirrubina total	0.7	0.2-1.2 mg/dL
Fosfatasa alcalina	68	33-115 U/L

ALT, alanina aminotransferasa; AST, aspartato aminotransferasa; SGOT, transaminasa glutamicoxalacetica serica; SGPT, transaminasa glutamicopirubica serica; TFGe, tasa de tasa de filtración glomerular estimada.

Perfil de lípidos	Valor	Intervalo de referencia
Colesterol total	180	125-200 mg/dL
Triglicéridos	154	<150 mg/dL
LDL (calculadas)	70	<130 mg/dL
Colesterol HDL	60	>40 mg/dL hombres; >50 mujeres
Colesterol no HDL	120	<130

HDL, lipoproteínas de alta densidad; LDL, lipoproteínas de baja densidad.

Otras pruebas de laboratorio	Valor	Intervalo de referencia
HbA$_{1c}$	6.2 %	<5.7 % (normal)
Relación albúmina/creatinina en orina (ACr)	24 mg/g	<30 mg/g
B$_{12}$	80 pg/mL	160-950 pg/mL

Hemograma	Valor	Intervalo de referencia
Recuento de leucocitos	5.0	3.8-10.8 mil/µL
Recuento de eritrocitos	3.6	3.8-5.10 millones/µL
Hemoglobina	11.3	12.6-17 g/dL
Hematócrito	34 %	37-51 %
Recuento de plaquetas	246	140-400 mil/µL

 PREGUNTAS SOBRE EL CASO

1. ¿Cuál es el objetivo de A$_{1c}$ para esta paciente?
2. ¿Cuáles son los problemas de seguridad de esta paciente?
3. ¿Qué modificaciones del tratamiento se recomiendan?

 RESPUESTAS Y EXPLICACIONES

Se trata de una paciente adulta mayor con múltiples comorbilidades. Es probable que tenga una esperanza de vida limitada. En el caso de diabetes en un paciente adulto mayor enfermo crónico, el objetivo debe ser mejorar las concentraciones de A1c minimizando la hipoglucemia y, si es posible, reducir la morbilidad y la mortalidad. Su A_{1c} medida es del 6.2 %, pero puede ser inexacta, ya que está anémica debido a la ERC. Su glucosa media puede ser incluso inferior. Su riesgo de hipoglucemia es considerable.

La ADA recomienda considerar la flexibilización de los objetivos de glucosa en adultos mayores y en aquellos con comorbilidades significativas que limiten la esperanza de vida o aumenten el riesgo de hipoglucemia o secuelas de hipoglucemia.

Esta paciente tiene muchos factores que podrían ponerla en peligro si sufriera una hipoglucemia significativa. Su fragilidad, artritis, problemas de visión e insuficiencia aórtica la convierten en una paciente con riesgo de caídas. Además, padece un trastorno cognitivo que podría hacer que omitiera o repitiera la dosis de su medicación. Ni que decir tiene que corre un riesgo muy elevado de resultado adverso si sigue un tratamiento agresivo de la diabetes.

Para esta paciente, lo mejor es fijarse como objetivo una A_{1c} cercana al 8.0 %. La finalidad es prevenir la hipoglucemia y reducir la carga de medicación, sin dejar que la glucosa suba lo suficiente como para provocar un riesgo inmediato (tabla 3-3).

4. Hay muchos problemas de seguridad. En concreto, en lo que respecta a su diabetes y su tratamiento, no es probable que mejore su calidad ni duración de vida con un control intensivo de la glucosa, sino que corre un elevado riesgo de hipoglucemia o de incapacidad para valerse por sí misma si experimenta hipoglucemia.

Problemas y preocupaciones actuales relacionados con su diabetes:

1. Edad avanzada: mayor riesgo de hipoglucemia y de lesión renal aguda.
2. Enfermedad renal crónica: mayor riesgo de hipoglucemia y de lesión renal aguda; menos probabilidades de eliminar la medicación.
3. Demencia: preocupación por la seguridad en la dosificación de la medicación, el control de la glucosa y la capacidad de respuesta ante la hiperglucemia y la hipoglucemia.

TABLA 3-3 Objetivos del tratamiento glucémico en adultos mayores

Características de los pacientes	Objetivo de A_{1c}	Opciones de tratamiento	Advertencias
Adulto mayor sano	<7.5 %	Casi cualquiera	Advertencias normales
Independiente pero 2+ enfermedades comórbidas	<8.0 %	Tratamientos que ayudan a las comorbilidades (iSGLT-2, GLP-1RA)	Vigilar la hipoglucemia, la hipotensión y la función renal
Vida asistida de corta duración	Ninguna A_{1c} específica Objetivos de glucosa 100-200 mg/dL	Régimen de insulina común si el personal lo permite	Evitar obsesionarse con la glucosa
Residencia asistida de enfermería especializada debido a las AVD	Evitar depender de la A_{1c} Evitar la hiperglucemia y la hipoglucemia sintomáticas	Insulina basal y DPP-4i Combinación de proporción fija	Ningún beneficio claro de la reducción de la glucosa/evitar las complicaciones de la hiperglucemia

AVD, actividades de la vida diaria; GLP-1RA, agonista del receptor del péptido 1 similar al glucagón; iDPP-4, inhibidor de la dipeptidil peptidasa 4; iSGLT-2, inhibidor del cotransportador de sodio y glucosa 2.
Adaptada de ADA SOC. Older adults: standards of care in people with diabetes (capítulo 13). *Diabetes Care.* 2022;45(suppl 1): S195-S207.

4. Extremidades inferiores con enfermedad degenerativa de las articulaciones: movilidad limitada que implica mayor riesgo de caídas durante la deambulación.
5. Cardiopatía valvular/presión de pulso dilatada: riesgo de caídas.
6. Polineuropatía sensorial simétrica-sospechosa inducida/causada por la metformina: riesgo de heridas en los pies y caídas relacionadas con la diabetes.

Otras consideraciones importantes que hay que tener en cuenta son la depresión y el delirio agudo. Los síntomas de la depresión (como «sentirse agotado», «la memoria no es tan buena como solía serlo») pueden solaparse con otras condiciones de salud, como la demencia y la polifarmacia. Por ejemplo, la depresión y la demencia comparten varios síntomas que se solapan, como la fatiga, los problemas de memoria y los cambios en el apetito. Sin embargo, las diferencias en el curso temporal y la progresión de los síntomas pueden ayudar a distinguir entre ambos diagnósticos. Los síntomas del estado de ánimo o afecto triste y la aparición aguda de fatiga, problemas de memoria y cambios en el apetito es probable que escondan depresión, mientras que una aparición lenta de fatiga, problemas de memoria y cambios graduales en el apetito podrían estar detrás de la demencia. Del mismo modo, un deterioro inmediato o reciente de la memoria, una disminución de la conciencia general y trastornos en el reconocimiento de personas, tiempo y lugar son indicativos de delirio agudo con enfermedad física y posible reacción adversa farmacológica. Por el contrario, la aparición de estos síntomas en la demencia se produce de manera gradual a lo largo de meses o años, sin la presencia de enfermedad física ni reacción adversa farmacológica. Por último, para complicar las cosas, los síntomas de hipoglucemia (como irritabilidad, fatiga, disminución de la memoria reciente) pueden imitar los síntomas de las tres condiciones (v. el recuadro sobre las lecturas de glucosa). En consecuencia, distinguir entre síntomas de depresión, demencia, delirio agudo e hipoglucemia puede ser difícil. Los médicos deben descartar estas posibilidades mediante exploración física, entrevista médica (incluidos los antecedentes familiares), evaluación diagnóstica por un neurólogo y pruebas de laboratorio. No distinguir entre estas afecciones en pacientes de edad avanzada es grave debido a los riesgos a largo plazo y, en potencia, mortales de complicaciones, discapacidad funcional, hospitalización y mortalidad.

5. Debe hacerse una serie de cambios en su medicación.

En primer lugar, su tasa de filtración glomerular estimada (TFGe) es inferior a 30 mL/min; por tanto, debe suspenderse la metformina. En general, la metformina debe utilizarse con precaución si la tasa de TFGe es ≤ 45 mL/min y debe suspenderse si la TFGe es < 30 mL/min[1]. La principal toxicidad del uso de metformina es la acidosis láctica. El riesgo es mucho mayor en personas con ERC avanzada.

A continuación, debe revaluarse su uso de secretagogos. Aunque la repaglinida puede estar ayudando a controlar su diabetes, esta medicación debe tomarse con una comida. Es posible que sus episodios de hipoglucemia se deban a que lo toma, pero no come al mismo tiempo. Una mejor alternativa es tomar este medicamento solo en su comida más abundante o cuando su comida es supervisada por su asistente de salud en el hogar.

Tiene opciones de tratamiento más seguras. Sustituir la metformina y la repaglinida por un iDPP-4 es una opción razonable. Esto proporciona una ligera cobertura de la glucosa posprandial, pero un riesgo mucho menor de hipoglucemia. La linagliptina es el iDPP-4 preferido para los pacientes con enfermedad renal avanzada, ya que no se excreta por vía renal y, por tanto, no es necesario ajustar la dosis. Otra opción es utilizar un GLP-1RA una vez al día o una vez a la semana. Este abordaje podría ser más seguro, ya que podría ser administrado por el personal sanitario a domicilio y la paciente no tendría que acordarse de tomar la medicación. Los GLP-1a tienen un riesgo muy bajo de hipoglucemia. La mayoría de los GLP-1RA no se excretan por vía renal, por lo que su uso es seguro en pacientes con enfermedad renal crónica (a excepción de la exenatida y la lixisenatida)[2,3]. En teoría, la elección de un GLP-1a podría ser preferible a la de un iDPP-4 , debido a la posible reducción del riesgo cardiovascular y renal. Sin embargo, los GLP-1a son caros, y esta paciente tiene ingresos fijos y es posible que no pueda permitirse el copago de estos medicamentos.

Los medicamentos que deben evitarse en esta paciente son la metformina, las sulfonilureas, las meglitinidas y todo lo que se administre más de una vez al día. Los inhibidores de SGLT-2, con toda probabilidad, serían ineficaces dada su función renal actual. Además, la expondrían a un riesgo innecesario debido a la pérdida de volumen.

Resumen del caso y conclusiones

Los profesionales sanitarios deben esforzarse siempre por ofrecer el tratamiento correcto en el momento adecuado al paciente correspondiente. A esta paciente le ha ido bien, pero la relación riesgo-beneficio de su tratamiento se inclina hacia un mayor riesgo. Este es un buen ejemplo de una situación en la que lo mejor es desintensificar el tratamiento. Esta decisión se toma en función de la edad, el estado funcional, la esperanza de vida y los deseos de cada paciente.

Referencias bibliográficas

1. American Diabetes Association. Older adults: standards of care in people with diabetes (Chapter 13). *Diabetes Care*. 2022;45(suppl 1):S195-S207. https://diabetesjournals.org/care/article/45/Supplement_1/S195/138920/13-Older-Adults-Standards-of-Medical-Care-in?searchresult=1
2. Exenatide. *Package insert*. https://www.accessdata.fda.gov/drugsatfda_docs/label/2009/021773s9s11s18s22s25lbl.pdf
3. Lixisenatide. *Package insert*. https://www.accessdata.fda.gov/drugsatfda_docs/label/2016/208471orig-1s000lbl.pdf

---

Caso 4. **Se trata del proceso, no del resultado**

«Los 'choca esos cinco' y las caras sonrientes llegan muy lejos»

Una mujer de 34 años acude a la consulta. Tiene antecedentes de síndrome de poliquistosis ovárica (SPO) y diabetes de tipo 2. Se le diagnosticó SPO cuando tenía problemas para quedarse embarazada. Inició un tratamiento con metformina y pudo concebir. Durante su primer embarazo se le diagnosticó diabetes gestacional. Esta se trató con cambios en el estilo de vida y dio a luz a un bebé sano de 3.5 kg. Pensó que había tenido un «control bastante bueno» durante el embarazo. Poco después del parto dejó de tomar metformina.

A los 4 años volvió a tener problemas para quedarse embarazada y descubrió que había desarrollado diabetes de tipo 2. Fue una sorpresa, ya que pensaba que su diabetes ya había desaparecido. Volvió a tomar metformina y pudo quedarse embarazada de nuevo. Siguió tomando metformina durante el primer trimestre, pero necesitó insulina durante el resto del embarazo. Durante este recibió una educación más exhaustiva sobre la diabetes. Se esforzó mucho por mantener un «buen control», ya que quería proteger a su bebé. Dio a luz a término a un niño sano de 2.5 kg.

Tras el parto, volvió a tomar metformina. Ya no quería tener más hijos, así que se implantó un dispositivo intrauterino de cobre. Vio a su médico de atención primaria una vez cerca de 1 año después de su segundo parto, pero la visita «no fue buena». Le preguntó de manera breve por sus esfuerzos para controlar la diabetes y le dijo que tenía que esforzarse más para perder peso. Ni siquiera le dijo cuál era su A_{1c}.

En los últimos 3 años solo ha recibido atención en una clínica local sin cita previa y solo le reponen la metformina. Esperaba que estuviera funcionando, pero no está segura porque dejó de hacerse controles de glucosa hace mucho tiempo. Le preocupa que su glucemia no esté bien controlada, porque se deprimió mucho tras su último embarazo y engordó mucho desde que nació su último hijo.

Sus objetivos para la visita son:

1. Averiguar si la metformina está «funcionando».

2. Conseguir un recambio de medicación y suministros para que pueda reanudar el autocontrol.

3. Averiguar qué puede hacer para cuidar mejor de sí misma, para que pueda cuidar de sus hijos.

Antecedentes médicos: diabetes de tipo 2 desde hace 4 años, SPO desde hace 7 años, dislipidemia desde hace 4 años y depresión posparto.

Medicación: metformina 1 000 mg dos veces al día.

Alergias: ninguna.

Antecedentes familiares: hermana y madre con DM2; hermana con SPO.

Antecedentes sociales: vive con su cónyuge y sus dos hijos; trabaja como auxiliar en el colegio de los niños.

Exploración física: altura 1.63 m, peso 89.8 kg, IMC 34, temperatura 37, pulsaciones 72, respiraciones 15, PA 122/68.

General: sin preocupaciones; obesa.

Cabeza, ojos, oídos, nariz y garganta: normales, incluido examen de tiroides.

Examen CV: normal.

Examen respiratorio: normal.

Examen muscular: normal.

Examen psicológico: estado de ánimo depresivo, afecto congruente.

Examen dermatológico: hirsuto.

Por lo demás: examen normal.

Su glucosa en la consulta es de 148 mg/dL 2 h después de comer, la HbA_{1c} en el punto de atención es de 7.9 %.

 PREGUNTAS SOBRE EL CASO

1. ¿Cuál debe ser el tratamiento inicial de esta paciente?
2. ¿Qué tratamientos deben recomendarse?
3. ¿Cómo se pueden abordarse sus preocupaciones?
4. ¿Qué seguimiento debe recomendarse?

RESPUESTAS Y EXPLICACIONES

1. Esta paciente ha tenido un vacío en su atención sanitaria. Es probable que se deba a varios factores. Como madre trabajadora con hijos pequeños, el tiempo para el autocuidado es escaso. Es probable que su depresión sea un factor que contribuya al abandono del autocuidado. Sin embargo, una experiencia negativa con un médico es, tal vez, parte del retraso. Hasta tres cuartas partes de las mujeres han declarado que su médico les ha faltado al respeto en lo que respecta a las enfermedades crónicas relacionadas con el peso[1]. Además, solo el 10 % ha pedido ayuda a su médico para perder peso[2].

   Lo primero que hay que hacer por esta paciente es felicitarla por haber tomado la iniciativa de recuperar el control de su salud. Proporcionar a esta paciente un refuerzo positivo hará que las cosas avancen en una dirección positiva. Hay que felicitarla por su deseo de superar los obstáculos y fijarse metas. Se le puede decir que con una HbA_{1c} inferior al 8 % solo con metformina, y con mejores esfuerzos de autocuidado, es muy probable que consiga un excelente control de su diabetes. Animándola y compartiendo información, se tiene la oportunidad de ayudarla a volver a implicarse en su tratamiento sin abrumarla ni desanimarla.

2. Es la oportunidad ideal para ofrecerle opciones, conocer sus preferencias y elaborar un plan de decisiones compartidas. Es un buen momento para reintroducir la educación diabetológica (y derivarla, si es necesario) y reforzar las conductas eficaces de autocontrol. Es importante recordar que no ha recibido ningún tipo de educación diabetológica desde su embarazo. Ahora es madre de dos niños pequeños, que tienen un riesgo genético de desarrollar diabetes. Por tanto, la educación debe centrarse en cuidarse a sí misma y ayudar a reducir el riesgo de diabetes en sus hijos.

   Es importante evaluar su capacidad para modificar sus hábitos diarios y los de su familia. Para muchos pacientes, introducir cambios en la alimentación y la actividad física que afecten a toda la familia puede resultar difícil. Sin embargo, si el trabajo se replantea para ayudar a mejorar no solo su salud, sino también la de su familia, puede resultar más atractivo.

   En general, es aconsejable no añadir ningún medicamento en la primera visita. Es preferible que reciba educación para el autocontrol de la diabetes y que vuelva a medirse la glucemia. En lugar de abrumarla con mediciones de glucosa con punción digital, se puede considerar la posibilidad de pedirle que realice las mediciones en distintos momentos: algunas a primera hora de la mañana, otras antes de las comidas y otras después de las comidas (90-120 min) o al acostarse.

   En aras de la simplicidad, se le puede pedir que se mida una o dos veces al día durante este período exploratorio para identificar las tendencias de la glucosa en diferentes momentos del día. Si lo hace al mismo tiempo que lleva un diario de alimentos, obtendrá información importante sobre cuándo sube la glucosa y podrá aplicar una estrategia de tratamiento más específica.

   A la hora de determinar un régimen de tratamiento adecuado, es necesario identificar el objetivo de A_{1c} de cada paciente. Esto se consigue mejor mediante la toma de decisiones compartida con la orientación del médico. En esta paciente joven y, por lo demás, sana, una $HbA_{1c} < 7$ % es razonable. Casi cualquier tratamiento servirá para reducir su A_{1c} al 0.9 %. Preguntando a la paciente qué factores influyen en su elección de tratamiento (coste, aumento o pérdida de peso, evitar la hipoglucemia, necesidad de inyecciones, deseo de evitar por completo la medicación, etc.), se puede determinar un tratamiento más dirigido.

3. La paciente quería saber si sus medicamentos estaban «funcionando». Si se tiene en cuenta que lleva 7 años con desregulación de la glucosa y tiene una A_{1c} del 7.9 %, durante una

época de esfuerzos inconsistentes de autocuidado, y no tiene complicaciones conocidas, se le puede asegurar que sigue obteniendo beneficios de la metformina. Como ya se ha dicho, hay que felicitarla por su iniciativa. Se ha hablado de estrategias de autocontrol y habrá que asegurarse de que dispone de las herramientas que necesita para tener éxito. Por último, quiere mantenerse sana a sí misma y a sus hijos. Mantener la atención en su familia puede ser la motivación que necesita, con la advertencia de que tiene que controlar su propia salud para mantener a su familia.

4. Dado que esta persona estuvo fuera de tratamiento durante un par de años, debería someterse a un seguimiento temprano para aprovechar su motivación e inversión actuales. En la cita de hoy, se le pueden pedir pruebas de laboratorio en ayunas para evaluar su función renal, lípidos y microalbúmina en orina. También se le puede ayudar a coordinar su formación en educación y apoyo para el autocontrol de la diabetes. Hay continuos avances en la diabetes y ayudar a la paciente a mantenerse al día con las últimas herramientas le ayudará a incorporar la diabetes a su vida.

En su cita de seguimiento en 2 semanas, se puede revisar su registro de glucosa capilar; se debería tener suficiente información para tomar decisiones informadas sobre cualquier cambio adicional. Se pueden coordinar las derivaciones para su examen diabético ocular, realizar su examen anual de los pies y actualizar las vacunas necesarias.

A su regreso, es esencial dedicar tiempo a escuchar su historia. Aprenda lo que ha descubierto por sí misma sobre su propia salud. Deje que le explique sus registros de glucosa y qué percepciones tiene. En muchos casos, habrá una mejora en las lecturas una vez que la persona empiece a autocontrolarse, por el proceso en sí mismo. Esta es una gran oportunidad para proporcionar un refuerzo aún más positivo, como un «choca esos cinco» o una carita sonriente en la hoja de registro del paciente.

Los pacientes pasan mucho tiempo a diario haciendo pequeños y grandes ajustes para controlar su diabetes. Es importante que se les apoye tanto en el «proceso» (control, evaluación y extracción de conclusiones) como en el «producto (HbA$_{1c}$)». Reconocer el *trabajo de la diabetes* ayuda de verdad al paciente a saber que su tiempo y su esfuerzo son valiosos. Este reconocimiento también le permite saber que tiene un aliado en su médico, alguien que también se implica en el proceso. Apoyar el *trabajo de las personas con diabetes* les ayuda a mantenerse motivados y comprometidos.

Resumen del caso y conclusiones

Es de esperar que haya lapsus y retrocesos. Parte de la función de un clínico es ayudar a los pacientes a tomar el rumbo correcto cuando se desvían de su camino. Esta paciente ha tenido éxito en el pasado, pero ha sufrido un retroceso. Cuando se produzcan contratiempos, y se producirán, hay que estar preparado para ofrecer ánimos y no castigos ni amenazas. Hay que creer en la capacidad de los pacientes para volver al buen camino. Hay que participar en la respuesta y preguntarse cuál es la mejor manera de ser un apoyo. En este caso, una «zanahoria» será mucho más eficaz que un «palo».

Referencias bibliográficas

1. Lee JA, Pausé CJ. Stigma in practice: barriers to health for fat women. *Front Psychol*. 2016;7:2063. doi:10.3389/fpsyg.2016.02063
2. Stokes A, Collins JM, Grant BF, et al. Prevalence and determinants of engagement with obesity care in the United States. *Obesity (Silver Spring)*. 2018;26(5):814-818. doi:10.1002/oby.22173

Caso 5.   Volver a implicar al paciente

«Bienvenido de sus vacaciones de diabetes»

Un hombre de 54 años se presenta para su seguimiento de la diabetes. Necesita reponer su medicación.

Le diagnosticaron diabetes de tipo 2 hace 5 años. Cuando se le diagnosticó por primera vez, estaba muy motivado para hacerse cargo de su salud. Mantuvo su objetivo de HbA_{1c} solo con su estilo de vida y metformina durante los primeros 2 años. Sin embargo, el invierno pasado fue más largo y frío de lo normal. Como consecuencia, tuvo dificultades para mantener su estilo de vida saludable. Hizo menos ejercicio y empezó a picar más por la noche.

Tiene un medidor, pero no se ha medido la glucosa en los últimos 60 días. Sospecha que tiene la glucosa alta porque necesita orinar con más frecuencia. Le preocupaba venir a la visita de hoy por miedo a que le gritaran por perder el control. Su HbA_{1c} hace 1 año era del 7.1 %. Hoy ha subido al 8.6 %.

Antecedentes médicos: diabetes de tipo 2, HTA, dislipidemia, enfermedad por reflujo gastroesofágico, depresión.

Medicación: 1 000 mg de metformina dos veces al día, 100 mg/día de sitagliptina, 4 mg/día de glimepirida, 20 mg/día de rosuvastatina, lisinopril HCT (20/25 mg/día).

Alergias: ninguna.

Antecedentes familiares: padre con HTA, distrofia miotónica de tipo 2 (DM2), con retinopatía y ERC; madre con cáncer de mama. Hermano con DM2, HTA e infarto de miocardio.

Antecedentes sociales: no consume tabaco, alcohol ni drogas recreativas; vive con su cónyuge; trabaja como administrador en la escuela local.

Exploración física: altura 1.70 m, peso 95.2 kg, IMC 32.9, temperatura 36.7, pulsaciones 92, respiraciones 12, PA 126/72.

General: adulto obeso, sin preocupaciones.

Cabeza, ojos, oídos, nariz y garganta: normales, incluido examen de tiroides.

Examen CV: normal.

Examen respiratorio: normal.

Por lo demás: examen normal.

Analítica: glucosa en ayunas 172 mg/dL, HbA_{1c} 8.6 %, pero el resto de analíticas son normales.

 PREGUNTAS SOBRE EL CASO

1. ¿Cuál es el mejor abordaje para este paciente?
2. ¿Qué se puede hacer para volver a involucrar al paciente?
3. ¿Cuál debe ser el plan de seguimiento?

RESPUESTAS Y EXPLICACIONES

1. Se trata de una situación habitual. Como ya se ha comentado, la diabetes es una enfermedad autocontrolada, progresiva y de por vida que requiere una gran cantidad de tiempo y esfuerzo para alcanzar los objetivos glucémicos y mantenerlos a lo largo del tiempo. Este paciente sabe que no lo está haciendo bien y, por desgracia, espera que su médico le «grite» por su mala autogestión.

   En lugar de culpar y avergonzar, sería mejor replantear la experiencia reciente del paciente como un contratiempo y no como un fracaso. Hay que recordarle que, con la diabetes, como con todas las enfermedades crónicas, la perfección no es realista y que se esperan altibajos. El paciente debe saber que el papel de su médico es ser un aliado y no juzgarle. Esto no solo infunde seguridad y confianza en su relación, sino que también recuerda al paciente que tendrá apoyo en caso de que se produzcan contratiempos en el futuro.

2. Una vez que el paciente sabe que no va a ser desmoralizado ni castigado por sus errores, puede abrirse a participar en el proceso de resolución de problemas y toma de decisiones compartido. Cuando se ha establecido un tono de colaboración, es útil preguntar al paciente qué le ha funcionado en el pasado y qué puede haber cambiado o haberse convertido en un obstáculo para la atención. Juntos pueden discutir las intervenciones eficaces. Esto no solo ayuda a establecer un plan satisfactorio, sino que también crea un marco para futuras interacciones.

   Esta visita al consultorio también puede ser una oportunidad para observar el «panorama general» del estado de salud general de este paciente. Tiene varias enfermedades crónicas y una historia familiar muy significativa de complicaciones relacionadas con esas enfermedades. Esta puede ser una oportunidad para discutir por qué es importante controlar su diabetes, dislipidemia y HTA desde el punto de vista de la reducción de riesgos. También puede ser una oportunidad para utilizar la toma de decisiones compartida para informar de la selección del tratamiento.

   Si no hay contraindicaciones, este es un buen momento para utilizar un GLP-1RA solo o en combinación con insulina basal. Estos medicamentos tienen efectos complementarios; las insulinas basales reducen glucosa en ayunas a través de su efecto sobre el metabolismo de los carbohidratos,, las proteínas y las grasas, y los GLP-1RA proporcionan una potente reducción de las excursiones de glucosa posprandiales a través del aumento de la secreción de insulina dependiente de la glucosa, la disminución de la liberación inapropiada de glucagón y la ralentización del vaciado gástrico. Además, al promover la saciedad mediada por el cerebro, los GLP-1RA contrarrestan el aumento de peso inducido por la insulina.

   Estos medicamentos han demostrado una gran potencia y una mejor tolerabilidad cuando se utilizan como un único medicamento de proporción fija[1]. En la actualidad, hay dos combinaciones de GLP1/insulina basal de proporción fija disponibles en Estados Unidos[2,3]. Cabe señalar que se trata de medicamentos de marca; sería necesario que estuvieran cubiertos por el formulario para que la gente pudiera permitírselos. También hay que señalar que solo están aprobados para su uso en pacientes con diabetes de tipo 2.

   Para muchos pacientes, este podría ser también un momento excelente para utilizar insulina durante un tiempo limitado a fin de lograr rápidamente el control glucémico. Una vez que el paciente haya alcanzado su objetivo predeterminado, puede suspenderse la insulina y volver a su régimen anterior o a un nuevo tratamiento.

   Esta estrategia tiene varias ventajas potenciales. Fomenta la confianza en uno mismo, ya que la persona reconoce que puede alcanzar sus objetivos glucémicos. Evita el temor a que, una vez iniciado el tratamiento con insulina, este deba mantenerse para siempre. También puede hacer que el uso de insulina resulte más atractivo en caso de que sea necesario en el futuro. Algunos pacientes querrán mantener el uso de insulina debido a su sencillez y eficacia.

3. Con independencia del tratamiento que se aplique, es esencial que el paciente tenga frecuentes oportunidades de seguimiento, o «puntos de contacto», para ayudarle a volver a sus objetivos glucémicos. Programar citas cada uno o dos semanas ayuda a garantizar que se cumpla cada paso progresivo del tratamiento. Después de tres o cuatro visitas, muchos pacientes expresarán que sienten que «lo han conseguido» y que confían en sus habilidades de autocontrol. Es importante que el profesional capacite al paciente en este momento, reforzando su capacidad para avanzar por sí mismo.

Dado que se tardará 3 meses en mostrar una diferencia significativa en la HbA_{1c}, inicialmente puede merecer la pena seleccionar una medida de resultado diferente. Al principio, podría centrarse en las lecturas en ayunas. Una vez que se hayan alcanzado los objetivos, es posible que desee centrarse en el control posprandial. Este sería un buen momento para considerar el uso de un MCG, ya que puede proporcionar un valioso refuerzo positivo a medida que se inicia el nuevo régimen.

El uso de un MCG también ofrece la oportunidad de recordar a los pacientes el impacto que su estilo de vida tiene en su diabetes. Les permite ver las mejoras en el control de la glucosa gracias a la actividad física y a la modificación de los patrones de alimentación. Con esta información, adquieren la capacidad de tomar decisiones informadas que les ayudan a sentirse más controlados y capacitados.

Resumen del caso y conclusiones

Se trata de otro paciente que necesita apoyo y recursos. Afirma que le van a «gritar». Y seguro que eso ya se lo ha hecho a sí mismo. Hay que hacer saber a los pacientes que los contratiempos son normales. Los factores de motivación o los incentivos para el cambio de cada paciente serán únicos, pero, en todos los casos, un clínico puede promover el cambio invitando al paciente a asumir un papel activo en la determinación del plan de tratamiento más eficaz. Hay que recordar a los pacientes que la diabetes tiene muchas opciones de tratamiento. Si una no funciona, se debe probar otra.

Este mensaje suele ayudar a los pacientes de larga duración a sentirse menos estancados en sus antiguos planes de tratamiento y en las correspondientes dificultades que hayan podido encontrar.

Referencias bibliográficas

1. Shubrook JH. Advances in T2D: focus on basal insulin/GLP-1RA combination therapy. Hot Topics in Medicine 8-2018. AND Blonde L, et al. *Curr Med Res Opin.* 2019;35(5):793-804.
2. Soliqua. *Package insert.* Approval 2016.
3. Xultophy. *Package insert.* Approval 2016.

Caso 6. **Tratamiento de enfermedades comórbidas graves**

«Necesita un pase de diabetes»

Una mujer de 64 años con diabetes bien controlada se presenta para hablar de su nuevo diagnóstico. Se ha enterado hace poco de que padece un cáncer de pulmón en estadio IV.

Acaba de iniciar un tratamiento de quimioterapia y radioterapia. No ha tenido mucho apetito y se ha saltado comidas. Le preocupa bajar demasiado si toma sus medicamentos para la diabetes. Al mismo tiempo, se angustia si su concentración de azúcar en sangre es elevada. No sabe qué hacer.

Antecedentes médicos: diabetes de tipo 2 y HTA durante 20 años, dislipidemia durante 25 años y cáncer de pulmón en estadio 4.

Medicación: 1 000 mg de metformina dos veces al día, 1 mg de semaglutida semanal, 4 mg/día de glimepirida, 20 mg/día de atorvastatina y lisinopril HCT (20/25 mg/día).

Alergias: ninguna.

Antecedentes familiares: no aportan información relevante.

Antecedentes sociales: 60 paquetes/año con historia de tabaquismo. Lo dejó la semana pasada, no consume alcohol ni drogas recreativas; está jubilada y vive sola, pero tiene familia cerca.

Exploración física: altura 1.70 m, peso 74.8 kg, IMC 25.8, temperatura 36.7, pulsaciones 92, respiraciones 12, PA 116/62.

General: persona adulta con sobrepeso, llorosa durante el examen; ha perdido 6.3 kg en los últimos 2 meses.

Cabeza, ojos, oídos, nariz y garganta: normales.

Examen CV: normal.

Examen respiratorio: se observan roncus en el lado derecho con espiración prolongada durante todo el tiempo.

Por lo demás: examen normal.

 PREGUNTAS SOBRE EL CASO

1. ¿Cuál debe ser el abordaje del control glucémico de esta paciente?
2. ¿Qué modificaciones del tratamiento deben recomendarse?
3. ¿Cuál debe ser el plan a largo plazo?

 RESPUESTAS Y EXPLICACIONES

1. Está claro que es un momento muy difícil para este paciente. Cuando los pacientes reciben noticias inquietantes o un diagnóstico que pone en peligro su vida, es habitual que dejen de controlar sus enfermedades crónicas. Por tanto, esta visita a la consulta es una gran oportunidad para hablar con la paciente, ayudarla a aceptar su diagnóstico actual y a ver el camino a seguir.

   Si su pronóstico es malo, puede ser el momento de hablar de un tratamiento de menor intensidad para su diabetes. Esto no es lo mismo que dejar de tomar todos los medicamentos y, en esencia, rendirse.

   También es diferente de mantener un control intensivo de la glucosa con el objetivo de reducir las complicaciones relacionadas con la diabetes. Es necesario desarrollar un plan que le permita controlar su diabetes sin complicar su autocuidado del cáncer. Para esta paciente, tiene sentido revaluar sus objetivos específicos de tratamiento.

Se le puede sugerir que no utilice su hemoglobina A_{1c} para guiar su régimen de diabetes, ya que puede perder precisión durante su enfermedad. Un aspecto fundamental de la atención en este momento es minimizar su riesgo de hipoglucemia, ya que esto supone una amenaza mayor que las posibles complicaciones a largo plazo de la diabetes.

En consecuencia, la atención inicial debe centrarse en la hiperglucemia moderada permisiva. Dado que muchos fármacos quimioterapéuticos pueden afectar la glucosa, es imperativo que el médico se ponga en contacto con el oncólogo que la trata para determinar qué regímenes de medicación o uso de corticoesteroides están previstos, de modo que se puedan realizar ajustes en el tratamiento.

2. En primer lugar, debe suspenderse inmediatamente la administración de glimepirida. El uso de una sulfonilurea con una ingesta calórica insuficiente expone a la paciente a un riesgo significativo de complicaciones relacionadas con la hipoglucemia, incluida la muerte.

En segundo lugar, es probable que sea prudente suspender la metformina. Además, debido a los efectos secundarios digestivos inducidos por la quimioterapia, podría sufrir una contracción del volumen, lo que la expondría a un mayor riesgo de acidosis láctica relacionada con la metformina, que también puede poner en peligro su vida.

En tercer lugar, aunque la semaglutida es un tratamiento sencillo y eficaz para su DM2, la supresión del apetito es un efecto habitual de los GLP-1RA. Este medicamento puede ayudar a controlar su glucemia, pero también puede comprometer su estado nutricional.

Un objetivo de glucosa razonable para esta paciente es mantener los valores de glucosa entre 120 mg/dL y 200 mg/dL. Mantener su glucemia en este rango ayudará a prevenir la pérdida de peso catabólica, la deshidratación por la diuresis inducida por la hiperglucemia y minimizará su riesgo de infección.

Una opción de tratamiento razonable para esta paciente es suspender todos los medicamentos actuales para la diabetes y utilizar una combinación de insulina basal diaria con insulina de corrección según sea necesario en función de su valor de glucosa y su apetito. Su dosis de insulina basal se basaría en el peso, entre 0.2 U/kg y 0.3 U/kg. La insulina de corrección de acción corta es importante para las comidas y para tratar cualquier episodio de hiperglucemia grave que pueda producirse. Este abordaje le permitiría controlar su diabetes con un riesgo y un esfuerzo mínimos.

3. Puede que sea demasiado pronto para hacer un plan a largo plazo. El papel del médico ahora es asegurar a la paciente que sigue siendo su aliado y que la apoyará durante todo su tratamiento contra el cáncer.

Se le puede informar de que se colaborará con su equipo de oncología y se le proporcionarán recomendaciones de tratamiento que controlen su diabetes sin complicar su autocuidado oncológico. Una vez que se conozca su respuesta al tratamiento y se determine su pronóstico a largo plazo, se podrá elaborar un plan más específico.

Resumen del caso y conclusiones

Aunque la diabetes es una enfermedad crónica y progresiva grave, no siempre es el problema de salud más urgente en ese momento. Cuando surjan otras enfermedades graves, hay que informar al paciente de que, en este caso, por ejemplo, el cáncer es la prioridad y su médico adaptará el tratamiento de la diabetes a las necesidades del tratamiento del cáncer.

Hay que tener en cuenta que esto es muy diferente a no tratar la diabetes en absoluto. De nuevo, la habilidad que necesita el clínico es la cantidad adecuada de tratamiento para un momento específico y un conjunto concreto de condiciones. Un objetivo menos estricto y evitar medicamentos que agravarían los efectos secundarios de otros tratamientos puede ser, de hecho, el mejor curso de acción.

Referencias bibliográficas

1. ADA SOC. *Glycemic Management of Older Adults.* 2022. https://diabetesjournals.org/care/article/45/Supplement_1/S195/138920/13-Older-Adults-Standards-of-Medical-Care-in?searchresult=1

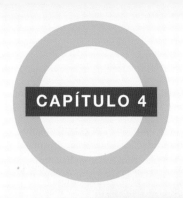

CAPÍTULO 4

Guía de tratamientos de la diabetes

Introducción

Son muchos los tratamientos para la diabetes de tipo 2, incluidas 13 clases de medicamentos. Aunque esto puede ser estupendo en términos de opciones para individualizar el tratamiento, a menudo, resulta abrumador para el paciente y el médico. En realidad, es difícil tener un conocimiento profundo y práctico de todos los medicamentos disponibles para tratar la diabetes. Con independencia del tipo de diabetes y de la duración de la enfermedad, el cambio terapéutico del estilo de vida es fundamental para su tratamiento. En el caso de la diabetes de tipo 2, la mayoría de las personas empezarán con metformina y cambios en el estilo de vida como tratamiento inicial. La Asociación Americana de Diabetes (ADA) recomienda ahora tratamientos específicos para la diabetes de tipo 2, aparte de la HbA$_{1c}$, en personas con enfermedad cardiovascular ateroesclerótica (ECVA), insuficiencia cardíaca (IC) y enfermedad renal crónica (ERC). Los siguientes casos ofrecen ejemplos y situaciones para el mejor aprovechamiento de cada tratamiento.

Caso 1. Cambio terapéutico del estilo de vida

«No quiero tomar ningún medicamento»

Una mujer asiática de 36 años acude a su control físico anual. Se encontraba bien y no tenía quejas. Negó haber recibido nuevos diagnósticos, visitas a urgencias, hospitalizaciones o medicación. Había sido un año difícil para ella debido a la pandemia de la COVID-19, relacionado con su trabajo como enfermera en la UCI pediátrica y el hecho de tener que coordinar la escolarización en casa de sus dos hijos.

Hace unos 4 años, sus análisis de sangre mostraron que tenía prediabetes, y esto la asustó mucho. En aquel momento hizo cambios en su rutina diaria para volver a una concentración normal de glucosa. Empezó a hacer más ejercicio y redujo la cantidad de almidón de su alimentación. Se esforzaba por mantenerse sana porque tanto su madre como su hermana tomaban medicamentos para la diabetes. Quería hacer todo lo posible para evitar contraerla ella misma. Sin embargo, debido a la pandemia de la COVID-19, no había podido ir al gimnasio y no había sido tan cuidadosa con su alimentación, por lo que había ganado algo de peso.

Se le hicieron los análisis antes de esta visita.

Antecedentes médicos: dislipidemia (6 años).

Medicamentos: ninguno y ningún suplemento ni vitamina de venta libre.

Alergias: ninguna.

Antecedentes médicos familiares: madre y hermana con diabetes de tipo 2; padre con dislipidemia y enfermedad coronaria; sin antecedentes personales ni familiares de enfermedades autoinmunitarias.

Antecedentes sociales: no consume tabaco, alcohol ni drogas recreativas; vive con su cónyuge; camina 30 min todos los días durante la pausa para comer en el trabajo; sigue una alimentación bastante tradicional del norte de China.

Exploración física: altura 1.68 m, peso 69 kg, IMC 24.5, temperatura 98.2, pulsaciones 78, respiraciones 12, PA 112/70 (ha ganado 2.7 kg desde el año pasado).

General: sin preocupaciones.

Cabeza, ojos, oídos, nariz y garganta: normales, incluido examen de tiroides.

Examen CV: normal.

Examen respiratorio: normal.

Por lo demás: examen normal.

Pruebas de laboratorio: no en ayunas (90 min después de comer).

Perfil metabólico completo	Valor	Intervalo de referencia
Sodio	141	136-145 mmol/L
Potasio, suero	4.2	3.5-5.3 mmol/L
Cloruro, suero	99	98-110 mmol/L
Dióxido de carbono (CO_2)	26	19-30 mmol/L
Nitrógeno ureico en sangre (BUN)	15	7-25 mg/dL
Creatinina, suero	0.64	0.5-1.10 mg/dL
TFGe	98	>60 mL/min/1.73 m²
Glucosa, suero	185	65-99 mg/dL
Calcio, suero	9.9	8.6-10.2 mg/dL

TFGe, tasa de filtración glomerular estimada.

Perfil lipídico	Valor	Intervalo de referencia
Colesterol total	158	125-200 mg/dL
Triglicéridos	154	<150 mg/dL
LDL (calculadas)	70	<130 mg/dL
Colesterol HDL	36	>40 mg/dL hombres; >50 mujeres
Colesterol no HDL	122	<130

HDL, lipoproteínas de alta densidad; LDL, lipoproteínas de baja densidad.

0p3.5	Valor	Intervalo de referencia
HbA_{1c}	6.8%	<5.7% (normal)
Relación albúmina/creatinina en orina (ACr)	22 mg/G	<30 mg/G

PREGUNTAS SOBRE EL CASO

1. ¿Tiene diabetes?
2. ¿Tiene sobrepeso?
3. ¿Por qué no disminuyó su hemoglobina A_{1c} a pesar de 2 semanas de modificación del estilo de vida?
4. ¿Cuál es la mejor prueba para diagnosticar su diabetes?
5. ¿Cuáles son las mejores intervenciones alimentarias para su diabetes?
6. ¿De qué recursos dispone para ayudarla?

RESPUESTAS Y EXPLICACIONES

1. Su HbA_{1c} está en intervalo de diabetes, pero su glucosa en ayunas está en intervalo de pre-diabetes. Aunque hay un fuerte indicio clínico de que tiene diabetes, lo mejor sería repetir

la HbA_{1c} para confirmar el diagnóstico. Se le aconseja que repita una de las siguientes pruebas: una HbA_{1c}, una prueba de tolerancia a la glucosa (PTG) o una prueba de glucosa en ayunas[1]. La repetición de la HbA_{1c} 2 semanas después da como resultado el 6.9 %. Esto es muy frustrante para ella, porque sentía que había tomado el control de su alimentación en las últimas 2 semanas.

Con dos lecturas de HbA_{1c} por encima del 6.5 %, se puede confirmar el diagnóstico de diabetes. Dados sus antecedentes familiares de diabetes de tipo 2 y su ausencia de enfermedades autoinmunitarias, la diabetes de tipo 2 es lo más probable. La diabetes monogénica también es una posibilidad, dados los fuertes antecedentes familiares de diabetes, pero no se esperaría ver dislipidemia diabética (triglicéridos altos, lipoproteínas de alta densidad [HDL, *high-density lipoproteins*] bajas) en la diabetes monogénica. Teniendo en cuenta todos estos factores, lo más probable es que padezca diabetes de tipo 2.

2. Las pruebas de los Centers for Disease Control and Prevention (CDC) y de la Organización Mundial de la Salud (OMS) ilustran que, en algunas poblaciones, pueden producirse anomalías metabólicas en individuos de bajo peso. En concreto, en las poblaciones asiáticas (chinos, japoneses, filipinos, indios, etc.), pueden producirse anomalías metabólicas con un IMC de 23 kg/m². En consecuencia, la OMS ha modificado la clasificación del IMC en función del peso en la población asiática[2].

IMC $\geq$ 23 kg/m²: sobrepeso.

IMC $\geq$ 27.5 kg/m²: obesidad.

3. Es importante aclarar esta cuestión con la paciente. La HbA_{1c} es una buena medida de la excursión de la glucosa a lo largo del tiempo. Sin embargo, es una medida de la glucosa cuando se adhiere a la molécula de hemoglobina de los eritrocitos. Aunque desde el punto de vista del paciente, se podría pensar que 2 semanas de cambios en el estilo de vida reducirían la A_{1c}, no es realista esperar cambios tan rápidos. Sus lecturas actuales de 6.8 % y 6.9 % son, en esencia, las mismas dada la especificidad del examen.

4. Como se mencionó en el capítulo 1, hay cuatro formas diferentes de diagnosticar la diabetes[1,3]. Puede diagnosticarse con base en una glucosa elevada en ayunas, una HbA_{1c} elevada, con una prueba de tolerancia a la glucosa (PTT) anómala, o en la observación de hiperglucemia significativa y síntomas catabólicos típicos (poliuria, polidipsia, polifagia y pérdida de peso) de la diabetes. Dado que no hay una única forma óptima de diagnosticar la diabetes, merece la pena analizar la sensibilidad y la especificidad de cada método diagnóstico.[4]

Durante años, la prueba de tolerancia oral a la glucosa (PTOG) ha sido el método de referencia para el diagnóstico de la diabetes[1,3]. Ha sido la prueba más sensible para

TABLA 4-1 Intervalos de glucosa para la prediabetes y la diabetes *mellitus*		
Glucosa en ayunas < 100 mg/dL	Deterioro de la glucosa en ayunas $\geq$ 100-125 mg/dL	Glucosa en ayunas $\geq$ 126 mg/dL
Glucosa 2 h posprandial < 140 mg/dL	Alteración de la tolerancia a la glucosa Glucosa posprandial a las 2 h $\geq$ 140-199 mg/dL	2 h glucosa posprandial $\geq$ 200 mg GP aleatoria $\geq$ 200 + síntomas
A_{1c} < 5.7 %	5.7-6.4 %	$\geq$ 6.5 %

GP, glucosa en plasma.

identificar anomalías de la glucosa (87.2 % de sensibilidad y 77.7 % de especificidad), pero no tiene una buena reproducibilidad y se ha demostrado que sobrestima la incidencia de la diabetes. Además, es difícil conseguir que la gente complete una PTOG debido al tiempo que lleva y a los síntomas que puede inducir. El diagnóstico mediante glucosa en ayunas es menos sensible (el 70 % de sensibilidad y el 86.7 % de especificidad), pero la presencia de hiperglucemia en ayunas se correlaciona bien con la hiperglucemia crónica[3].

El diagnóstico mediante HbA_{1c} es sensible y específico (sensibilidad del 87.1 % y especificidad del 85.6 %) y se correlaciona bien con las complicaciones relacionadas con la diabetes[3]. Además, no requiere que el paciente esté en ayunas. Sin embargo, la HbA_{1c} depende de que el paciente tenga una hemoglobina normal y estable. Si un paciente tiene anemia, una hemoglobinopatía o ha perdido, donado o recibido sangre recientemente, la HbA_{1c} será inexacta para diagnosticar o monitorizar el control de la glucosa[3]. Por último, una cantidad relativa de evidencia confirma que hay diferencias étnicas en las concentraciones de HbA_{1c} con las mismas concentraciones glucémicas[5]. Por último, algunos investigadores han propuesto combinar la glucosa en ayunas y la HbA_{1c} como detección sistemática combinada, ya que es tan sensible como la PTOG y se reproduce con más facilidad[3].

Aunque hay menos datos de apoyo, hay datos de que las mismas pruebas y umbrales pueden utilizarse para diagnosticar la diabetes en niños y adolescentes[6] (tabla 4-2).

Nota. Los valores predictivos positivos dependen, en gran medida, de la prevalencia de la enfermedad en la población, mientras que la sensibilidad y la especificidad no varían en función de la prevalencia de la enfermedad en la población. Esto explica los valores más bajos de los valores predictivos positivos.

Como ya se ha mencionado, hay pruebas fehacientes de que la diabetes puede prevenirse con intervenciones sobre el estilo de vida[7,8]. Sin embargo, los datos son menos concluyentes sobre el uso de intervenciones en el estilo de vida para el tratamiento y la remisión de la diabetes de tipo 2[9-12].

La ADA proporcionó directrices actualizadas para el apoyo nutricional en el manejo de la diabetes en 2019[13]. Este documento describió varios componentes centrales de la atención. Identificó el tratamiento médico nutricional (TMN) como el abordaje basado en la evidencia proporcionado por un nutricionista. También estableció que todos los pacientes con diabetes deben recibir tratamiento nutricional, definido como el abordaje a través de la modificación de la ingesta de nutrientes o alimentos integrales.

Se ha demostrado que el TMN reduce la HbA_{1c} hasta el 2.0 % en pacientes con diabetes de tipo 2 y el 1.9 % en aquellos con diabetes de tipo 1[14]. En cuanto a las recomendaciones de nutrientes, la evidencia sugiere que no hay un porcentaje ideal de calorías procedentes de carbohidratos, proteínas y grasas para todas las personas con diabetes o en riesgo de

TABLA 4-2 Sensibilidad y especificidad de las pruebas actuales para la hiperglucemia

$HbA_{1c} > 6.5 \%$	87.1	85.6	8.7
Glucosa en ayunas > 126 mg/dL	70	86.7	6.6
Glucosa a las 2 h (posprandial) > 200 mg/dL	87.2	77.7	4.8

padecerla; por tanto, la distribución de macronutrientes debe basarse en una evaluación personalizada de los patrones alimentarios actuales, las preferencias y los objetivos metabólicos[13]. Para ser eficaz, el TMN también debe estar muy adaptado a las normas culturales y familiares del paciente, funcionar dentro de los medios y las preferencias del paciente y adaptarse al grado de habilidad del paciente individual en cuanto a conductas de autocontrol de la diabetes[13].

Un único plan de tratamiento nutricional para toda la diabetes puede parecer «demasiado genérico». Hay una serie de factores que deben tenerse en cuenta a la hora de ofrecer uno que ayude a personalizar el asesoramiento al paciente y sus necesidades:

1. ¿Qué tipo de diabetes tiene la persona?
2. ¿Qué papel desempeñan la alimentación y la nutrición en la cultura y la religión de la persona?
3. ¿Cuál es la situación vital del paciente?
4. ¿De qué recursos económicos y alimentarios dispone el paciente?
5. ¿Con quién come y quién prepara la comida?
6. ¿Hay otros problemas médicos que complicarían las recomendaciones (p. ej., insuficiencia cardíaca, ECVA, trastornos de la alimentación) para esta persona?

Un plan alimentario que, en principio, puede parecer sencillo puede resultar desalentador cuando se tienen en cuenta estos factores. La verdadera complejidad de las propias prácticas alimentarias es una de las muchas razones por las que las personas con diabetes se benefician de un programa de educación y apoyo para el autocontrol de la diabetes (DSMES, *diabetes self-management education and support*). Esta formación integral con el paciente (y, a menudo, también con sus familiares) requiere tiempo, atención y conocimientos profundos. Por desgracia, los médicos de atención primaria suelen carecer del tiempo y los recursos necesarios para proporcionar de manera adecuada este nivel de apoyo. Una recomendación firme de buscar la orientación de un nutricionista o de un especialista en atención y educación diabética puede ayudar al paciente a obtener la ayuda personalizada que necesita para controlar su diabetes con eficacia.

Los objetivos de la tratamiento nutricional se ofrecen en la tabla 4-3.

Entre los puntos fundamentales específicos de la enseñanza del TMN se incluyen los siguientes:

1. Evaluar las normas culturales y familiares del paciente antes de aconsejar planes de alimentación. Trabajar con el tipo de alimentación heredado del paciente puede ayudar al manejo más eficaz de las enfermedades metabólicas crónicas.
2. Se desconoce la cantidad ideal de carbohidratos. Los 130 g/día de carbohidratos necesarios para la función cerebral pueden proceder de la alimentación, pero también pueden producirse a partir de los procesos fisiológicos normales del organismo. Por tanto, la idea anterior de que este era el número mínimo de carbohidratos necesarios en la alimentación ya no es válida. Es probable que las dietas bajas en carbohidratos sean beneficiosas para la mayoría de las personas con diabetes de tipo 2.
3. La calidad de los carbohidratos es importante y puede influir de manera considerable en las variaciones glucémicas. Deben fomentarse las fuentes de alimentos integrales, ya que así también aumentará el contenido en fibra.
4. El contenido en fibra es útil no solo para el control de la glucosa, sino que la ingesta de fibra también se ha asociado a una reducción de la mortalidad. Se deben consumir un mínimo de 14 g de fibra por cada 1 000 kcal ingeridas.

TABLA 4-3 Declaración de consenso de la American Diabetes Association (ADA) de 2019: Objetivos del tratamiento nutricional

1. Promover y apoyar patrones de alimentación saludables, haciendo hincapié en una variedad de alimentos ricos en nutrientes en porciones de tamaño adecuado, con el fin de mejorar la salud en general y de manera específica para:
   a. Mejorar las concentraciones de A_{1c}, presión arterial y colesterol (los objetivos varían en función de la edad, la duración de la diabetes, los antecedentes de salud y otras condiciones de salud presentes)
2. Para más recomendaciones sobre la individualización de los objetivos, se pueden consultar las *Normas de Atención Médica en Diabetes* de la ADA:
   a. Alcanzar y mantener los objetivos de peso corporal
   b. Retrasar o prevenir las complicaciones de la diabetes
   c. Abordar las necesidades nutricionales individuales en función de las preferencias personales y culturales, los conocimientos básicos sobre salud y aritmética, el acceso a opciones alimentarias saludables, la voluntad y la capacidad de realizar cambios de comportamiento, así como los obstáculos al cambio
   d. Mantener el placer de comer proporcionando mensajes positivos sobre la elección de alimentos y limitando la elección de estos solo cuando lo indiquen pruebas científicas
   e. Proporcionar a la persona con diabetes herramientas prácticas para la planificación diaria de las comidas

5. Las grasas deben representar entre el 20 % y el 35 % de todas las calorías. Las grasas *trans* deben eliminarse y las saturadas, limitarse.

6. El aumento de las calorías proteicas puede mejorar la pérdida de peso, pero debe centrarse en fuentes vegetales siempre que sea posible. La restricción de proteínas en personas con ERC ya no se recomienda para la mayoría de los pacientes.

7. Los pacientes con ERC se beneficiarán del cambio a una dieta basada en plantas.

Resumen del caso y conclusiones

La diabetes de tipo 2 es una enfermedad metabólica crónica en la que influyen en gran medida las actividades cotidianas. Aunque la mayoría de las personas necesitarán medicación para tratar su diabetes, hay pruebas fehacientes de que las actividades relacionadas con el estilo de vida pueden desempeñar un papel importante en la prevención y el control de la enfermedad. Por ello, es importante que los médicos conozcan los programas que han tenido más éxito y que sepan cómo ayudar al paciente a participar en ellos. La mayoría de los médicos contratan a un equipo para que les ayude con la educación, que incluye a un especialista certificado en educación y atención diabética y a un nutricionista. Asimismo, es importante el hecho de que cualquier cambio en el estilo de vida tiene que ser un cambio para toda la vida, por lo que también es fundamental incorporar métodos para mantener estos cambios.

Referencias bibliográficas

1. American Diabetes Association. Standards of Medical Care 2022. Classification and Diagnosis and of Diabetes. 2022. https://diabetesjournals.org/care/article/45/Supplement_1/S17/138925/2-Classification-and-Diagnosis-of-Diabetes
2. WHO Expert Consultation. Appropriate body-mass index for Asian populations and its implications for policy and intervention strategies. *Lancet*. 2004;363(9403):157-163. Erratum in: *Lancet*. 2004;363(9412):902. doi:10.1016/S0140-6736(03)15268-3

3. Barr RG, Nathan DM, Meigs JB, Singer DE. Tests of glycemia for the diagnosis of type 2 diabetes mellitus. *Ann Intern Med.* 2002;137(4):263-272. doi:10.7326/0003-4819-137-4-200208200-00011

4. Colagiuri S, Lee CMY, Wong TY, Balkau B, Shaw JE, Borch-Johnsen K; DETECT-2 Collaboration Writing Group. Glycemic thresholds for diabetes-specific retinopathy: implications for diagnostic criteria for diabetes. *Diabetes Care.* 2011;34(1):145-150.

5. Wolffenbuttel BHR, Herman WH, Gross JL, Dharmalingam M, Jiang HH, Hardin DS. Ethnic differences in glycemic markers in patients with type 2 diabetes. *Diabetes Care.* 2013;36(10):2931-2936. doi:10.2337/dc12-2711

6. Vijayakumar P, Nelson RG, Hanson RL, Knowler WC, Sinha M. HbA_{1c} and the prediction of type 2 diabetes in children and adults. *Diabetes Care.* 2017;40(1):16-21. doi:10.2337/dc16-1358

7. The Diabetes Prevention Program (DPP) Research Group. Reduction in the incidence of type 2 diabetes with lifestyle intervention or metformin. *N Engl J Med.* 2002;346(6):393-403.

8. Eriksson J, Lindstrom J, Valle T, et al. Prevention of Type II diabetes in subjects with impaired glucose tolerance: the Diabetes Prevention Study (DPS) in Finland. Study design and 1-year interim report on the feasibility of the lifestyle intervention programme. *Diabetologia.* 1999;42(7):793-801.

9. Pan XR, Li GW, Hu YH, et al. Effects of diet and exercise in preventing NIDDM in people with impaired glucose tolerance: the Da Qing IGT and diabetes study. *Diabetes Care.* 1997;20(4):537-544.

10. Look AHEAD Research Group; Pi-Sunyer X, Blackburn G, Brancati FL, et al. Reduction in weight and cardiovascular disease risk factors in individuals with type 2 diabetes: one-year results of the look AHEAD trial. *Diabetes Care.* 2007;30(6):1374-1383. doi:10.2337/dc07-0048

11. Lean MEJ, Leslie WS, Barnes AC, et al. Durability of a primary care-led weight-management intervention for remission of type 2 diabetes: 2-year results of the DiRECT open-label, cluster-randomised trial. *Lancet Diabetes Endocrinol.* 2019;7(5):344-355. ISSN 2213-8587 doi:10.1016/S2213-8587(19)30068-3.

12. Evert AB, Boucher JL, Cypress M, et al. Nutrition therapy recommendations for the management of adults with diabetes. *Diabetes Care.* 2013;36(11):3821-3842. doi:10.2337/dc13-2042_

13. Evert AB, Dennison M, Gardner CD, et al. Nutrition therapy for adults with diabetes or prediabetes: a consensus report. *Diabetes Care.* 2019;42(5):731-754. doi:10.2337/dci19-0014

14. Franz MJ, MacLeod J, Evert A, et al. Academy of Nutrition and Dietetics Nutrition practice guideline for type 1 and type 2 diabetes in adults: systematic review of evidence for medical nutrition therapy effectiveness and recommendations for integration into the nutrition care process. *J Acad Nutr Diet.* 2017;117(10):1659-1679.

Caso 2. Buenas prácticas en el tratamiento con metformina

«¿La metformina va a dañar mis riñones?»

Un hombre de 38 años solicita una segunda opinión sobre su diagnóstico de diabetes y recomendaciones para el tratamiento en caso necesario. Le diagnosticaron prediabetes hace 4 años en una feria de salud para empleados. En aquel momento, se le dio información sobre la pérdida de peso y el *Programa de Prevención de la Diabetes*. Sin embargo, debido a su apretada agenda, no pudo hacer ningún cambio importante en su alimentación y, de hecho, había ganado peso desde entonces. El año pasado se enteró de que sus valores de glucosa habían subido y estaban en el intervalo de diabetes. Con posterioridad, se le remitió a educación diabetológica y se le recetó metformina 1 000 mg dos veces al día. Era reacio a empezar a tomar la medicación porque tenía amigos que tenían «todo tipo de problemas» con esta medicación y su cuñado tuvo que dejarla porque «la metformina le hacía daño a los riñones».

Su objetivo para la visita de hoy es que le gustaría confirmar su diagnóstico y quiere saber si, de verdad, necesita tomar metformina. Su HbA_{1c} hace 1 año era del 6.8 %. No se ha controlado la glucosa. Aún no ha sido educado en diabetes.

Antecedentes médicos: diabetes *mellitus* de tipo 2 (1 año), hipertensión (1 año) y dislipidemia (4 años).

Medicamentos: metformina 1 000 mg dos veces al día (no la toma), enalapril 2.5 mg/día y pravastatina 40 mg/día (no la toma).

Alergias: ninguna.

Antecedentes familiares: todos los familiares directos padecen obesidad; el padre tiene colesterol alto y diabetes de tipo 2; la madre falleció de un derrame cerebral.

Antecedentes sociales: no consume tabaco, alcohol ni drogas recreativas; vive con su esposa y dos hijos de 3 y 5 años; trabaja en el departamento de instalaciones municipales; no realiza actividad física regular fuera del trabajo y aparte de jugar con sus hijos; no sigue ninguna dieta, pero su esposa dice que es quisquilloso; come bocadillos en la mayoría de las comidas.

Exploración física: altura 1.75 m, peso 90.7 kg, IMC 29.5, temperatura 36.5, pulsaciones 78, respiraciones 12, PA 132/78.

General: adulto con sobrepeso, sin preocupaciones.

Cabeza, ojos, oídos, nariz y garganta: normales, incluido examen de tiroides.

Examen CV: normal.

Examen respiratorio: normal.

Examen del pie diabético: pulsos normales, sin callosidades ni roturas cutáneas, sensibilidad normal al monofilamento.

Por lo demás: examen normal.

Pruebas de laboratorio en ayunas:

Perfil metabólico completo	Valor	Intervalo de referencia
Sodio	141	136-145 mmol/L
Potasio, suero	4.2	3.5-5.3 mmol/L
Cloruro, suero	99	98-110 mmol/L
Dióxido de carbono (CO_2)	26	19-30 mmol/L
Nitrógeno ureico en sangre (BUN)	15	7-25 mg/dL
Creatinina, suero	0.64	0.5-1.10 mg/dL
TFGe	98	> 60 mL/min/1.73 m^2
Glucosa, suero	185	65-99 mg/dL
Calcio, suero	9.9	8.6-10.2 mg/dL
Proteína, total	7.1	6.1-8.1 g/dL
Albúmina	4.3	3.6-4.1 g/dL
Globulina	2.8	1.9-3.7 g/dL
AST (SGOT)	50	10-35 U/L
ALT (SGPT)	56	6-29 U/L
Bilirrubina total	0.7	0.2-1.2 mg/dL

Perfil metabólico completo	Valor	Intervalo de referencia
Fosfatasa alcalina	100	33-115 U/L

ALT, alanina aminotransferasa; AST, aspartato aminotransferasa; SGOT, *serum glutamic oxalacetic transaminase* (transaminasa glutamicoxalacética sérica); SGPT, *serum glutamic pyruvic transaminase* (transaminasa glutamicopirúbica sérica); TFGe, tasa de filtración glomerular estimada.

Perfil lipídico	Valor	Intervalo de referencia
Colesterol total	268	125-200 mg/dL
Triglicéridos	244	<150 mg/dL
LDL (calculadas)	180	<130 mg/dL
Colesterol HDL	32	>40 mg/dL hombres; >50 mujeres
Colesterol no HDL	236	<130

HDL, lipoproteínas de alta densidad; LDL, lipoproteínas de baja densidad.

Otras pruebas de laboratorio	Valor	Intervalo de referencia
HbA$_{1c}$	8.8%	<5.7% (normal)
Relación albúmina/creatinina en orina (ACr)	108 mg/G	<30 mg/g

Hemograma	Valor	Intervalo de referencia
Recuento de leucocitos	8.8	3.8-10.8 mil/μL
Recuento de eritrocitos	4.8	3.8-5.10 millones/μL
Hemoglobina	14.3	12.6-17 g/dL
Hematócrito	48	37%-51%
VCM (volumen corpuscular medio)	91	80-100 fL
HCM (hemoglobina corpuscular media)	29.9	27-33 pg
MCHC (concentración corpuscular media de hemoglobina)	32.9	32-36 g/dL
ADE (ancho de distribución de eritrocitos)	12.7	1%-15%
Recuento de plaquetas	336	140-400 mil/μL

 PREGUNTAS SOBRE EL CASO

1. ¿Tiene diabetes? ¿Cómo puede confirmarse este diagnóstico?
2. ¿Necesita tomar metformina? En caso afirmativo, ¿cómo debe prescribirse a quien la toma por primera vez?
3. ¿Cuáles son las advertencias de la metformina? ¿La metformina daña los riñones?
4. ¿Qué otros tratamientos pueden recomendarse a este paciente?

 RESPUESTAS Y EXPLICACIONES

1. Por lo general, el diagnóstico de diabetes requiere dos pruebas separadas en el tiempo en una persona asintomática. Este paciente tenía una HbA$_{1c}$ hace 1 año del 6.8%. Su HbA$_{1c}$ actual es del 8.8% y su glucosa en ayunas actual es de 185 mg/dL. No se necesitan más pruebas para confirmar que este paciente tiene diabetes. Se le han realizado, al menos, tres pruebas que demuestran una glucosa anómala y las tres últimas pruebas estaban dentro

de los valores del intervalo de diabetes. Tiene diabetes de tipo 2 que ha progresado aún más durante este último año.

2. Este paciente tiene diabetes de tipo 2 y al menos una complicación relacionada con su diabetes. Hay que iniciar un régimen de tratamiento de menar inmediata para controlar sus concentraciones de azúcar en sangre y limitar futuras secuelas. Su hipertensión y su hiperlipidemia le sitúan en un alto riesgo de enfermedad renal y cardiovascular (ECV); la presencia de microalbuminuria es un predictor de peores resultados para ambos estados de enfermedad[1].

La metformina es el tratamiento más común iniciado para la diabetes de tipo 2, ya que suele ser segura, barata y no afecta al peso. El inicio de la metformina, además del cambio terapéutico del estilo de vida, es un primer paso común y razonable para el tratamiento en pacientes como este. Es probable, con base en su HbA_{1c} actual y en la presencia de microalbuminuria, que necesite medicación adicional; no obstante, la metformina debe formar parte del régimen. Los pacientes que empiezan a tomar metformina suelen experimentar efectos secundarios digestivos leves, como náusea y diarrea. Estos efectos pueden minimizarse comenzando con una dosis de 500 mg por la noche. Una vez que el paciente la tolere sin efectos secundarios, la dosis puede aumentarse a 500 mg dos veces al día (desayuno y cena). A continuación, puede aumentarse a 500 mg por la mañana y a 1 000 mg por la tarde, y después a 1 000 mg dos veces al día. Es importante mantener cada dosis hasta que el paciente la tolere sin efectos secundarios. Dado que la metformina será una medicación a largo plazo, tiene sentido tomarse tiempo para llegar a la dosis objetivo[2] para asegurar la tolerabilidad y mejorar el cumplimiento. Dado que la diabetes de tipo 2 es progresiva, debe hacerse todo lo posible para encontrar una dosis que este paciente pueda tolerar, de modo que la metformina pueda formar parte de su plan de tratamiento.

Una alternativa es utilizar metformina de liberación prolongada. Esta tiene menos efectos secundarios y puede administrarse una vez al día. Cuando se utiliza la formulación de liberación prolongada, se sigue el mismo método de ajuste de dosis. Cabe señalar que cerca del 18 % de las personas no tolerarán una dosis terapéutica de metformina y necesitarán otros regímenes de tratamiento.

3. La metformina tiene varias advertencias y precauciones. Algunas personas pueden desarrollar una insuficiencia de vitamina B_{12} y una neuropatía periférica relacionada con la metformina[3]. Dosis de metformina > 1 500 mg/día pueden reducir las concentraciones de vitamina B_{12} entre el 14 % y el 30 %. En la mayoría de las personas esto no conduce a una carencia clínica de vitamina B_{12}[4]. Sin embargo, se reconoce que el desarrollo de la insuficiencia de B_{12} está asociado de manera directa con duración del tratamiento con metformina[5]. Aunque no hay consenso en cuanto a la detección, toda persona que tome metformina a largo plazo debería someterse a pruebas periódicas de concentraciones de vitamina B_{12} y tomar suplementos de B_{12} si presenta una insuficiencia o si padece una neuropatía sensorial periférica sintomática.

La advertencia más grave sobre la metformina es el riesgo de acidosis láctica[6]. Esta advertencia se basa sobre todo en la aparición de acidosis láctica con otra biguanida, la fenformina, que se retiró del mercado de Estados Unidos en 1976[7]. Los datos que sugieren un mayor riesgo de acidosis láctica en pacientes con ERC tratados con metformina son limitados, y no se han realizado ensayos controlados aleatorizados para comprobar la seguridad de la metformina en pacientes con una función renal alterada de manera significativa[8].

Sin embargo, el riesgo de acidosis láctica puede prevenirse en la mayoría de las personas si se evita el uso de metformina en pacientes con insuficiencia renal aguda, ERC en estadios 4 y 5 o enfermedades que predispongan a una función renal reducida, como la cirrosis y la insuficiencia cardíaca. Es importante recordar que la dosis de metformina debe reducirse si la tasa de filtración glomerular estimada (TFGe) es inferior a 45 mL/min y debe suspenderse si la TFGe es < 30 mL/min[7]. La metformina también suele suspenderse antes de procedimientos electivos y durante las hospitalizaciones. Esto se debe a la preocupación por una reducción de la función renal (por la enfermedad o el procedimiento hospitalario) que puede dar lugar a la acumulación de concentraciones de metformina si no pueden ser eliminados por el riñón.

Los pacientes suelen malinterpretar las advertencias relativas al uso de metformina en presencia de enfermedad renal grave, creyendo que la metformina es la causa de la disfunción renal. Es importante que los pacientes sepan que la metformina no es la causa del problema, y no hay pruebas de que la metformina sea peligrosa para los riñones.

4. Hay muchas opciones para este paciente. En primer lugar, es muy importante hacerle saber que es importante que participe de forma activa en el control de su diabetes. Esto significa que hay que trabajar juntos para abordar los factores del estilo de vida que afectan a sus enfermedades crónicas, como la diabetes, la hipertensión, la dislipidemia y la albuminuria.

Según su actual perfil metabólico y análisis de orina, padece ERC en estadio G1A2. Esto indica una función renal normal, basada en su TFGe de 98 mL/min con presencia de proteinuria. A pesar de su TFGe normal, es importante reconocer que tiene mayor riesgo de desarrollar ERC progresiva y episodios cardiovasculares[10].

El algoritmo de tratamiento de la ADA de 2022 enumera los tratamientos específicos recomendados en función de las comorbilidades y las indicaciones imperiosas[9]. La presencia de albuminuria hace que el uso de un inhibidor del cotransportador de sodio y glucosa 2 (SGLT-2) sea una buena elección, con independencia de su HbA_{1c}, ya que esta clase de medicación ha demostrado beneficios en la protección renal. Se ha demostrado también que los inhibidores de SGLT-2 reducen la progresión de la insuficiencia renal diabética (tanto el descenso de la TFGe como el aumento de la albuminuria), así como el riesgo de insuficiencia renal terminal, muerte y muerte cardiovascular[11-13].

Este paciente también podría tomar un agonista del receptor del péptido 1 similar al glucagón (GLP-1RA). Esto trataría su hiperglucemia y reduciría su riesgo cardiovascular. Esta clase de fármacos tiene muchas fórmulas, entre las que se incluyen fármacos orales que se toman una vez al día, inyectables subcutáneos que se toman una o dos veces al día e inyectables subcutáneos que se toman una vez a la semana.

Estas variaciones permiten a los pacientes elegir la medicación en función de sus preferencias de cobertura y dosificación. La pérdida de peso es uno de los principales beneficios de esta clase de fármacos. Una revisión centrada en la atención primaria describe los beneficios adicionales de estos medicamentos[14].

Por último, hay un medicamento bastante nuevo que resulta útil para reducir la albuminuria en la enfermedad renal relacionada con la diabetes. Se ha demostrado que la finerenona, un agonista de los receptores mineralocorticoides, reduce la albuminuria en estos pacientes, además de los cuidados estándar ya descritos[15]. Además, la adición de finerenona al tratamiento estándar reducirá la progresión a ERC y los episodios cardiovasculares[16,17]. Este tratamiento se ha añadido a las recomendaciones de tratamiento de la ADA y la Kidney Foundation[9,18] (las directrices actualizadas sobre diabetes son de finales de 2022).

Resumen del caso y conclusiones

Aunque las opciones de tratamiento cambian con frecuencia, la metformina sigue siendo el tratamiento farmacológico inicial más común para la diabetes de tipo 2. La metformina puede ser un medicamento difícil de tolerar, así que hay que estar preparado con sugerencias para hacerlo más fácil. También es fundamental saber cuándo no debe utilizarse la metformina, así como los efectos adversos habituales, para poder abordarlos con eficacia.

Referencias bibliográficas

1. Chronic Kidney Disease Prognosis Consortium; Matsushita K, van der Velde M, Astor BC, et al. Association of estimated glomerular filtration rate and albuminuria with all-cause and cardiovascular mortality in general population cohorts: a collaborative meta-analysis. *Lancet*. 2010;375(9731):2073-2081. doi:10.1016/S0140-6736(10)60674-5

2. Young CF, Dugan J, Pfotenhauer K, Shubrook JH. Pharmacologic management of type 2 diabetes. Part 2. *Prim Care Rep*. 2016;22(11):129-139.

3. Kim J, Ahn CW, Fang S, Lee HS, Park JS. Association between metformin dose and vitamin B12 deficiency in patients with type 2 diabetes. *Medicine (Baltim)*. 2019;98(46):e17918. doi:10.1097/MD.0000000000017918

4. Ting RZW, Szeto CC, Chan MHM, Ma KK, Chow KM. Risk factors of vitamin B12 deficiency in patients receiving metformin. *Arch Intern Med*. 2006;166(18):1975-1979. doi:10.1001/archinte.166.18.1975

5. Aroda VR, Edelstein SL, Goldberg RB, et al; Diabetes Prevention Program Research Group. Long-term metformin use and vitamin B12 deficiency in the diabetes prevention program outcomes study. *J Clin Endocrinol Metab*. 2016;101(4):1754-1761. doi:10.1210/jc.2015-3754

6. Package insert Metformin. Accessed 2022. https://www.accessdata.fda.gov/drugsatfda_docs/label/2017/020357s037s039,021202s021s023lbl.pdf

7. Gan SC, Barr J, Arieff AI, Pearl RG. Biguanide-associated lactic acidosis: case report and review of the literature. *Arch Intern Med*. 1992;152(11):2333-2336.

8. Inzucchi SE, Lipska KJ, Mayo H, Bailey CJ, McGuire DK. Metformin in patients with type 2 diabetes and kidney disease: a systematic review. *JAMA*. 2014;312(24):2668-2675.

9. ADA Standards of Care for the person with diabetes. Chapter 9: Pharmacologic Approaches to Glycemic Control. 2022. https://diabetesjournals.org/care/article/45/Supplement_1/S125/138908/9-Pharmacologic-Approaches-to-Glycemic-Treatment

10. ADA Standards of Care for the person with diabetes. Chapter 11. Chronic kidney disease and risk management: standards of medical care in diabetes—2022. *Diabetes Care*. 2022;45(suppl 1):S175-S184. https://diabetesjournals.org/care/article/45/Supplement_1/S175/138914/11-Chronic-Kidney-Disease-and-Risk-Management

11. Heerspink HJL, Stefansson BV, Correa-Rotter R, et al. Dapagliflozin in patients with chronic kidney disease. *N Engl J Med*. 2020;383(15):1436-1446.

12. Boehringer Ingelheim. *Jardiance® (Empagliflozin) Phase III EMPA-KIDNEY Trial Will Stop Early Due to clear Positive Efficacy in People with Chronic Kidney Disease*; 2022. Accessed April 2022. https://www.boehringer-ingelheim.com/human-health/metabolic-diseases/early-stop-chronic-kidney-disease-trial-efficacy

13. McGuire DK, Shih WJ, Cosentino F, et al. Association of SGLT2 inhibitors with cardiovascular and kidney outcomes in patients with type 2 diabetes: a meta-analysis. *JAMA Cardiol*. 2021;6(2):148-158.

14. Gotfried R. How to use type 2 diabetes meds to lower CV disease risk. *J Fam Pract*. 2019;68(9):494;498;500;504.

15. Bakris GL, Agarwal R, Anker SD, et al; FIDELIO-DKD Investigators. Effect of finerenone on chronic kidney disease outcomes in type 2 diabetes. *N Engl J Med*. 2020;383(23):2219-2229. doi:10.1056/NEJMoa2025845

16. Pitt B, Filippatos G, Agarwal R, et al; FIGARO-DKD Investigators. Cardiovascular events with finerenone in kidney disease and type 2 diabetes. *N Engl J Med*. 2021;385(24):2252-2263. doi:10.1056/NEJMoa2110956

17. Agarwal R, Filippatos G, Pitt B, et al. Cardiovascular and kidney outcomes with finerenone in patients with type 2 diabetes and chronic kidney disease: the FIDELITY pooled analysis. *Eur Heart J*. 2022;43(6):474-484. doi:10.1093/eurheartj/ehab777

18. TKF Guidelines. Kidney International Practice Guidelines. KDIGO 2020 Clinical Practice Guidelines for Diabetes Management in Chronic Kidney Disease. Accessed December 28, 2022. https://www.kidney-international.org/article/S0085-2538(20)30718-3/fulltext

Caso 3. Cómo seleccionar un medicamento para la diabetes

«¿Es esta medicación adecuada para mí?»

Una mujer de 49 años acude a la consulta para discutir las opciones de tratamiento para su diabetes. Se la diagnosticaron hace 6 meses. Se enteró de que tenía diabetes en su revisión ginecológica anual.

Siempre ha sido propensa a las infecciones de las vías urinarias (IVU), y este año tenía frecuentes infecciones por hongos. En el momento del diagnóstico, recibió educación diabetológica y empezó a tomar metformina. No tiene problemas para tomarla, pero no está segura de lo que de verdad hace para ayudar a su diabetes. Ha visto anuncios sobre estos nuevos medicamentos para la diabetes y se pregunta si está siguiendo el tratamiento adecuado.

Antecedentes médicos: diabetes *mellitus* de tipo 2 (6 meses), dislipidemia (2 años), IVU recidivantes (10 años), infecciones recidivantes por levaduras (1 año).

Medicamentos: metformina 1 000 mg dos veces al día, simvastatina 40 mg/día (no la toma).

Alergias: ninguna.

Antecedentes familiares: el padre tiene colesterol alto y diabetes de tipo 2; la madre padece pancreatitis crónica y tuvo cáncer de útero.

Antecedentes sociales: no fuma, bebe una copa de vino dos veces por semana y no consume drogas recreativas. Vive con su cónyuge y tiene dos hijos adultos de 25 y 21 años. Trabaja en un bufete de abogados local como asistente jurídica. Hace poco se ha apuntado a un gimnasio al que acude de dos a tres veces por semana. Antes del diagnóstico, sus hábitos de alimentación consistían, en general, en comida rápida y congelada. Está intentando reducir los almidones y ha empezado a tomar refrescos *light*.

Exploración física: altura 1.70 m, 90.7 kg, IMC 31.3, temperatura 36.5, pulsaciones 78, respiraciones 12, PA 132/78.

General: adulto con sobrepeso, sin preocupaciones.

Cabeza, ojos, oídos, nariz y garganta: normales, incluido examen de tiroides.

Examen CV: normal.

Examen respiratorio: normal.

Examen del pie diabético: pulsos normales, sin callosidades ni roturas cutáneas, sensibilidad normal al monofilamento.

Por lo demás: examen normal.

Pruebas de laboratorio: HbA$_{1c}$ 7.9 %.

Los registros de glucosa son los siguientes.

Gráfico de registros de glucosa:

	Lunes	Martes	Miércoles	Jueves	Viernes	Sábado	Domingo
Antes del desayuno	136	145	158	124	156	112	143
Antes del almuerzo							
Antes de cenar		112	168		123		
Hora de dormir							
Notas			No estoy seguro de por qué estoy más alto		Hice lo mismo que el miércoles, pero la respuesta fue diferente		

 PREGUNTAS SOBRE EL CASO

1. ¿Cómo aconsejaría a esta paciente?
2. ¿Cómo distinguir los tratamientos de la diabetes?
3. ¿Cuáles son las mejores combinaciones de medicamentos?

RESPUESTAS Y EXPLICACIONES

1. Ayudar a los pacientes a controlar su diabetes puede ser todo un reto. Parte de esa tarea implica la selección de medicamentos. Los médicos pueden actuar como asesores utilizando su experiencia para ayudar a los pacientes a tomar decisiones informadas. El reto para el clínico es ayudar a los pacientes a seleccionar medicamentos que se ajusten tanto a las estrategias de tratamiento del clínico como a las prioridades del paciente.

   Animar al paciente a participar de forma activa en el tratamiento es una parte importante de su éxito. En este caso, puede y debe felicitarse a la paciente por interesarse por las opciones de medicación. Su deseo de comprender lo que hace la metformina para controlar su glucemia brinda a su médico una valiosa oportunidad de enseñanza. El escenario también le da la oportunidad de hacer preguntas de seguimiento, lo que, de manera ideal, le ayudaría a ser más eficaz en sus conductas de autocuidado.

   El médico de la paciente puede proporcionarle información valiosa sobre lo que puede esperar de los distintos medicamentos, incluida la reducción de la HbA$_{1c}$, la dosificación, los efectos secundarios y los efectos beneficiosos. Esto le ayudará a tomar una decisión informada sobre su plan de tratamiento. Aunque al principio pueda parecer abrumador tener que conocer todos estos detalles, este abordaje ayudará en última instancia a reforzar el vínculo entre la paciente y el médico. Ambos sienten una gran eficacia en los tratamientos cuando ven la respuesta esperada y sienten que el tratamiento tiene éxito.

Puntos a tratar al revisar la medicación con un paciente:

Acción farmacológica	Dosificación de fármacos	Efectos secundarios de los medicamentos
¿Cómo funciona?	¿Cómo se dosifica?	¿Cuáles son los efectos secundarios más frecuentes?
¿Cuál es el cambio esperado en la glucosa? (en ayunas, posprandial)	¿Con qué frecuencia se dosifica?	¿Cómo pueden mitigarse los efectos secundarios?
¿Cuáles son los efectos extraglucémicos?	¿Cuáles son las advertencias?	
	¿Cuáles son las contraindicaciones?	

2. El paso inicial para determinar el tratamiento más adecuado para cualquier paciente es revisar sus lecturas de glucosa y discutir cómo se comparan con los objetivos de tratamiento del médico. A continuación, hay que dividir las opciones de medicación en función del coste, los efectos sobre el peso, si pueden causar hipoglucemia y, por último, qué parámetro de glucosa (reducción de A_{1c}, glucosa en ayunas, glucosa posprandial) pueden esperar que cambie con cada medicación.

Se ha publicado una revisión de todos los medicamentos no insulínicos disponibles en la actualidad, sus efectos reductores de la glucosa, sus efectos secundarios y sus efectos no glucémicos[1-3]. Se resumen a continuación.

Metformina: este medicamento actúa regulando a la baja la gluconeogénesis en el hígado. Sus efectos son la disminución de la glucosa en ayunas. Es barato, no es probable que cause hipoglucemia y, para la mayoría de las personas, no afecta al peso.

La metformina tiene efectos secundarios frecuentes (malestar digestivo, náusea, eructos y diarrea) que, en la mayoría de los casos, desaparecen con el tiempo. Está disponible en comprimidos y en forma líquida. Se presenta en una formulación de liberación inmediata, que debe tomarse de dos a tres veces al día y en un comprimido de liberación prolongada, que se toma una vez al día. A menudo, se prefiere la forma de liberación prolongada debido a la facilidad de dosificación y a que tiene menos efectos secundarios digestivos.

Se ha descrito una asociación entre el uso de metformina ($\geq 1\,500$ mg/día) y la insuficiencia de vitamina B_{12}[4]. La metformina debe suspenderse en pacientes que enfermen de gravedad o que sean hospitalizados debido al riesgo de acidosis láctica mortal en potencia. La dosificación de la metformina depende de la función renal; la dosis debe reducirse (o no iniciarse) si la TFGe es inferior a 45 mL/min y debe suspenderse cuando la TFGe es inferior a 30 mL/min[5]. La metformina está contraindicada en personas que padecen o corren el riesgo de padecer acidosis láctica, cirrosis avanzada o insuficiencia cardíaca sintomática.

Sulfonilureas (SU): estos medicamentos estimulan el páncreas para que segregue más insulina. Este proceso es independiente de la glucosa, lo que significa que la potencia de una sulfonilurea no se ve influida por la glucosa actual. Son más eficaces al principio de la enfermedad, ya que afectan tanto la glucosa en ayunas como la de las comidas, pero pierden eficacia con el tiempo. Suelen administrarse de una a dos veces al día. Dado que su efecto es independiente de las elevaciones de glucosa, pueden causar hipoglucemia. Su principal ventaja es su bajo coste. Las sulfonilureas no son neutras en cuanto al peso; muchas personas experimentan un ligero aumento de peso con estos medicamentos. No se recomiendan en personas con alto riesgo de hipoglucemia, con enfermedad renal avanzada (la glipizida es la sulfonilurea preferida si hay ERC) o si el paciente no es consciente de la hipoglucemia. No hay pruebas de que las sulfonilureas reduzcan los principales efectos adversos relacionados con la diabetes.

Meglitinidas: las meglitinidas son similares a las sulfonilureas en el sentido de que aumentan la secreción pancreática de insulina, pero su duración de acción es mucho menor. Al igual que las sulfonilureas, su efecto depende de que el páncreas sea capaz de secretar insulina; de ahí que se utilicen al principio del tratamiento de la diabetes. Suelen utilizarse junto con las comidas, por lo que su efecto se limita a la glucosa de las comidas. Su ventaja frente a las sulfonilureas es que contribuyen menos a la hipoglucemia si se toman con las comidas. Algunas personas optan por utilizarlas solo en comidas ricas en carbohidratos. Son bastante económicas y tienen un perfil de efectos secundarios similar al de las sulfonilureas. No se recomiendan en personas con alto riesgo de hipoglucemia, enfermedad renal avanzada o si el paciente no es consciente de la hipoglucemia. No hay pruebas de que las meglitinidas reduzcan los principales episodios adversos relacionados con la diabetes.

Inhibidores de la dipeptidil peptidasa (DPP-4): los inhibidores de la DPP-4 son un buen comparador de las sulfonilureas/meglitinidas. Actúan bloqueando la acción de una enzima que destruye la hormona incretina. Las incretinas inhiben la liberación de glucagón, disminuyen la producción hepática de glucosa y aumentan la secreción de insulina de forma dependiente de la glucosa. Este importante detalle significa que no se asocian a hipoglucemia ni a aumento de peso. Son comprimidos que se toman una vez al día. Aunque son caros, su ventaja es que se encuentran entre los medicamentos mejor tolerados para la diabetes. No son tan eficaces como otros medicamentos para el control glucémico. Hay efectos secundarios poco frecuentes asociados a su uso, como dolor articular intenso, penfigoide ampolloso y una asociación con la pancreatitis. Dos de los inhibidores de la DPP-4 (saxagliptina y alogliptina) llevan advertencias de recuadro negro relativas a una mayor incidencia de hospitalización por insuficiencia cardíaca. La linagliptina es el único inhibidor de la DPP-4 que puede utilizarse en pacientes con insuficiencia renal. No se ha demostrado que esta clase de fármacos reduzca las complicaciones cardiovasculares o renales.

GLP-1RA: se trata de otra clase de medicamentos que afectan las concentraciones de incretina, como los inhibidores de la DPP-4. Sin embargo, presentan algunas diferencias clave. Los GLP-1RA modifican farmacológicamente las concentraciones de GLP-1, por lo que son más potentes que los inhibidores de la DPP-4 y también tienen más efectos secundarios. En concreto, tienen mayor efecto sobre la saciedad que los inhibidores de la DPP-4. En consecuencia, los GLP-1RA ayudan a perder peso. Todos los GLP-1RA menos uno se administran mediante inyección subcutánea. Son más eficaces que los inhibidores de la DPP-4, por lo que se producirán mayores reducciones de la glucosa en ayunas y posprandial, ya que aumentan la secreción de insulina dependiente de la glucosa, pero también reducen el glucagón. Sus efectos secundarios más frecuentes son náusea, distensión abdominal y diarrea. Esto puede minimizarse con un ajuste lento de la dosis. Estos medicamentos no son genéricos y son caros. Tienen advertencias sobre pancreatitis y cáncer medular de tiroides (se trata de un cáncer genético autosómico dominante que es muy raro). Los GLP-1RA no deben utilizarse en personas con antecedentes personales o familiares de cáncer medular de tiroides o neoplasia endocrina múltiple de tipo 2 (NEM-2). Han demostrado tener efectos extraglucémicos beneficiosos, como la reducción de los episodios cardiovasculares y de la progresión de la nefropatía. También se dispone de datos preliminares sobre la reducción de la progresión de la esteatohepatitis no alcohólica (EHNA) y pueden proporcionar cierta protección cognitiva.

GLP-1RA/GIP AR doble: se trata de un medicamento nuevo al cierre de esta edición. La tirzepatida es un agonista doble de los receptores GLP-1/GIP. Este medicamento se administra una vez por semana mediante inyección subcutánea. Es bioquímicamente más parecido al GIP, pero tiene efectos similares al GLP-1RA. Los pacientes presentan efectos secundarios digestivos y advertencias similares a los del GLP-1RA, pero la pérdida de peso es aún mayor. Hoy por hoy, no se conocen beneficios cardiovasculares ni extraglucémicos, y aún no hay seguridad a largo plazo. Se trata de un medicamento no genérico y caro.

Inhibidores de SGLT-2: esta clase de medicamentos actúa en los riñones reduciendo la reabsorción tubular renal de glucosa, lo que produce una reducción de la glucemia sin estimular la liberación de insulina. Los inhibidores de SGLT-2 también afectan la retroalimentación tubuloglomerular, lo que puede ser importante para sus efectos extraglucémicos. Esta clase de fármacos es única en el sentido de que no requieren un páncreas en funcionamiento normal para reducir la glucosa. Se administran una vez al día e influyen tanto en la glucosa en ayunas como en la posprandial, pero no son tan eficaces como los GLP-1RA en la reducción de la glucosa. No afectan el peso y no suelen provocar hipoglucemia en la mayoría de las personas. Sus efectos secundarios más frecuentes son las infecciones urinarias y las genitales por hongos. Su efecto reductor de la glucosa se ve afectado por la función renal y no debe confiarse en ellos para el control glucémico con una TFGe < 45 mL/min. Sin embargo, siguen proporcionando beneficios cardíacos y renales hasta una TFGe de 25 mL/min. Estos medicamentos son de marca y caros. Han demostrado tener efectos extraglucémicos como la reducción de los episodios cardiovasculares, de la progresión de la nefropatía y de las hospitalizaciones por insuficiencia cardíaca. Se ha aprobado el uso de determinados inhibidores de SGLT-2 en pacientes con insuficiencia cardíaca con independencia de que padezcan diabetes. Su uso para la protección renal y la insuficiencia cardíaca no está limitado por la función renal.

Inhibidores de la α-glucosidasa: retrasan la absorción de carbohidratos en el intestino delgado. Su mecanismo de acción consiste en inhibir de manera competitiva las enzimas que convierten los carbohidratos complejos no absorbibles en carbohidratos simples absorbibles. Son de acción corta y solo se toman con las comidas. Por tanto, su efecto se limita a las concentraciones de glucosa posprandiales. Sus efectos secundarios más frecuentes están relacionados con el bajo índice glucémico, como flatulencia y diarrea. Tienen un riesgo bastante bajo de hipoglucemia; sin embargo, debido a su mecanismo de acción, si una persona experimenta hipoglucemia con estos medicamentos, debe ser tratada con glucosa pura. Algunas personas los utilizan solo en comidas ricas en carbohidratos.

Tiazolidinedionas (TZD): las TZD son sensibilizadores a la insulina que actúan potenciando la acción de la insulina y aumentando su sensibilidad. Las TZD también promueven efectos hormonales que disminuyen la gluconeogénesis hepática y aumentan la captación de glucosa dependiente de la insulina en el músculo y la grasa. Se trata de comprimidos económicos que se toman una vez al día. Actúan de manera muy lenta, y tardan hasta 16 semanas en conseguir un efecto máximo de reducción de la glucosa. En especial, actúan sobre la glucosa en ayunas. Solo una TZD, la pioglitazona, está disponible en Estados Unidos sin excepciones especiales. Otra TZD dejó de utilizarse debido a su asociación con episodios cardiovasculares adversos. Esto llevó a la Food and Drug Administration (FDA) de Estados

Unidos a elaborar la *Guía para la industria* en 2008, en la que se exige que todos los futuros medicamentos antidiabéticos aporten pruebas de que no aumentan el riesgo cardiovascular. La pioglitazona puede causar aumento de peso y retención de líquidos y se ha asociado a una exacerbación de la insuficiencia cardíaca en función de la dosis. Las TZD se han asociado con un aumento de la pérdida ósea que origina fracturas óseas sin carga de peso. Es más probable que esto ocurra en mujeres. Se han realizado estudios contradictorios sobre el uso de TZD y el aumento del riesgo de cáncer de vejiga. Por este motivo, se recomienda utilizar la dosis eficaz más baja y limitar su uso a un máximo de 5 años. La pioglitazona también reduce los triglicéridos y se ha demostrado que previene la progresión de la EHNA.

Colesevelam: este medicamento se desarrolló para tratar la hipercolesterolemia, pero se descubrió que también reducía la glucosa. Aunque no se conoce del todo el mecanismo de su efecto glucémico, se cree que el colesevelam aumenta la secreción de insulina basada en la incretina, pero no afecta la gluconeogénesis[6]. Sus efectos secundarios están relacionados sobre todo con el tubo digestivo, e incluyen náusea, dolor abdominal, hinchazón, aumento de la flatulencia y estreñimiento o diarrea. Su precio es moderado. Este medicamento tiene la ventaja de reducir tanto la glucosa como el colesterol LDL (lipoproteínas de baja densidad).

Bromocriptina: se trata de un fármaco utilizado con menos frecuencia para el tratamiento de la diabetes. Es un medicamento nuevo que actúa a través de los centros del hambre para reducir la glucosa. Su efecto es leve, con una disminución media del 0.27 % de la HbA$_{1c}$. Es de marca y caro. La hipotensión de primera dosis es uno de los principales problemas de este medicamento.

Miméticos de la amilina: la pramlintida es un mimético de la amilina. Es un fármaco de la incretina que se administra mediante inyección subcutánea antes de cada comida. Replica la acción de la amilina, una hormona que se segrega de forma endógena con la insulina. Las personas con diabetes de tipo 1 tienen insuficiencia de amilina y las que tienen diabetes de tipo 2 son resistentes a la amilina. Cuando se administra de manera farmacológica, reduce la glucosa posprandial y la cantidad de insulina necesaria en esa comida. También se asocia a cierta pérdida de peso. Como incretina, tiene efectos secundarios digestivos similares, como náusea, pérdida de apetito y vómitos. También se asocia a valores más elevados de hipoglucemia cuando se administra con insulina.

3. A la hora de seleccionar tratamientos combinados para personas con diabetes de tipo 2, lo mejor es pensar en la fisiopatología de la enfermedad y seleccionar tratamientos que aborden diferentes aspectos de la fisiopatología.

Por ejemplo, una combinación muy utilizada es la metformina (que suprime la producción hepática de glucosa) y una sulfonilurea (que estimula el aumento de la liberación de insulina). Esta combinación podría modificarse cambiando la SU por un inhibidor de la DPP-4. El inhibidor de la DPP-4 se centrará en la glucosa posprandial. El inhibidor de la DPP-4 se centrará en la glucosa posprandial y no lleva asociado un aumento de peso ni un mayor riesgo de hipoglucemia.

Otra gran combinación es el uso de los GLP-1RA (actúan suprimiendo la secreción de glucagón y de insulina dependiente de la glucosa) y los inhibidores de SGLT-2 (modifican el umbral renal de excreción urinaria de glucosa). Estos dos fármacos reducen la glucosa en ayunas y posprandial sin aumentar de manera significativa la hipoglucemia. Esta combinación puede proporcionar una reducción significativa de A$_{1c}$ y pérdida de peso. Ambos son medicamentos de marca, por lo que habría que tener en cuenta el coste y la cobertura.

Resumen del caso y conclusiones

Hay muchas clases de medicamentos para tratar la diabetes. Aunque no todos se utilizan por igual, se recomienda un buen conocimiento práctico de los mismos para que el clínico pueda individualizar el tratamiento de los pacientes con diabetes de tipo 2 de la forma más eficaz. En general, a la hora de elegir un medicamento, hay que tener en cuenta lo siguiente: *(1)* qué valor de glucosa se intenta tratar (en ayunas o posprandial), *(2)* qué potencia se necesita, *(3)* cuál es el coste de este medicamento y *(4)* qué medicamentos se ajustan mejor a las preferencias del paciente.

Referencias bibliográficas

1. Kalyani RR. Glucose-lowering drugs to reduce cardiovascular risk in type 2 diabetes. *N Engl J Med.* 2021;384(13):1248-1260. doi:10.1056/NEJMcp2000280
2. Young CF, Dugan J, Pfotenhauer K, Shubrook JH. Pharmacologic management of type 2 diabetes. Part 1. *Prim Care Rep.* 2016;22(10):117-127.
3. Young CF, Dugan J, Pfotenhauer K, Shubrook JH. Pharmacologic management of type 2 diabetes. Part 2. *Prim Care Rep.* 2016;22(11)129-139.
4. Ting RZW, Szeto CC, Chan MHM, Ma KK, Chow KM. Risk factors of vitamin B12 deficiency in patients receiving metformin. *Arch Intern Med.* 2006;166(18):1975-1979. doi:10.1001/archinte.166.18.1975.
5. Metformin Package Insert: Approved 1995. Accesses December 28, 2022. https://www.accessdata.fda.gov/drugsatfda_docs/label/2017/020357s037s039,021202s021s023lbl.pdf
6. Beysen C, Murphy EJ, Deines K, et al. Effect of bile acid sequestrants on glucose metabolism, hepatic de novo lipogenesis, and cholesterol and bile acid kinetics in type 2 diabetes: a randomised controlled study. *Diabetologia.* 2012;55:432-442. doi:10.1007/s00125-011-2382-3

Caso 4. Efectos extraglucémicos de los medicamentos

«¿Quiere decir que esto trata todo mi cuerpo?»

Un hombre de 48 años con diabetes de tipo 2 desde hace 6 años acude a la consulta con preguntas sobre el control de su diabetes. Hace poco se enteró de que algunos medicamentos para la diabetes pueden reducir el riesgo de cardiopatía y nefropatía. Quiere saber si debería tomar uno de ellos, ya que se le diagnosticó diabetes por primera vez cuando sufrió un infarto de miocardio.

Antecedentes médicos: diabetes *mellitus* (DM) de tipo 2, hipertensión, ECVA e intervenido para colocación de endoprótesis coronaria *(stent)* circunfleja izquierda, dislipidemia.

Medicación: 1 000 mg v.o. de metformina dos veces al día, 25 mg/día de empagliflozina, 1.5 mg semanales de dulaglutida, lisinopril (40/día), 80 mg/día de atorvastatina, 12.5 mg de carvedilol dos veces al día, 325 mg/día de ácido acetilsalicílico (AAS).

Alergias: ninguna.

Antecedentes familiares: diabetes de tipo 2 en ambos progenitores, el padre murió a los 56 años de infarto de miocardio (IM), la madre vive a los 70, pero ha sufrido un accidente cerebrovascular (ACV).

Antecedentes sociales: no consume tabaco, alcohol ni drogas recreativas. Tiene un compañero de piso, pero está soltero y no tiene pareja. Trabaja como contable. Sigue una dieta mediterránea e intenta caminar, al menos, tres veces por semana.

Exploración física: 1.72 m, peso 89.8 kg, IMC 30, temperatura 36.7, pulsaciones 78, respiraciones 12, PA 102/68.

General: sin preocupaciones.

Cabeza, ojos, oídos, nariz y garganta: normales, incluido examen de tiroides.

Examen CV: frecuencia y ritmo regulares, pulsos periféricos presentes

Examen respiratorio: normal.

Examen del pie diabético: pulsos normales, sin callosidades ni roturas cutáneas, sensibilidad normal al monofilamento, sin edema.

Sus análisis son normales y su HbA_{1c} es del 6.6 %, estable desde hace alrededor de 1 año.

 PREGUNTAS SOBRE EL CASO

1. ¿Qué medicamentos para la diabetes tienen beneficios extraglucémicos?
2. ¿Qué medicamentos tienen indicaciones de la FDA distintas de la diabetes?
3. ¿Cómo cambiaría su plan de tratamiento?

 RESPUESTAS Y EXPLICACIONES

1. De manera tradicional, la principal preocupación de los médicos con respecto a los medicamentos para la diabetes era su efecto sobre el control de la glucemia. Ahora, hay pruebas de que muchos medicamentos para la diabetes pueden influir de manera positiva en otras condiciones de salud y prevenir ciertas complicaciones relacionadas con la diabetes. La American Association of Clinical Endocrinologists ha incluido una revisión de cada uno de los medicamentos para la diabetes como parte de su guía para el tratamiento de la hiperglucemia[1].

Clases de medicamentos que han demostrado reducir el peso:	iSGLT-2, GLP-1RA, pramlintida, GLP-1/GIP RA doble
Clases de medicamentos que reducen la presión arterial:	Inhibidor de SGLT-2, GLP-1RA
Clase de medicamentos que reducen el colesterol:	Colesevelam
Clases de medicamentos que han demostrado reducir los episodios coronarios:	Inhibidor de SGLT-2, GLP-1RA
Clases de medicamentos que han demostrado reducir la enfermedad cerebrovascular isquémica:	GLP-1RA, TZD
Clases de medicamentos que han demostrado reducir la progresión de la EHNA:	TZD, GLP-1RA (fig. 4-1)

EHNA, esteatohepatitis no alcohólica; GLP-1/GIP RA, péptido 1 similar al glucagón/polipéptido insulinotrópico dependiente de la glucosa; GLP-1RA, agonista del receptor del péptido 1 similar al glucagón; iSGLT-2, inhibidor del cotransportador de sodio y glucosa 2, TZD, tiazolidinediona.

2. A partir de 2008, la FDA exigió que todos los nuevos medicamentos para la diabetes no solo fueran eficaces para reducir la glucosa, sino que también demostraran en ensayos de resultados cardiovasculares que el fármaco no provocaba un aumento de los episodios vasculares[2]. Los resultados de estos ensayos mostraron beneficios adicionales más allá del

PERFILES DE LOS MEDICAMENTOS ANTIDIABÉTICOS

	METFORMINA	GLP1-RA	SGLT2	DPP4i	iAG	TZD (dosis moderada)	SU	GLN	COLESE-VELAM	BROMO-CRIPTINA	INSULINA	PRAMLINTIDA
HIPO	Neutral	Neutral	Neutral	Neutral	Neutral	Neutral	Moderada grave	Beneficio	Neutral	Neutral	Moderada a grave	Neutral
PESO	Ligera pérdida	Pérdida	Pérdida	Neutral	Neutral	Aumento	Aumento		Neutral	Neutral	Aumento	Pérdida
RENAL/ GASTROURINARIO	Contraindicada si TFGe <30 mL/min/1.73 m²	Exenatida No indicada CrCl <30 / Posible	No indicado para TFGe <45 mL/min/1.73 m²; Infecciones micóticas genitales; Posible beneficio para la ERC	Ajuste de dosis necesario (excepto linagliptina); Eficaz para reducir la albuminuria	Neutral	Neutral	Más riesgo de hipo		Neutral	Neutral	Más riesgo de hipo	Neutral
Síntomas digestivos	Moderados	Moderados	Neutral	Neutral	Moderado	Neutral	Neutral		Leves	Moderados	Neutral	Moderados
CARDÍACO — ICC	Neutral	V. #1	V. #2	V. #3	Neutral	Moderado	Neutral		Neutral	Neutral	ICC Riesgo	Neutral
ECVA	Neutral	Neutral	Neutral	Neutral	Neutral	Puede reducir el riesgo de ACV	Posible riesgo de ECVA		Beneficio	Seguro	Neutral	Neutral
HUESO	Neutral	Neutral	Neutral	Neutral	Neutral	Riesgo moderado de fractura	Neutral		Neutral	Neutral	Neutral	Neutral
CETOACIDOSIS	Neutral	Neutral	La CAD puede producirse en diversos contextos de estrés	Neutral	Neutral	Neutral	Neutral		Neutral	Neutral	Neutral	Neutral

■ Pocos efectos adversos o posibles beneficios
▨ Utilizar con precaución
■ Probabilidad de efectos adversos

1. Liraglutida: aprobada por la FDA para la prevención de MACE.
2. Empagliflozina: aprobada por la FDA para reducir la mortalidad cardiovascular. Canagliflozina: aprobada por la FDA para reducir los MACE.
3. Posible aumento de hospitalizaciones por insuficiencia cardiaca con alogliptina y saxagliptina.

FIGURA 4-1. Algoritmo de hiperglucemia de la AACE: perfiles de medicación antihiperglucémica. ACV, accidente cerebrovascular; CAD, cetoacidosis diabética; CrCl, aclaramiento de creatinina; ECVA, enfermedad cardiovascular ateroesclerótica; ERC, enfermedad renal crónica; GLP-1RA, agonista del receptor del péptido 1 similar al glucagón; iAG, inhibidores de la α-glucosidasa; ICC, insuficiencia cardiaca congestiva; iSGLT-2, inhibidores del cotransportador de sodio y glucosa 2; iDPP-4, inhibidores de la dipeptidil peptidasa; GLN, meglitinidas; SU, sulfonilureas; TFGe, tasa de filtración glomerular estimada; TZD, Tiazolidinedionas. (Utilizada con permiso de la AACE).

control de la glucosa y ningún exceso de riesgo cardiovascular. Los datos se describen a continuación, y hay excelentes revisiones sobre el tema[3-6].

Indicaciones no glucémicas de medicamentos antidiabéticos aprobadas por la FDA (2022):
Reducir el riesgo cardiovascular en personas con ECV establecida.
Reducir el riesgo cardiovascular en personas con factores de riesgo de ECVA.
Reducir el riesgo de hospitalización por insuficiencia cardíaca.
Reducir el riesgo de muerte cardiovascular en adultos con insuficiencia cardíaca.
Reducir el riesgo de enfermedad renal diabética (tablas 4-4 y 4-5).

3. Se trata de un paciente bastante joven con DM de tipo 2 bien controlada y ECV conocida. Según las directrices de la ADA y del American College of Cardiology (ACC), se beneficiaría de un régimen de tratamiento que redujera el riesgo cardiovascular futuro. Esta recomendación es independiente de su grado actual de glucemia. Los fármacos que deberían considerarse son los GLP-1RA (dulaglutida, liraglutida y semaglutida semanales) y los inhibidores de SGLT-2 (canagliflozina, empagliflozina) (tabla 4-6).

TABLA 4-4 GLP-1RA y efectos extraglucémicos

Medicación	Principales episodios cardiovasculares	Nefropatía	Insuficiencia cardíaca	Peso
Lixisenatida	Neutral			Disminución
Exenatida (bid)	No estudiado			Disminución
Liraglutida	Disminución	Disminución		Disminución
Exenatida semanal	Neutral			Disminución
Dulaglutida	Disminución	Disminución		Disminución
Semaglutida semanal	Disminución	Disminución		Disminución
Semaglutida oral	Neutral	No estudiado		Disminución

TABLA 4-5 Inhibidores de SGLT-2 y efectos extraglucémicos

Medicación	Principales episodios cardiovasculares	Nefropatía	Insuficiencia cardíaca	Peso
Canagliflozina	Disminución	Disminución	Disminución	Disminución
Dapagliflozina	Neutral	Disminución	Disminución	Disminución
Empagliflozina	Disminución	Disminución	Disminución	Disminución
Ertugliflozina	Neutral	Neutral	Disminución	Disminución

TABLA 4-6   Ensayos clínicos que demuestran el beneficio cardiovascular de los hipoglucemiantes en pacientes con diabetes de tipo 2[a]

Clase y fármaco con beneficio para la enfermedad cardiovascular (ECV) en poblaciones de estudio específicas	Ensayo clínico	Resultados primarios y secundarios con reducciones significativas del riesgo	
		Principales episodios cardiovasculares adversos[c]	Hospitalización por insuficiencia cardíaca
ECV establecida			
Agonistas del receptor GLP-1			
Liraglutida	*Liraglutide Effect and Action in Diabetes: Evaluation of Cardiovascular Outcome Results* (LEADER)[7]	Resultado primario[c]	
Semaglutida[d]	*Trial to Evaluate Cardiovascular and Other Long-term Outcomes With Semaglutide in Subjects With Type 2 Diabetes* (SUSTAIN-6)[8]	Resultado primario[c]	
Dulaglutida	*Researching Cardiovascular Events With a Weekly Incretin in Diabetes* (REWIND)[9]	Resultado primario[c]	
Inhibidores de SGLT-2			
Empagliflozina	*Empagliflozin Cardiovascular Outcome Event Trial in Type 2 Diabetes Mellitus Patients* (EMPA-REG)[10]	Resultado primario[c]	Resultado secundario
Canagliflozina	*Canagliflozin Cardiovascular Assessment Study* (CANVAS)[11]	Resultado primario[c]	Resultado secundario
Dapagliflozina	*Dapagliflozin Effect on Cardiovascular Events—Thrombolysis in Myocardial Infarction 58* (DECLARE-TIMI 58)[12]		Resultado primario[c,e]

TABLA 4-6 Ensayos clínicos que demuestran el beneficio cardiovascular de los hipoglucemiantes en pacientes con diabetes de tipo 2[a] _(Continuación)_

Clase y fármaco con beneficio para la enfermedad cardiovascular (ECV) en poblaciones de estudio específicas	Ensayo clínico	Resultados primarios y secundarios con reducciones significativas del riesgo	
		Principales episodios cardiovasculares adversos[c]	Hospitalización por insuficiencia cardíaca
Ertugliflozin α	_Evaluation of Ertugliflozin Efficacy and Safety Cardiovascular Outcomes Trial_ (VERTIS CV)[13]		Resultado secundario
Múltiples factores de riesgo de ECV			
Agonista del receptor de GLP-1, dulaglutida	_Researching Cardiovascular Events With a Weekly Incretin in Diabetes_ (REWIND)[9]	Resultado primario[c]	
Inhibidor de SGLT-2, dapagliflozina	_Dapagliflozin Effect on Cardiovascular Events–Thrombolysis in Myocardial Infarction 58_ (DECLARE-TIMI 58)[12]		Resultado primario[c,e]
Insuficiencia cardíaca con fracción de rechazo[f]			
Inhibidores de SGLT-2			
Dapagliflozina	_Dapagliflozin and Prevention of Adverse Outcomes in Heart Failure_ (DAPA-HF)[14,c]		Resultado primario[c,e]
Empagliflozina	_Empagliflozin Outcome Trial in Patients with Chronic Heart Failure and a Reduced Ejection Fraction_ (EMPEROR-Reduced)[15]		Resultado primario[e]
Enfermedad renal crónica albuminúrica[g]			
Inhibidores de SGLT-2			
Canagliflozina	_Canagliflozin and Renal Events in Diabetes with Established Nephropathy Clinical Evaluation_ (CREDENCE)[16]	Resultado secundario	Resultado secundario[c]

(continúa)

TABLA 4-6   Ensayos clínicos que demuestran el beneficio cardio-vascular de los hipoglucemiantes en pacientes con diabetes de tipo[a] (Continuación)

Clase y fármaco con beneficio para la enfermedad cardiovascular (ECV) en poblaciones de estudio específicas	Ensayo clínico	Resultados primarios y secundarios con reducciones significativas del riesgo	
		Principales episodios cardiovasculares adversos[c]	Hospitalización por insuficiencia cardíaca
Dapagliflozina	Dapagliflozin and Prevention of Adverse Outcomes in Chronic Kidney Disease (DAPA-CKD)[17]	Resultado secundario	Resultado secundario

Lo que encontrará en la tabla RR Kalyani, NEJM.

Utilizada con permiso de Kalyani RR. Glucose-lowering drugs to reduce cardiovascular risk in type 2 diabetes. *N Engl J Med (NEJM)*. 2021;384(13):1248-1260. Massachusetts Medical Society.

[a]Algunos fármacos son beneficiosos para reducir el riesgo de empeoramiento de la nefropatía como resultado secundario, pero solo se muestran beneficios cardiovasculares. GLP-1 significa péptido 1 similar al glucagón y SGLT-2, cotransportador de sodio y glucosa 2.

[b]Los principales episodios cardiovasculares adversos incluyeron infarto de miocardio no mortal, ictus no mortal y muerte por enfermedad cardiovascular (ECV).

[c]Estos fármacos tienen una indicación en la etiqueta de la Food and Drug Administration de Estados Unidos que indica una reducción de este resultado cardiovascular en la población específica de pacientes incluidos en la lista de diabetes de tipo 2.

[d]Solo la versión inyectable de semaglutida ha demostrado beneficios en la ECV.

[e]El resultado primario incluyó la hospitalización por insuficiencia cardíaca y muerte cardiovascular (y, en DAPA-HF [*Dapagliflozin and Prevention of Adverse Outcomes in Heart Failure*], una visita urgente por insuficiencia cardíaca).

[f]Se están realizando ensayos controlados con placebo sobre el uso de dapagliflozina (número de ClinicalTrials.gov, NCT03619213) y empagliflozina (número de ClinicalTrials.gov, NCT03057951) en el tratamiento de la insuficiencia cardíaca con fracción de eyección conservada.

[g]Se están realizando ensayos controlados con placebo sobre el uso de empagliflozina (Clinicaltrials.gov número, NCT03594110) y semaglutida (Clinicaltrials.gov número, NCT03819153) en pacientes con enfermedad renal crónica.

Resumen del caso y conclusiones

Es un momento apasionante para tratar a las personas con diabetes. Durante décadas, los médicos se limitaron a reducir las concentraciones de glucosa. Sin embargo, los estudios de investigación revelaron que el control de la glucosa puede reducir las complicaciones microvasculares (nefropatía, neuropatía, retinopatía). De hecho, los nuevos medicamentos para la diabetes pueden disminuir los episodios cardiovasculares y mejorar la ERC y la insuficiencia cardíaca. Las nuevas investigaciones muestran que algunos de los nuevos medicamentos pueden mejorar la EHNA e, incluso, la cognición. Hay que asegurarse de comunicar a los pacientes que los nuevos medicamentos pueden tener múltiples beneficios. El reto de mantenerse al día con los datos es constante. Recursos como los *Estándares de Atención* de la ADA para las personas con diabetes y los *Estándares Abreviados de Atención* para la atención primaria se publican cada año y son grandes recursos para el clínico ocupado.

Referencias bibliográficas

1. American Association of Clinical Endocrinologists (AACE). Comprehensive Type 2 Diabetes Management Algorithm (2020)—EXECUTIVE SUMMARY. 2019. Accessed December 28, 2022. https://pro.aace.com/pdfs/diabetes/AACE_2019_Diabetes_Algorithm_03.2021.pdf

2. Food and Drug Administration. *Guidance for Industry: Diabetes Mellitus—Evaluating Cardiovascular Risk in New Antidiabetic Therapies to Treat Type 2 Diabetes.* 2008. Accessed December 28, 2022. https://www.fda.gov/media/71297/download

3. Kalyani RR. Glucose-lowering drugs to reduce cardiovascular risk in type 2 diabetes. *N Engl J Med.* 2021;384(13):1248-1260. doi:10.1056/NEJMcp2000280

4. McGuire DK, Shih WJ, Cosentino F, et al. Association of SGLT2 inhibitors with cardiovascular and kidney outcomes in patients with type 2 diabetes: a meta-analysis. *JAMA Cardiol.* 2021;6(2):148-158.

5. Gotfried R. How to use type 2 diabetes meds to lower CV disease risk. *J Fam Pract.* 2019;68(9):494;498;500;504.

6. Young CF, Dugan J, Pfotenhauer K, Shubrook JH. Pharmacologic management of type 2 diabetes. Part 2. *Prim Care Rep.* 2016;22(10):117-127.

7. Marso SP, Daniels GH, Brown-Frandsen K, et al. Liraglutide and cardiovascular outcomes in type 2 diabetes. *N Engl J Med.* 2016;375:311-322.

8. Marso SP, Bain SC, Consoli A, et al. Semaglutide and cardiovascular outcomes in patients with type 2 diabetes. *N Engl J Med.* 2016;375:1834-1844.

9. Gerstein HC, Colhoun HM, Dagenais GR, et al. Dulaglutide and cardiovascular outcomes in type 2 diabetes (REWIND): a double-blind, randomised placebo-controlled trial. *Lancet.* 2019;394:121-130.

10. Zinman B, Wanner C, Lachin JM, et al. Empagliflozin, cardiovascular outcomes, and mortality in type 2 diabetes. *N Engl J Med.* 2015;373:2117-2128.

11. Neal B, Perkovic V, Mahaffey KW, et al. Canagliflozin and cardiovascular and renal events in type 2 diabetes. *N Engl J Med.* 2017;377:644-657.

12. Wiviott SD, Raz I, Bonaca MP, et al. Dapagliflozin and cardiovascular outcomes in type 2 diabetes. *N Engl J Med.* 2019;380:347-357.

13. Cannon CP, Pratley R, Dagogo-Jack S, et al. Cardiovascular outcomes with ertugliflozin in type 2 diabetes. *N Engl J Med.* 2020;383:1425-1435.

14. McMurray JJV, Solomon SD, Inzucchi SE, et al. Dapagliflozin in patients with heart failure and reduced ejection fraction. *N Engl J Med.* 2019;381:1995-2008.

15. Packer M, Anker SD, Butler J, et al. Cardiovascular and renal outcomes with empagliflozin in heart failure. *N Engl J Med.* 2020;383:1413-1424.

16. Perkovic V, Jardine MJ, Neal B, et al. Canagliflozin and renal outcomes in type 2 diabetes and nephropathy. *N Engl J Med.* 2019;380:2295-2306.

17. Heerspink HJL, Stefánsson BV, Correa-Rotter R, et al. Dapagliflozin in patients with chronic kidney disease. *N Engl J Med.* 2020;383:1436-1446.

Caso 5. Buenas prácticas en la administración de insulina

«¿Quiere decir que necesito insulina?»

Un hombre de 74 años acude a una revisión de su diabetes. Padece diabetes de tipo 2 desde hace 24 años. Se ha esforzado mucho por cuidarse, tanto en lo que se refiere a una buena alimentación como a mantenerse activo. Esto ha sido más difícil con los años. Ha desarrollado problemas en los pies y las rodillas, lo que ha modificado su grado de actividad. Ha sido muy diligente a la hora de controlar sus concentraciones de azúcar en sangre y antes utilizaba un monitor continuo de glucosa (MCG), que le había resultado muy útil. Le permitía ver cómo afectaban ciertos alimentos a su glucosa y hacer cambios. En el último año, ha tenido más problemas con su alimentación. Solía acudir a sus citas con regularidad, pero lleva 1 año sin hacerlo. Su mujer depende cada vez más de él y le resulta difícil salir de casa.

Antecedentes médicos: DM de tipo 2, hipertensión, hiperplasia prostática benigna, dislipidemia, artrosis de rodilla (osteoartritis [OA]).

Medicación: 1 000 de metformina mg dos veces al día, 25 mg/día de empagliflozina, 14 mg/día de semaglutida oral, acarbosa (25 mg tres veces al día antes de cada comida), lisinopril HCT (20/25 diarios), 80 mg/día de atorvastatina, 15 mg/día de meloxicam.

Alergias: erupción por sulfamidas.

Antecedentes familiares: no aportan información relevante.

Antecedentes sociales: no consume tabaco, alcohol ni drogas recreativas. Vive con su cónyuge desde hace 50 años. Solía salir más, pero es el cuidador a tiempo completo de su cónyuge, que padece demencia. Tiene dos hijos adultos y cuatro nietos a los que ve con regularidad.

Exploración física: altura 1.82 m, 91.6 kg, IMC 27.4, temperatura 36.7, pulsaciones 78, respiraciones 12, PA 112/70.

General: sin preocupaciones.

Cabeza, ojos, oídos, nariz y garganta: normales, incluido examen de tiroides.

Examen CV: soplo de eyección sistólica en la base del corazón paraesternal, frecuencia y ritmo regulares, pulsos periféricos presentes.

Examen respiratorio: normal.

Extremidades: sin edema, el examen del pie diabético revela pérdida de sensibilidad al tacto leve y a la vibración en varios dedos. Se observan juanetes y callosidades en la cara medial de ambas articulaciones metatarsofalángicas.

PERFIL GLUCÉMICO AMBULATORIO (PGA)

El PGA es un resumen de los valores de glucosa del período del informe, con la mediana (50 %) y otros percentiles mostrados como si ocurrieran en un solo día.

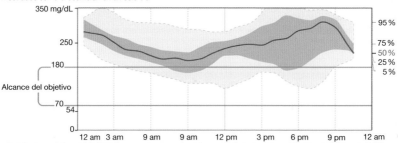

Pruebas de laboratorio:

Perfil metabólico completo	Valor	Intervalo de referencia
Sodio	141	136-145 mmol/L
Potasio, suero	3.8	3.5-5.3 mmol/L
Cloruro, suero	99	98-110 mmol/L
Dióxido de carbono (CO_2)	26	19-30 mmol/L

Perfil metabólico completo	Valor	Intervalo de referencia
Nitrógeno ureico en sangre (BUN)	15	7-25 mg/dL
Creatinina, suero	1.2	0.5-1.10 mg/dL
TFGe	78	>60 mL/min/1.73 m²
Glucosa, suero	182	65-99 mg/dL
Calcio, suero	9.9	8.6-10.2 mg/dL
Proteína, total	7.1	6.1-8.1 g/dL
Albúmina	4.3	3.6-4.1 g/dL
Globulina	2.8	1.9-3.7 g/dL
AST (SGOT)	20	10-35 U/L
ALT (SGPT)	22	6-29 U/L
Bilirrubina total	0.7	0.2-1.2 mg/dL
Fosfatasa alcalina	100	33-115 U/L

ALT, alanina aminotransferasa; AST, aspartato aminotransferasa; TFGe, tasa de filtración glomerular estimada; SGOT, transaminasa glutamicoxalacética sérica; SGPT, transaminasa glutamicopirúbica sérica.

Perfil lipídico	Valor	Intervalo de referencia
Colesterol total	130	125-200 mg/dL
Triglicéridos	154	<150 mg/dL
LDL (calculadas)	60	<130 mg/dL
Colesterol HDL	42	>40 mg/dL hombres; >50 mujeres
Colesterol no HDL	78	<130

HDL, lipoproteínas de alta densidad; LDL, lipoproteínas de baja densidad.

Otras pruebas de laboratorio	Valor	Intervalo de referencia
HbA$_{1c}$	10.2%	<5.7% (normal)
Relación albúmina/creatinina en orina (ACr)	88 mg/G	<30 mg/G

PREGUNTAS SOBRE EL CASO

1. ¿Es habitual que un paciente como este necesite insulina?
2. ¿Qué cambios en el estilo de vida pueden ser útiles?
3. ¿Qué medicamentos añadiría? ¿Le quitaría alguno de sus medicamentos actuales?
4. Si elige la insulina, ¿cómo la iniciaría y cómo ajustaría la dosis?

RESPUESTAS Y EXPLICACIONES

1. La diabetes de tipo 2 es una enfermedad progresiva que se caracteriza por la disminución de la función de las células β a lo largo del tiempo. Como se ha comentado, la función de las células β puede conservarse en algunas personas, pero la realidad es que la mayoría de los pacientes necesitarán insulina para controlar su diabetes después de unos 10 años. Como ejemplifica este caso, esto no debe verse como un fracaso en el control de la diabetes, sino más bien como

un problema común derivado de esta enfermedad crónica. De hecho, hay que felicitar a este paciente por haber controlado su diabetes durante 20 años sin necesidad de insulina. Celebrar las cosas que le han funcionado refuerza el valor de estas conductas de autocuidado para minimizar el impacto que la diabetes tiene en su salud.

Ahora toma cuatro medicamentos hipoglucemiantes y su A_{1c} es superior al 10 %. Es poco probable, incluso utilizando un objetivo relajado basado en la edad del 8 %, que lo consiga sin añadir insulina.

2. Ha tenido éxito con el cambio de estilo de vida en el pasado. Es importante ayudarle a volver a un plan de alimentación bajo en carbohidratos y encontrar la manera en la que pueda ser más activo físicamente sin dolor. Opciones como una bicicleta estática, hacer ejercicio en una piscina y un plan de alimentación, por ejemplo, a través de aplicaciones móviles, podrían ser de ayuda. Por supuesto, necesitará ayuda para compaginar el cuidado de su mujer con la búsqueda de tiempo para cuidar de sí mismo. También puede recurrir a un asistente sanitario a domicilio o a un centro de mayores que pueda proporcionarle un centro de día o incluso cuidados a tiempo completo para su mujer. También podría plantearse pedir ayuda a sus hijos.

3. Viendo que su A_{1c} está, al menos, el 2 % por encima del objetivo, a pesar de utilizar cuatro medicamentos antidiabéticos, la insulina es su mejor opción. Es uno de los fármacos más potentes y puede ayudarle a reducir el resto de su medicación. Es poco probable que la adición de otros medicamentos orales aporte grandes beneficios.

Al revisar la descarga de su MCG, parece estar hiperglucémico todo el tiempo y no tiene ninguna hipoglucemia. Disponer de los datos del MCG hace que esta decisión sea bastante sencilla. Con hiperglucemia persistente a lo largo del día, es prudente «arreglar primero el ayuno». Esto puede completarse con el uso de una insulina basal.

En términos de reducir su carga de medicación, hay un par de opciones. Puede optar por no reducir los medicamentos si la A_{1c} es superior al 10 % a menos que la persona está teniendo episodios de hipoglucemia. Sin embargo, la acarbosa es el fármaco que con menos probabilidad que proporcione mucho beneficio y lo toma tres veces al día, por lo que podría considerar la posibilidad de dejarlo. Una opción es suspender la metformina, sobre todo si consigue que su IMC sea inferior a 25 kg/m². Es una buena manera de fomentar el cambio de estilo de vida como sustituto de algunos medicamentos.

4. Una cantidad significativa de evidencia confirma que, con demasiada frecuencia, la insulina no se administra en la dosis adecuada ni se ajusta lo suficiente para que resulte beneficiosa[1]. De hecho, varios estudios han demostrado que solo una tercera parte de las personas que inician el tratamiento con insulina alcanzan el objetivo a los 3 meses[2,3]. Aquellos que no alcanzan el objetivo a los 3 meses tampoco es probable que lo alcancen al año[2]. Por tanto, es importante centrarse en alcanzar el objetivo en los primeros 3 meses tras el inicio de la insulina.

Errores clave que deben evitarse al iniciar la insulina basal:
1. No utilizar una dosis inicial adecuada.
2. No enseñar al paciente a ajustarse a un objetivo de glucosa en ayunas.
3. No tener citas de seguimiento tempranas.
4. No enseñar al paciente a inyectarse la insulina de manera correcta.

Para ayudarle a ganar confianza en el uso de la insulina, es importante elegir una dosis inicial que marque con claridad la diferencia en su glucosa en ayunas. La mejor forma de conseguirlo es utilizar una dosis basada en el peso. Empezar con entre 0.2 (U/kg)/día y 0.3 (U/kg)/día será seguro y eficaz en personas con diabetes de tipo 2.

Para este paciente, de 20 U/día a 30 U/día es una buena dosis inicial. Dado que las inyecciones son una habilidad nueva para él, es importante que se le enseñe a administrarse la insulina de forma segura. Esto puede hacerse durante la visita a la consulta, administrando la primera inyección en la consulta. Si esto no es posible, puede concertar una cita con un especialista en educación y atención diabética o con un farmacéutico que le enseñe a ponerse las inyecciones. Lo ideal sería utilizar una pluma de insulina, ya que para la mayoría de las personas es mucho más sencillo que utilizar viales y jeringuillas.

Cualquiera de las opciones de insulina basal es aceptable. Al principio, basta con una dosis diaria. Hay muchos enfoques para la automedicación y pueden ser igual de eficaces. La clave está en capacitar al paciente para que ajuste la dosis en casa. También es importante que el médico esté dispuesto a permitir que el paciente se autoajuste a la dosis.

Tres estrategias comunes de ajuste de insulina basal:
Estos regímenes se utilizan para ayudar al paciente a alcanzar un objetivo de glucosa en ayunas, por lo general de 120 mg/dL. Se indica al paciente que añada una cantidad específica a su dosis basal en un intervalo definido. También recibe instrucciones sobre cómo reducir la dosis en caso de que la glucemia en ayunas descienda demasiado.

1. Añadir 1 U a la dosis cada día.
2. Añadir de 3 U a 5 U dos veces por semana.
3. Añadir de 5 U 7 U una vez por semana.

Cada uno de estos algoritmos de ajuste de insulina se utiliza para uno de estos puntos de parada:
1. Se han alcanzado las concentraciones acordadas de glucosa en ayunas.
2. El paciente desarrolla hipoglucemia.
3. La dosis basal total ha alcanzado 0.5 (U/kg)/día.

Estos criterios de valoración son importantes, ya que ayudan a proteger al paciente de una dosificación excesiva y de la hipoglucemia.

La automedicación requiere que el paciente participe de forma activa en su atención médica. Para que tenga éxito, debe realizar un autocontrol y participar en la dosificación de la insulina. Al crear un plan de tratamiento en cuyo manejo participe el paciente, se contribuye a reforzar colaboración de este. El autocontrol también proporciona al paciente y a su médico un marco para establecer la agenda de la siguiente visita y evaluar los resultados.

También es un buen momento para informar al paciente de que en esa visita podría revisar la posibilidad de reducir o suspender algunos de sus otros medicamentos. Si este paciente estuviera tomando una sulfonilurea o meglitinida, estos serían los primeros medicamentos que deberían retirarse. No está tomando ninguna medicación que suela causar hipoglucemia, así que puede permitirse el lujo de revisar su medicación con él y decidir qué medicamentos prefiere dejar.

En su siguiente visita, menciona que, aunque la metformina le ha ayudado a controlar sus concentraciones de azúcar en sangre, ha descubierto que, incluso después de utilizarla durante muchos años, le sigue molestando el estómago. A menudo, debe comer para limitar el efecto secundario y, a veces, come solo para poder tomar la medicación. Teniendo en cuenta que el efecto de la metformina es, en especial, sobre la glucosa en ayunas, que es a lo que se dirige ahora su insulina basal, es razonable dejar de tomarla. Dado que modificará su alimentación para reducir la ingesta de carbohidratos, es probable que la acarbosa tenga menos impacto en el control de la glucosa posprandial. También puede suspenderla.

Introduciendo una única dosis de insulina basal, puede eliminar dos medicamentos orales y cinco pastillas al día. Una advertencia importante: hay que tener cuidado de no utilizar demasiada insulina basal. Se ha demostrado que las dosis superiores a 0.5 (U/kg)/día causan más problemas de hipoglucemia y aumento de peso sin un beneficio significativo en la reducción de la glucosa[4].

Resumen del caso y conclusiones

Empezar a administrarse insulina es algo muy importante para la mayoría de los pacientes. Disponer de directrices claras sobre cuándo la insulina es el tratamiento óptimo y esbozar lo que la insulina hará por el paciente puede facilitar el ajuste. Dado que se trata de un gran paso para los pacientes, hay que asegurarse de que tenga éxito, es decir, que suponga una diferencia positiva para el paciente. Hay que empezar con una dosis basada en el peso. A continuación, hay que dejar que el paciente ajuste la dosis. Es importante establecer un punto de parada claro en el que el médico y el paciente puedan revaluar el plan de tratamiento. Si se hace bien, la insulina puede simplificar el régimen del paciente y permitirle recuperar el control. Mal administrada, la insulina puede frustrar a los pacientes.

Referencias bibliográficas

1. Khunti K, Nikolajsen A, Thorsted BL, Andersen M, Davies MJ, Paul SK. Clinical inertia with regard to intensifying therapy in people with type 2 diabetes treated with basal insulin. *Diabetes Obes Metab.* 2016;18(4):401-409.
2. Blonde L, Meneghini L, Peng XV, et al. Probability of achieving glycemic control with basal insulin in patients with type 2 diabetes in real-world practice in the USA. *Diabetes Ther.* 2018;9(3):1347-1358.
3. The diabetes unmet need with basal insulin evaluation (DUNE) study in type 2 diabetes. *Diabetes Obes Metabol.* 2019;21(6):1429-1436.
4. Reid T, Gao L, Gill J, et al. How much is too much? Outcomes in patients using high dose insulin glargine. *Int J Clin Pract.* 2016;70(1):56-65.

Caso 6. Corrección eficaz de la insulina

«Me pusieron en escala móvil»

Una mujer de 53 años vuelve a la consulta 1 mes después de ser hospitalizada por colecistitis. Se encuentra mucho mejor desde que le extirparon la vesícula. Durante su estancia, el médico del hospital le subió la dosis de insulina basal y le añadió una insulina de acción corta de escala móvil para las comidas. No está segura de que esta insulina le haya ayudado. Sus punciones siempre parecen altas después de comer; sin embargo, desde que le dieron el alta ha notado que tiene bajadas si no come.

Registro de glucosa:

	Lunes	Martes	Miércoles	Jueves	Viernes	Sábado	Domingo
Antes del desayuno	104	98	158	107	156	109	90
Antes del almuerzo		168		60			
Antes de la cena		224	220	249	223		56

	Lunes	Martes	Miércoles	Jueves	Viernes	Sábado	Domingo
Hora de dormir							
Notas				Almuerzo omitido			Almuerzo omitido

Antecedentes médicos: DM de tipo 2, hipertensión, dislipidemia, asma leve intermitente, colecistectomía.

Medicación: 1 000 mg v.o. de metformina dos veces al día, 45 U/día de insulina glargina, insulina asparta por escala móvil, lisinopril HCT (20/25 diarios), 80 mg/día de atorvastatina.

Alergias: Sulfa-sarpullido.

Antecedentes familiares: DM de tipo 2 en ambos padres, cáncer de pulmón en el padre, asma en la hermana.

Antecedentes sociales: no consume tabaco, alcohol ni drogas recreativas.

Exploración física: altura 1.70 m, 91.6 kg, IMC 31.6, temperatura 36.7, pulsaciones 78, respiraciones 12, PA 136/74.

General: sin preocupaciones.

Cabeza, ojos, oídos, nariz y garganta: normales, incluido examen de tiroides.

Examen CV: frecuencia y ritmo regulares, pulsos periféricos presentes.

Examen respiratorio: normal.

Abdomen: cicatrices adecuadas a los antecedentes quirúrgicos, sin dolor a la palpación y sin apreciarse masas.

Extremidades: sin edema, examen del pie diabético normal.

La escala de corrección del paciente es la siguiente:

Controlar la glucosa después de las comidas; si la glucosa es:

< 150	Sin insulina
151-200	1 U
201-250	2 U
251-300	3 U
301-350	4 U
> 350	5 U

 PREGUNTAS SOBRE EL CASO

1. ¿Qué es una escala móvil y en qué se diferencia de una escala correctora?
2. ¿Qué se debería recomendar en cuanto a ajustes de la medicación?
3. ¿Cómo se iniciaría una dosis de insulina a la hora de la comida con una escala de corrección?

RESPUESTAS Y EXPLICACIONES

1. La insulina de escala móvil es un método de dosificación de insulina que suele iniciarse en un entorno hospitalario cuando una persona es hiperglucémica, pero se desconoce su respuesta a la insulina. Consiste en administrar una insulina de acción corta de forma programada, no de forma necesaria junto con las comidas. Puede ser una forma eficaz de prevenir una hiperglucemia excesiva mientras el paciente está enfermo.

   Por lo general, para determinar la dosis se utiliza una fórmula basada en punciones aleatorias. Muchos médicos suelen utilizar la misma fórmula para todos sus pacientes, con independencia de su tipo de diabetes, la gravedad de su enfermedad o su necesidad de hospitalización. Este no es un abordaje prudente para la administración de insulina. Una única escala móvil para todos los pacientes es probable que sobredosifique a las personas con diabetes de tipo 1 e infradosifique a las personas con diabetes de tipo 2.

   La mejor práctica para utilizar una escala móvil es utilizar la información obtenida de la cantidad de insulina de acción corta necesaria durante las primeras 24 h e incorporar esa cantidad de insulina a las dosis de insulina programadas para las comidas. Aunque una escala móvil puede ser necesaria durante las primeras 24 h en el hospital, se puede utilizar la información obtenida para elaborar una escala de corrección específica que tenga más probabilidades de ayudar al paciente.

   La escala de corrección tiene en cuenta los factores del paciente: tipo de diabetes, peso, sensibilidad a la insulina, dosis de insulina basal y, en ocasiones, su respuesta a esta. La paciente tiene diabetes de tipo 2, tiene obesidad y ya recibe 45 U de insulina basal. A continuación, se describe el proceso para calcular la escala de corrección en esta paciente.

2. Esta paciente toma metformina e insulina basal. No hay tratamientos específicos para tratar la hiperglucemia posprandial y tiene concentraciones elevadas después de las comidas. La insulina basal parece estar haciendo el trabajo de controlar la glucosa en ayunas, pero tiene hiperglucemia posprandial, y es probable que necesite insulina durante las comidas.

   Aumentar la insulina basal no es una buena opción. Esto puede reducir las lecturas de glucosa durante todo el día, por lo que puede reducir algo la lectura después de las comidas, pero es probable que comience a causar hipoglucemia durante la noche y durante el día si la paciente es físicamente activa o tiene una comida más reducida de lo normal.

   Volviendo a un caso anterior: cuando la dosis de insulina basal es superior a 0.5 U/kg y, desde luego, cuando es superior a 0.7 U/kg, es probable que el paciente esté recibiendo demasiada insulina basal[4] y corra mayor riesgo de hipoglucemia y otros efectos secundarios por el exceso de insulina (retención de líquidos y aumento del apetito y de peso).

3. Algunas suposiciones se pueden utilizar para dosificar la insulina en la diabetes de tipo 2. Por lo general, la dosis de insulina basal será el 50 % de las necesidades diarias totales de insulina. Está recibiendo 45 U para sus necesidades basales, por lo que es probable que necesite cerca de esa cantidad de insulina para cubrir sus comidas. Aunque cada comida es un poco diferente, la mayoría de las personas con diabetes de tipo 2 no necesitan contar los carbohidratos para dosificarse la insulina. Es probable que necesite unas 15 U por comida para tres comidas.

   Una opción en este momento es empezar con 10 U con cada comida y ver cómo le va, ajustando la dosis de la comida si es necesario. Esto también le permitiría ver si necesita reducir su insulina basal una vez que cubra la hora de la comida con mayor eficacia.

   Por último, como se sabe cuánta insulina toma al día, se puede calcular su sensibilidad a la insulina y proporcionarle una escala de corrección individualizada.

Para calcular la sensibilidad de una persona a la insulina se necesita saber:
1. Qué tipo de diabetes tiene: tipo 1 (sensible a la insulina) o tipo 2 (resistente a la insulina).
2. Dosis diaria total de insulina (suma de la dosis basal y todas las dosis de las comidas).

Al final necesitó 40 U de insulina basal y 12 U por comida × 3 para un total de 76 U/día. Una vez que se conozca la dosis diaria total, se puede utilizar una constante fija como nominador:
   a. Diabetes de tipo 1: 1 800.
   b. Diabetes de tipo 2: 1 500.

El paciente padece diabetes de tipo 2 y se administra una dosis diaria total de insulina de 76 U.

La sensibilidad es entonces 1 500/76 = 19.7 o, redondeando, 20 U. Esto significa que 1 U de insulina reducirá su glucosa en 20 mg/dL. Es útil saberlo, ya que ahora se puede elegir un multiplicador que sea específico para ella.

Se debe mantener su glucosa entre 100 mg/dL y 150 mg/dL. Para ello, hay que añadir su «dosis de corrección de insulina» a la dosis de la comida para adelantarse a la hiperglucemia. La dosis de corrección devolverá la glucosa al intervalo, mientras que la dosis de la hora de la comida evitará que suba con la comida.

Su nueva escala sería la siguiente:
1. Insulina basal 30 U/día administrada al acostarse.
2. La insulina para las comidas/corrección es de 10 U por comida y más (debe administrarse antes de las comidas, no después).

<100	−6 U	
100-150	0 U	
151-170	+1 U	
171-190	+2 U	
191-210	+3 U	
211-230	+4 U	
231-250	+5 U	
251-270	+6 U	
271-290	+7 U y llamada	

Estos cálculos pueden resultar abrumadores para muchos pacientes. Una opción es redondear la sensibilidad a la insulina de 20 mg/dL a 25 mg/dL y combinarla para mantener bloques de glucosa de 50 mg/dL. Aunque esto es un poco menos exacto, funcionará para muchas personas con diabetes de tipo 2. En general, si se va a redondear, es mejor hacerlo hacia arriba para asegurarse de que la persona recibe un poco de insulina.

<100	Sin insulina hasta comer	
101-150	0 U	
151-200	+2 U	
201-250	+4 U	
251-300	+6 U	
301-350	+8 U	
>350	+10 U y llamada	

Resumen del caso y conclusiones

Añadir insulina basal a la insulina de las comidas o a la insulina de la escala de corrección puede ser complicado y desalentador tanto para el médico como para el paciente. Siempre que sea posible, se ha de utilizar la dosis de insulina actual del paciente o una dosis basada en el peso para determinar la insulina de las comidas. Una vez que conozca la dosis diaria total de insulina que necesita el paciente, puede calcular su sensibilidad a la insulina para crear una escala de corrección específica para él. Esto puede llevar algo de tiempo y concentración las primeras veces que se hace, pero el proceso será más fácil cuando se haga con frecuencia. Este método es más eficaz y seguro que utilizar una escala móvil.

Caso 7. Tratamiento intensivo con insulina

«Este es mi plan a corto plazo»

Un hombre de 68 años acude a la consulta porque tiene que someterse a una operación de colon y necesitan que controle mejor su diabetes. Tiene diabetes desde hace 6 años y, al principio, tenía buen control, pero sus lecturas empezaron a subir al principio de la pandemia del COVID-19, se frustró y dejó de medirse la glucosa y de recibir su atención habitual. Su última visita fue hace 2 años.

Tenía problemas de estreñimiento y dolor abdominal. Encontraron una masa en el colon, pero no están seguros de si es benigna o cancerosa. El equipo de cirugía le ha hecho análisis y quiere que su A$_{1c}$ sea del 7 % para poder operarle. Quiere averiguar de qué se trata y está ansioso por hacerlo.

Antecedentes médicos: DM de tipo 2, hipertensión, dislipidemia, OA en las rodillas.

Medicamentos: 1 000 mg v.o. dos veces al día de metformina, 10 mg dos veces al día de glipizida, 160 mg/día de valsartán, 10 mg/día de atorvastatina.

Alergias: ninguna.

Antecedentes familiares: diabetes en la madre y dos hermanos; el hermano tuvo cáncer de colon (fallecido).

Antecedentes sociales: no consume tabaco ni drogas recreativas; toma de una a dos bebidas mezcladas al día; vive con su cónyuge; no realiza actividad física regular.

Exploración física: 1.88 m, 90.7 kg, IMC 25.7, temperatura 36.7, pulsaciones 78, respiraciones 12, PA 112/70.

General: sin preocupaciones.

Cabeza, ojos, oídos, nariz y garganta: normales, incluido examen de tiroides.

Examen CV: normal.

Examen respiratorio: normal

Extremidades: normales

Pruebas de laboratorio:

Perfil metabólico completo	Valor	Intervalo de referencia
Sodio	136	136-145 mmol/L
Potasio, suero	3.8	3.5-5.3 mmol/L
Cloruro, suero	99	98-110 mmol/L

Perfil metabólico completo	Valor	Intervalo de referencia
Dióxido de carbono (CO_2)	28	19-30 mmol/L
Nitrógeno ureico en sangre (BUN)	25	7-25 mg/dL
Creatinina, suero	1.3	0.5-1.10 mg/dL
TFGe	52	>60 mL/min/1.73 m²
Glucosa, suero	268	65-99 mg/dL
Calcio, suero	9.9	8.6-10.2 mg/dL
Proteína, total	6.2	6.1-8.1 g/dL
Albúmina	3.9	3.6-4.1 g/dL
Globulina	2.2	1.9-3.7 g/dL
AST (SGOT)	20	10-35 U/L
ALT (SGPT)	22	6-29 U/L
Bilirrubina total	0.7	0.2-1.2 mg/dL
Fosfatasa alcalina	100	33-115 U/L

ALT, alanina aminotransferasa; AST, aspartato aminotransferasa; SGOT, *serum glutamic oxalacetic transaminase* (transaminasa glutam-icoxalacética sérica); SGPT, *serum glutamic pyruvic transaminase* (transaminasa glutamicopirúbica sérica); TFGe, tasa de filtración glomerular estimada.

Perfil lipídico	Valor	Intervalo de referencia
Colesterol total	210	125-200 mg/dL
Triglicéridos	188	<150 mg/dL
LDL (calculadas)	140	<130 mg/dL
Colesterol HDL	48	>40 mg/dL hombres; >50 mujeres
Colesterol no HDL	162	<130

Otras pruebas de laboratorio	Valor	Intervalo de referencia
HbA$_{1c}$	9.2%	<5.7% (normal)
Relación albúmina/creatinina en orina (ACr)	20 mg/G	<30 mg/G

PREGUNTAS SOBRE EL CASO

1. ¿Cuál es la mejor estrategia para ayudar a este paciente a llegar a la cirugía?
2. ¿Qué puede hacer el médico para acelerar el proceso?
3. ¿Cuál es el plan a largo plazo para él?

RESPUESTAS Y EXPLICACIONES

1. Tiene una necesidad inmediata de control que le permita someterse a esta intervención quirúrgica. En verdaderas emergencias, los cirujanos suelen pasar a la cirugía de inmediato.

En otros casos, un mejor control metabólico puede mejorar los resultados tanto quirúrgicos como de recuperación. Hay cierta variabilidad en el control de glucosa preferido antes de las cirugías electivas. Algunos cirujanos establecen menos del 8.0 % y otros, menos del 7.0 %.

Esta persona necesita ayuda para controlar mejor su glucosa lo antes posible. La forma más rápida y segura de bajar su glucosa a una concentración aceptable para la cirugía es la insulina. La sustitución completa de la insulina permitirá controlar su glucosa en 1 o 2 semanas si se hace con determinación.

Ha aprendido los principios de la sustitución de insulina desde los primeros casos. Se comienza con una insulina basal y una dosis inicial de 0.2 (U/kg)/día a 0.3 (U/kg)/día. A continuación, se elige uno de los métodos de titulación en función del paciente (1 U/día, 3-5 U dos veces por semana o 5-7 U semanales). Cada uno proporciona cantidades similares por semana. La opción de dos veces por semana permite al paciente ver los efectos con cada dosis. Se tomarán, al menos, tres dosis antes de aumentar la dosis.

El paciente tomaba metformina y glipizida con anterioridad. Si se piensa en utilizar la dosis más elevada de insulina, se puede considerar reducir la dosis de glipizida a la mitad o suspenderla por completo. Una vez que se haya utilizado la insulina basal durante 1 semana, se puede empezar con la insulina de las comidas y la de corrección. Esto puede hacerse de forma simultánea. Hay que tener en cuenta que esto puede resultar abrumador para alguien que no se haya inyectado insulina en el pasado, por lo que un abordaje gradual puede ser más eficaz al principio.

Después de la primera semana, el paciente debe recibir una dosis de insulina basal que haya empezado a reducir la glucosa en ayunas. Esto dará al paciente la seguridad de que puede controlar su diabetes. El siguiente paso es administrarle insulina durante las comidas. Dado que el tiempo es un factor limitante importante, se recomienda comenzar con 0.1 U/kg por comida en cada comida. Se trata de una dosis lo bastante pequeña como para que no provoque hipoglucemia y lo bastante grande como para no depender demasiado de la insulina basal. Con el objetivo de pasar a un régimen completo de insulina, este sería un buen momento para suspender la sulfonilurea.

Una vez que haya sustituido por completo la insulina (basal y de las comidas), estará mucho mejor controlado. Es probable que necesite una escala de corrección, pero esto también puede esperar 1 o 2 semanas para que se acostumbre a este régimen.

Después de 2 semanas, se está inyectando 33 U de insulina basal y 9 U por comida en cada comida. La mayor parte del tiempo, sus lecturas se sitúan entre 100 y 150. Solo ha tenido una lectura baja, cuando se inyectó insulina a la hora de comer pero no llegó a comer porque atendió una llamada telefónica. Ha aprendido qué comer para evitar que la glucosa suba con las comidas. Aun así, algunos días, cuando tiene más estrés, le sube más y quiere saber qué puede hacer para volver a bajarla.

Este es un buen momento para iniciar una escala de corrección que pueda utilizar cuando sea necesario. Esto se hará con insulina para las comidas, no con insulina basal. Como se ha mencionado en este capítulo, necesitará determinar su dosis diaria total para calcular su sensibilidad a la insulina.

Basal: 33 U.
Comida: 9 U × 3 = 27 U
Dosis diaria total: 60 U.

Sensibilidad: 1 500/dosis diaria total = 25.
Esto significa que 1 U de insulina debe reducir la glucosa 25 mg/dL.

El objetivo es que su glucosa esté entre 100 y 150 para ayudarle a llegar a la operación. Hay que darle la opción de administrarse insulina de corrección además de la insulina de las comidas antes de cada comida. A veces, puede administrarse a la hora de acostarse, pero esta dosificación debe controlarse con cuidado, ya que puede aumentar el riesgo de hipoglucemia nocturna.

Su escala:

< 150: sin insulina adicional.

De 150 a 200: 2 U.

De 201 a 250: 4 U.

De 251 a 300: 6 U.

Esto se aplicará solo cuando esté más alto de lo normal. La adición secuencial de las capas de insulina hace que los cambios sean menos abrumadores y más fáciles de aplicar.

2. Según los requisitos de su cirujano, podría tardar 3 meses en alcanzar el objetivo. El paciente está ahora en el camino hacia conseguirlo, pero ciertas cosas pueden hacer que esto se mueva más rápido.

En primer lugar, se le puede enviar una nota al cirujano en la que se le indique que se está trabajando de forma estrecha con el paciente para ayudarle a volver a controlarse con rapidez. Se podrían programar citas semanales o citas de telesalud para asegurarse de que las titulaciones se están produciendo y de que no está teniendo ningún problema (comprobación de la glucosa, inyecciones o hipoglucemia).

También es un buen momento para iniciar un MCG. El paciente obtendrá mucha más información sobre las concentraciones de glucosa y los informes podrían ayudar a su médico y al paciente a comunicarse con el cirujano. Si se puede mostrar un informe de 2 semanas con un control excelente, es probable que el cirujano esté más dispuesto a realizar la intervención antes de los 3 meses que se tardaría en conseguir una reducción de la HbA_{1c}. Además, un buen control de la glucosa en un informe del MCG es, tal vez, incluso más seguro que confiar en una HbA_{1c} que podría estar pasando por alto excursiones extremas de glucosa e hipoglucemia.

3. Una vez que se le haya ayudado a alcanzar los objetivos de control para la cirugía y pueda someterse a ella y recuperarse, tendrá muchas opciones para el control de la diabetes. Es más fácil mantener los objetivos glucémicos que alcanzarlos.

Es posible que quiera seguir con el tratamiento de insulina basal y en bolo, ya que ha comprobado su potencia y rapidez. Sin embargo, es probable que pueda simplificar su régimen. Este es un buen momento para hablar de los objetivos del paciente en cuanto a su tratamiento, de modo que pueda tomar decisiones compartidas y establecer un régimen que sea eficaz y que se adapte a su vida.

Resumen del caso y conclusiones

Cuando un paciente está muy enfermo o necesita controlarse con celeridad, la forma más rápida de conseguirlo es mediante un régimen de insulina basal y bolo. Una vez que se sienta cómodo con la dosificación basada en el peso, estos pasos son bastante sencillos y ayudarán a su médico y al paciente a alcanzar el control glucémico con rapidez. Con regímenes de insulina más intensivos, hay que asegurarse de recordar a los pacientes que tendrán que controlar su glucosa con más frecuencia. Esto puede hacerse con varias mediciones diarias de glucosa capilar o mediante el uso de un MCG.

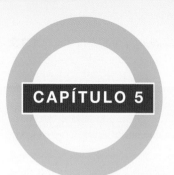

CAPÍTULO 5 Hipoglucemia

Introducción

La hipoglucemia es el factor limitante del tratamiento de las personas con diabetes. En la mayoría de los casos, se debe a la medicación para esta enfermedad. Una revisión cuidadosa del programa diario de la persona (comidas y actividad) también puede ayudar a averiguar su etiología. El médico de atención primaria debe sentirse cómodo evaluando la hipoglucemia y ser capaz de ayudar a los pacientes a prevenir estos episodios. Además, ayudar al paciente a tratar tanto la hipoglucemia sintomática como la grave son habilidades fundamentales para las personas con diabetes.

Caso 1. Hipoglucemia reactiva

«Necesito comer para no desmayarme»

Una mujer de 43 años sin antecedentes de diabetes se presenta en la consulta y refiere una bajada de azúcar. En los últimos meses ha tenido episodios de temblor, mareo y sudoración después de comer. Al principio no era habitual, sucedía cada pocas semanas, pero ahora es más frecuente. En el último mes los ha tenido varias veces por semana. Suelen producirse entre 1 h y 2 h después de comer. Es más probable que los ataques se produzcan cuando come arroz o pasta. Si come algo dulce cuando siente que le va a dar un ataque, se siente mejor. No tiene glucómetro, pero su amiga le midió la glucosa una vez durante uno de los episodios y la lectura fue de 64 mg/dL. Tiene miedo de conducir porque teme desmayarse.

Antecedentes médicos: prediabetes y dislipidemia.

Medicamentos: ninguno y ningún suplemento ni vitamina de venta libre.

Alergias: ninguna.

Antecedentes familiares: su madre, su hermano y su abuela materna tienen diabetes de tipo 2; el padre murió de un ataque al corazón.

Antecedentes sociales: vive con su cónyuge y dos hijos; trabaja como administrativa; no consume tabaco; bebe vino con la cena casi todas las noches de la semana; pasea al perro a diario por la mañana y por la noche.

Exploración física: altura 1.63 m, peso 69.8 kg, IMC 26.4, pulsaciones 84, respiraciones 14, PA 132/74.

General: sin preocupaciones.

Cabeza, ojos, oídos, nariz y garganta: normales, incluido examen de tiroides.

Examen CV: normal.

Examen respiratorio: normal.

Por lo demás: examen normal.

Analítica: todo normal excepto la HbA$_{1c}$, que es del 5.9 %.

PREGUNTAS SOBRE EL CASO

1. ¿Se está volviendo hipoglucémica?
2. ¿Cómo puede confirmarse que sus episodios son consecuencia de una hipoglucemia?
3. ¿Qué causa estos desmayos?
4. ¿Cómo pueden prevenirse?

 RESPUESTAS Y EXPLICACIONES

1. La hipoglucemia se suele definir en la diabetes como una concentración de glucosa inferior a 70 mg/dL. La definición completa de hipoglucemia es la tríada de *(1)* signos y síntomas de hipoglucemia; *(2)* una glucemia medida baja, y *(3)* la resolución de esos síntomas con tratamiento[1]. Las respuestas fisiológicas contrarreguladoras innatas comienzan a partir de una concentración de glucosa de 70 mg/dL para proteger de nuevas bajadas de azúcar en sangre. La hipoglucemia progresiva por debajo de este umbral supone un mayor riesgo para la salud de la persona[2,3].

   Las personas sin anomalías de glucosa ni de insulina pueden tener lecturas de glucosa de 60 mg/dL, sobre todo por la noche[4]. Esto se debe a que la gestión fisiológica de la glucosa durante el ayuno y el sueño es un equilibrio entre la liberación hepática de glucosa y la producción pancreática de insulina. Por lo general, el hígado genera la glucosa justa para cubrir las necesidades metabólicas basales del organismo (en especial del cerebro) y la producción de insulina pancreática es la justa para ayudar a la captación celular de la glucosa disponible.

   La hipoglucemia sintomática se define mediante la tríada de Whipple: glucosa medida inferior a 55 mg/dL, signos y síntomas típicos de hipoglucemia y resolución de los síntomas con la normalización de la glucosa[1].

   La hipoglucemia es bastante infrecuente en personas que no toman medicamentos antidiabéticos, ya que el organismo posee múltiples capas fisiológicas de defensa para evitar que se produzca la hipoglucemia (tabla 5-1). Por irónico que parezca, el organismo tiene menos

TABLA 5-1   Respuesta fisiológica a la hipoglucemia[5,6]

Concentración de glucosa	Respuesta	Resultado
80-85 mg/dL	Supresión de la secreción de insulina	Defensa primaria: detiene la mayoría
65-70 mg/dL	Aumento de la secreción de glucagón	Respuesta contrarreguladora primaria
	Aumento de la secreción de adrenalina	Respuesta primaria para los que no toman insulina
60 mg/dL	Aumento del cortisol y de la hormona del crecimiento	Sistema más lento: papel secundario
50-55 mg/dL	Hambre	Aumento de la glucosa exógena
<50 mg/dL	Signos y síntomas neuroglucopénicos S/S	Compromete más respuestas

defensas para prevenir la hiperglucemia. La hipoglucemia sintomática, aunque resulta muy angustiosa para el paciente, rara vez es peligrosa para alguien que no tenga diabetes. Sin embargo, la hipoglucemia puede poner en peligro la vida de forma inmediata.

La paciente que se presenta en este escenario tiene síntomas típicos; no obstante, es necesario confirmar que, en efecto, está sufriendo una hipoglucemia e identificar una causa, si es posible.

2. Muchos factores, además de la hipoglucemia, podrían causar los síntomas de esta paciente (disritmias, hipotensión, convulsiones, etc.). La glucosa capilar de esta paciente ayuda a reducir el diferencial. Ahora hay que centrarse en su diagnóstico. Esto puede determinarse de varias maneras. Quizá la opción más sencilla sea proporcionar a la paciente un glucómetro e instrucciones para que compruebe sus concentraciones de glucosa cuando se produzcan los «episodios».

Otra opción es que la paciente utilice un monitor continuo de glucosa (MCG) y lleve un registro de cuándo presenta síntomas. Hay versiones profesionales de los sistemas de MCG que permiten al paciente registrar de forma continua las lecturas de glucosa de 7 a 14 días y descargarlas o acceder a ellas a distancia.

Esto es en especial útil, ya que permite al médico ver si los síntomas se corresponden en el tiempo con la hipoglucemia. Otra posibilidad es pedir al paciente que realice una prueba de tolerancia a la glucosa.

Si se detectan episodios de hipoglucemia, el siguiente paso es comprender su relación con la alimentación. Una forma de definir mejor la hipoglucemia es por el momento en que se produce. Lo más probable es que la hipoglucemia posprandial se produzca en las 4 horas siguientes a la ingestión de alimentos.

La hipoglucemia postabsortiva es la que se produce en estado de ayuno y es más probable que se presente mientras la persona duerme (fig. 5-1).

La descarga del MCG parece mostrar que esta persona tiene bajadas de azúcar con más frecuencia después de comer. Los episodios de hipoglucemia duran bastante poco.

3. Las personas con prediabetes suelen presentar resistencia a la insulina e hiperinsulinemia. En muchos casos, el defecto inicial de la regulación de la glucosa es una respuesta insulínica de primera fase atenuada.

La respuesta de primera fase es una liberación rápida y de corta duración de insulina en respuesta a un aumento de la concentración sérica de glucosa. Con posterioridad, a la liberación de insulina de primera fase inicial embotada le sigue una segunda fase exagerada de liberación.

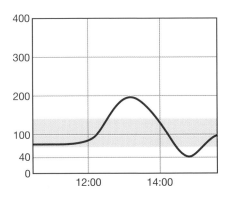

FIGURA 5-1. Monitor continuo de glucosa para la hipoglucemia posprandial.

La respuesta insulínica de segunda fase se inicia al mismo tiempo que la respuesta de primera fase y suele alcanzar una meseta 2 horas después del aumento inicial de la glucosa. Cuando esta segunda fase de liberación de insulina dura más que la propia subida de glucosa, la persona corre el riesgo de sufrir una «hipoglucemia reactiva».

4. En general, se recomienda que las personas con hipoglucemia reactiva hagan lo siguiente:
   - Comer de 3 a 5 comidas pequeñas al día.
   - Asegurarse de que cada comida esté compuesta por una mezcla de nutrientes (carbohidratos/grasas/proteínas) para permitir tiempos de absorción más largos.
   - Evitar la ingesta de carbohidratos simples solos, ya que las comidas que solo contienen carbohidratos inducen importantes picos de insulina que conducen a una rápida captación de glucosa seguida de desajustes de segunda fase.
   - Evitar la ingesta de alcohol por razones similares.

Aunque sirve como antídoto y no lo indica su ficha técnica, el uso de inhibidores de la dipeptidil peptidasa 4 (DPP-4) puede ayudar a reducir la frecuencia y la gravedad de estos episodios.

Por último, si la persona tiene prediabetes, la actividad física y la pérdida de peso (al menos el 5 %) mejoran la sensibilidad a la insulina y reducen la progresión a diabetes de tipo 2 y el riesgo de hipoglucemia reactiva[7].

Resumen del caso y conclusiones

En este caso, una persona con prediabetes experimentaba hipoglucemia posprandial debido a un desajuste entre la absorción de glucosa y la secreción de insulina. Este tipo de episodios suelen ser leves, pero la gravedad de los síntomas no siempre se corresponde con la concentración de glucosa. Suponiendo que no haya etiologías concurrentes, esta paciente puede tratarse con cambios en el estilo de vida.

Referencias bibliográficas

1. Whipple's triad. Found in Melmed, S. *Williams Text Book of Endocrinology*. 13th ed. Elsevier; 2016:1582-1607. ISBN 978-0-323-29738-7.
2. International Hypoglycaemia Study Group. Glucose concentrations of less than 3.0 mmol/L (54 mg/dL) should Be reported in clinical trials: a joint position statement of the American diabetes association and the European association for the study of diabetes. *Diabetes Care*. 2017;40(1):155-157. doi:10.2337/dc16-2215
3. Agiostratidou G, Anhalt H, Ball D, et al. Standardizing clinically meaningful outcome measures beyond HbA$_{1c}$ for type 1 diabetes: a consensus report of the American association of clinical endocrinologists, the American association of diabetes educators, the American diabetes association, the endocrine society, JDRF International, the Leona M. and Harry B. Helmsley charitable trust, the pediatric endocrine society, and the T1D exchange. *Diabetes Care*. 2017;40(12):1622-1630. doi:10.2337/dc17-1624
4. Service FJ. Hypoglycemic disorders. *NEJM*. 1995;332(17):1114-1152.
5. Cryer PE. Hypoglycemia-associated autonomic failure in Diabetes. *Am J Physiol Endocrinol Metab*. 2001;281(6):E1115-E1121.
6. Cryer PE, Davis SN, Shamoon H. Hypoglycemia in diabetes. *Diabetes Care*. 2003;26(6):1902-1912. doi:10.2337/diacare.26.6.1902
7. The Diabetes Prevention Program (DPP) Research Group. Reduction in the incidence of type 2 diabetes with lifestyle intervention or metformin. *N Engl J Med*. 2002;346(6):393-403.

Caso 2. Comer a la defensiva

«Tengo que comer un tentempié entre comidas o me pongo tembloroso»

Un hombre de 67 años acude a la consulta para la revisión de su diabetes. Dice que cree que todo va bien. Tiene diabetes desde hace 6 años y ha aprendido lo que debe hacer para mantener sus lecturas bajo control. Es muy importante que siga un programa diario estricto. Por ejemplo, si juega al golf más tiempo del habitual, o si llega tarde a comer, puede tener episodios de temblores. Todas las mañanas se controla la glucosa, que suele estar por debajo de 100 mg/dL. Hace poco ha tenido que pasar de cuatro a cinco comidas al día para evitar los temblores.

Antecedentes médicos: diabetes de tipo 2, dislipidemia (6 años), hipertensión (6 años).

Medicación: 1 000 mg de metformina dos veces al día, 10 mg de glipizida dos veces al día, 80 U de insulina basal degludec por la noche.

Alergias: ninguna.

Antecedentes médicos familiares: madre y hermana con diabetes de tipo 2; padre con dislipidemia y enfermedad coronaria.

Antecedentes sociales: no consume tabaco, alcohol ni drogas recreativas; vive con su cónyuge; le gusta jugar al golf de tres a cuatro veces por semana.

Exploración física: altura 1.73 m, peso 88 kg, IMC 29.5, pulsaciones 84, respiraciones 14, PA 132/74.

General: sin preocupaciones.

Cabeza, ojos, oídos, nariz y garganta: normales, incluido examen de tiroides.

Examen CV: normal.

Examen respiratorio: normal.

Examen del pie diabético: pulsos +2/2 bilaterales, disminución de la sensibilidad en el primer y segundo dedos por monofilamento; se observan juanetes en ambas articulaciones grandes metatarsofalángicas.

Por lo demás: examen normal.

Lecturas de glucosa	En ayunas
Lunes	68
Martes	82
Miércoles	158
Jueves	78
Viernes	90
Sábado	60
Domingo	72

HbA_{1c}: 5.9 %, sin evidencia de anemia ni de hemoglobinopatía.

PREGUNTAS SOBRE EL CASO

1. ¿Están disminuyendo sus concentraciones de glucosa?
2. ¿Cuál es la causa de estas bajadas?
3. ¿Cuáles son los signos y síntomas habituales de la hipoglucemia?
4. ¿Qué puede hacerse para prevenir la hipoglucemia en este paciente?

 RESPUESTAS Y EXPLICACIONES

1. Una glucemia normal en ayunas para una persona con diabetes es de 80 mg/dL a 130 mg/dL (4.4-7.2 mmol/L)[1]. Según las mediciones de glucemia en ayunas, está hipoglucémico la mayoría de las mañanas. Es importante reconocer que sus síntomas son el resultado de su actual régimen de medicación.
2. Esta persona está tomando demasiada medicación y experimenta episodios de hipoglucemia. Tanto la glipizida (sulfonilurea) como el degludec (insulina basal) pueden ocasionar hipoglucemias. De hecho, su dosis de insulina basal es bastante elevada (> 0.7 [U/kg]/día). Podría considerarse «sobrebasalizado». Por lo general, es desaconsejable utilizar sulfonilureas cuando los pacientes están tomando dosis elevadas de insulina. Es importante señalar que algunas de las sulfonilureas se consideran medicamentos de la lista Beers y deben evitarse en pacientes adultos mayores[2]. Aunque algunas de sus lecturas de glucosa por la mañana son ideales, es muy probable que esté bajando durante la noche, lo que, a su vez, está originando una variabilidad de la glucosa por la mañana. También está experimentando lo que suena como hipoglucemia durante el día, según sus «temblores» notificados.
3. Los signos y síntomas de la hipoglucemia pueden variar de forma considerable de una persona a otra e, incluso, dentro de la misma persona. En consecuencia, es importante preguntar a los pacientes y a sus familiares qué signos y síntomas notan con los episodios de hipoglucemia. A veces, los familiares del paciente notarán cambios antes de que el paciente

TABLA 5-2   Síntomas más frecuentes de hipoglucemia[3,4]

• Adrenérgicos
  • Palpitaciones (8 %-62 %)
  • Ansiedad (10 %-44 %)
  • Temblores (32 %-78 %)
  • Irritabilidad

• Colinérgicos
  • Sudoración (47 %-84 %)
  • Hambre (39 %-49 %)
  • Parestesias (10 %-39 %)

• Neuroglucopénicos
  • Confusión (13 %-53 %)
  • Disminución de los sentidos
  • Cambios de comportamiento
  • Dolor de cabeza (24 %-36 %)
  • Letargo
  • Convulsiones
  • Coma

experimente síntomas. Por este motivo, si es posible, es importante obtener información tanto del paciente como de su familia (tabla 5-2).

En la mayoría de las personas, primero se presenta una combinación de síntomas adrenérgicos y colinérgicos. Después, si la glucosa sigue bajando hasta el punto de que el cerebro no tiene suficiente glucosa para funcionar, la persona desarrollará síntomas neuroglucopénicos. La neuroglucopenia se refiere a la alteración de la función neuronal en el cerebro, debido a la escasez de glucosa disponible. Muchas personas necesitan asistencia una vez que comienzan los síntomas neuroglucopénicos.

Es una buena práctica preguntar a los pacientes sobre la hipoglucemia en cada visita y asegurarse de que:

1. Saben reconocerla.
2. Saben cómo tratarla.
3. Disponen de los suministros adecuados para actuar.
4. Este paciente necesita tanto una reducción de la medicación como educación sobre su propio intervalo seguro de glucosa. Hay un par de opciones para reducir su medicación. La primera opción es empezar a retirar la sulfonilurea. Esto debe lograrse deteniendo primero la dosis nocturna, ya que la hipoglucemia nocturna puede ser más peligrosa. Después, si es necesario, se puede suspender también la dosis diurna. La segunda opción es reducir su insulina basal. Se debería reducir su dosis como mínimo el 10 %. Sin embargo, teniendo en cuenta lo elevada que es su dosis basal, una reducción del 20 % es razonable.

Los pacientes se empoderan cuando participan en el proceso de toma de decisiones. Debe trabajarse con el paciente preguntándole qué cambio de medicación prefiere. El objetivo principal es ayudarle a tener éxito mientras controla su diabetes de forma segura. Esta es una gran oportunidad para hacer saber a la persona que, a veces, es mejor reducir la medicación para permitir flexibilidad en su horario, en lugar de obligarle a hacer «comidas defensivas» para prevenir la hipoglucemia.

Resumen del caso y conclusiones

Todos los pacientes con diabetes de tipo 1 y muchos con diabetes de tipo 2 experimentarán hipoglucemia. Es importante que los pacientes conozcan sus síntomas individuales de hipoglucemia y sepan cómo tratarlos. La hipoglucemia puede asustar mucho a los pacientes, que tomarán medidas preventivas, como omitir la medicación o comer para evitar una bajada antes de que se produzca (alimentación defensiva). Aunque estas medidas pueden funcionar en circunstancias específicas, a menudo, pueden socavar el plan de tratamiento y producir un aumento de peso e hiperglucemia. Hablar con sus pacientes sobre la hipoglucemia puede ayudar a identificar otras opciones de tratamiento, como cambiar los regímenes de medicación, que pueden reducir la hipoglucemia y no socavar los objetivos del tratamiento.

Referencias bibliográficas

1. American Diabetes Association. Recommended glucose fasting glucose levels. Accessed December 30, 2022. https://www.diabetes.org/healthy-living/medication-treatments/blood-glucose-testing-and-control/checking-your-blood-sugar
2. American Geriatric Society Beers list. Accessed December 30, 2022. https://www.americangeriatrics.org/media-center/news/older-people-medications-are-common-updated-ags-beers-criteriar-aims-make-sure
3. Hepburn DA. *Hypoglycaemia and Diabetes: Clinical and Physiological Aspects.* Edward Arnold; 1993:93-103.
4. Cryer PE, Davis SN, Shamoon H. Hypoglycemia in diabetes. *Diabetes Care.* 2003;26(6):1902-1912. doi:10.2337/diacare.26.6.1902

Caso 3. Efecto de Somogyi

«¿Por qué cambian mis lecturas de glucosa por la mañana?»

Un hombre de 48 años acude a una revisión de su diabetes. Se le diagnosticó hace 4 años. Al principio, pudo controlar su diabetes y alcanzar sus objetivos de A_{1c} mediante la modificación de su estilo de vida y con medicación oral. Le preocupa que la medicación esté empeorando su diabetes. Desde que se le añadió más medicación, sus primeras mediciones de glucosa por la mañana se han vuelto erráticas y han empezado a subir.

Ha intentado controlar de cerca su alimentación y repetir el mismo programa de actividades cada día para ver si así controla sus lecturas de glucosa, pero sin éxito. No tiene ni idea de por qué su glucosa varía de una mañana a otra. Las subidas le frustran mucho.

Se le diagnosticó por primera vez a partir de análisis de detección hace 4 años, tras un reconocimiento médico anual. Asistió a un curso de educación en diabetes y empezó a tomar metformina. Luego tuvo un par de años difíciles con su asma.

Tuvo que ser hospitalizado varias veces para recibir tratamiento con corticoesteroides intravenosos y también se le administraron varios ciclos de corticoesteroides orales. Durante una de las hospitalizaciones también se le administró insulina basal. Hace varios meses, se añadió un agonista del receptor del péptido 1 similar al glucagón (GLP-1RA [dulaglutida]), y el mes pasado se aumentó la dosis a 1.5 mg semanales. Con el cambio de medicación, su A_{1c} ha mejorado del 7.2 % al 6.4 %.

Antecedentes médicos: diabetes de tipo 2, hipertensión y asma.

Medicación: 2 000 mg de metformina XR por la noche, 50 U de insulina detemir por la noche, 1.5 mg semanales de dulaglutida; Symbicort® 80/4.5 (2 inhalaciones dos veces al día y según se necesiten).

Alergias: ninguna.

Antecedentes familiares: antecedentes familiares importantes de diabetes de tipo 2; el padre murió de un infarto.

Antecedentes sociales: vive con su cónyuge; trabaja como maestro de escuela; no fuma ni bebe alcohol; pasea con su cónyuge por las tardes.

Exploración física: altura 1.63 m, peso 69.8 kg, IMC 26.4, pulsaciones 84, respiraciones 14, PA 132/74.

General: sin preocupaciones.

Cabeza, ojos, oídos, nariz y garganta: normales, incluido examen de tiroides.

Examen CV: normal.

Examen respiratorio: normal.

Por lo demás: examen normal.

Prueba de laboratorio: HbA_{1c} 6.4 %, por lo demás normal.

Registros de glucosa:

Lecturas de glucosa	En ayunas	Hora de dormir
	68	
Lunes	192	88
Martes	104	
Miércoles	78	128
Jueves	137	112
Viernes	58	151
Sábado	162	140
Domingo	149	

 PREGUNTAS SOBRE EL CASO

1. ¿Por qué han empeorado sus lecturas de glucosa por la mañana?
2. ¿Qué puede hacerse para captar el cambio de glucosa?
3. ¿Cómo puede abordarse la variabilidad de la glucosa en ayunas?

 RESPUESTAS Y EXPLICACIONES

1. Este paciente tiene razón al suponer que sus elevadas lecturas de glucemia matutinas pueden estar relacionadas con el aumento de la medicación. Para la mayoría de las personas con diabetes de tipo 2, la glucemia matinal es bastante estable. Las primeras lecturas de la mañana pueden incrementarse por el consumo de calorías a última hora de la tarde, un aumento del estrés o incluso una mala noche de sueño. Sin embargo, como en este paciente, pueden producirse en respuesta a cambios en la medicación. Hasta hace poco, el paciente utilizaba metformina e insulina para controlar su diabetes. Cuando se añadió el GLP-1RA a su régimen, su HbA$_{1c}$ mejoró, pero sus concentraciones de glucosa en ayunas parecían haber aumentado. Es muy probable que tenga hipoglucemia nocturna con hiperglucemia de rebote a primera hora de la manana. Es posible que esta hipoglucemia no esté relacionada de manera directa con el GLP-1RA, sino con la interacción de este medicamento y la insulina si no se redujo cuando empezó a tomar el GLP-1RA. Esto se conoce como efecto de Somogyi[1].

   Cuando una persona presenta una elevada variabilidad de la glucosa por la mañana, a pesar de tener un horario diario y un régimen de medicación estables, debe buscarse la hipoglucemia nocturna y la hiperglucemia matutina. Una pista de que este paciente está experimentando una hipoglucemia relacionada con Somogyi es que su HbA$_{1c}$ del 6.4 % equivale a una glucosa media estimada de unos 105 mg/dL. Esto no coincide con las lecturas de su punción capilar y muestra que su glucosa media es más baja de lo que refleja el registro de su punción capilar.

   Otras situaciones que también pueden cursar con hiperglucemia por la mañana son el fenómeno del amanecer[1] y la hiperglucemia persistente debida a un tratamiento inadecuado. El fenómeno del amanecer se diferencia del efecto de Somogyi en que no va precedido de un episodio de hipoglucemia. El fenómeno del amanecer se produce cuando la actividad exógena de la insulina no es capaz de compensar la producción hepática de glucosa. Ambas condiciones suelen presentarse con hiperglucemia constante en ayunas y baja variabilidad de la glucosa. Un MCG es una potente herramienta para ilustrar ambas situaciones.

2. Para identificar los cambios en la concentración de glucosa que se producen durante la noche, el paciente podría medir su glucosa antes de acostarse, a las 3.00 h y a primera hora de la mañana. Por supuesto, esto resulta incómodo. La obtención de esta información se consigue mejor mediante la monitorización continua de la glucosa, que capturaría los datos necesarios. Si las mañanas que tiene lecturas elevadas, su glucemia es mucho más baja a las 3.00 h, es probable que haya tenido episodios hipoglucémicos durante la noche y su cuerpo le haya «rescatado» mediante el aumento de la liberación de glucagón, adrenalina, cortisol y hormona del crecimiento para promover la gluconeogénesis y elevar su glucosa.

   Se trata de una situación peligrosa que hay que abordar. Debe reducirse su dosis de insulina basal o su dosis de GLP-1RA. Es importante tener en cuenta qué insulina basal está utilizando el paciente. La insulina degludec, glargina y detemir tienen una actividad basal bastante plana. Sin embargo, la insulina isófana (NPH, *Neutral Protamine Hagedorn*) tiene un pico de actividad que varía en el tiempo y puede causar hipoglucemia precoz por la mañana (*v.* figs. 5-2 y 5-3 y tabla 5-3).

3. A este paciente le preocupaba más la hiperglucemia que la hipoglucemia. Esta es una oportunidad importante para educar sobre los problemas de seguridad de la hipoglucemia.

   Dado que el principal problema en este caso es, en realidad, la hipoglucemia, es necesario reducir la medicación. Con base en el historial de cambios de medicación, podría deducirse que el GLP-1RA es el medicamento causante de la hipoglucemia. Sin embargo, la causa y el efecto son más complicados. Cuando se añadió el GLP-1RA, ayudó a potenciar la liberación de insulina pancreática dependiente de glucosa y a aumentar la sensibilidad a la insulina[2]. Esta clase tiene un riesgo muy bajo de hipoglucemia cuando se utiliza sola. Sin embargo, cuando estos medicamentos se añaden a otros que se sabe que han causado hipoglucemia, el riesgo aumenta. Es obvio que la insulina está muy relacionada con la hipoglucemia. Sin embargo, los GLP-1A también reducen la glucosa al disminuir la gluconeogénesis hepática. Este es un detalle importante.

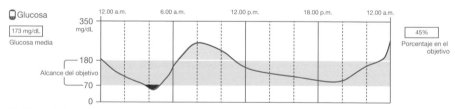

FIGURA 5-2. Monitor continuo de glucosa que muestra el efecto de Somogyi.

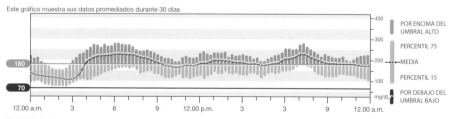

FIGURA 5-3. Fenómeno del amanecer.

TABLA 5-3	Comparación del fenómeno del amanecer con el efecto de Somogyi	
Característica	**Fenómeno del amanecer**	**Efecto de Somogyi**
Característica descriptiva	Hiperglucemia recurrente en la primera hora de la mañana	Hiperglucemia a primera hora de la mañana de rebote en respuesta a hipoglucemia nocturna
Etiología	Reducción de la secreción de insulina entre las 3.00 h y a las 5.00 h, junto con un aumento de la secreción de hormonas resistentes a la insulina a primera hora de la mañana	Hipoglucemia nocturna por exceso de insulina exógena
Personas susceptibles	Diabetes de tipo 1 y de tipo 2	Diabetes de tipo 1 y de tipo 2 con necesidad de insulina
Evaluación diagnóstica	Medir la glucosa a la hora de acostarse, a las 3.00 h y a primera hora de la mañana O utilizar un monitor continuo de glucosa	Medir la glucosa a la hora de acostarse, a las 3.00 h y a primera hora de la mañana O utilizar un monitor continuo de glucosa
Resultado esperado	3.00 h y primera subida de glucosa a.m.	3.00 h glucosa baja y primera hora de mañana glucosa alta y variable
Prevención/ tratamiento	Aumentar la sensibilidad a la insulina mediante ejercicio nocturno de intensidad moderada, aumentar la ingesta de proteínas por la noche, utilizar insulina intermedia o bomba de insulina	Reducir la insulina exógena

Cuando se añaden medicamentos a pacientes que ya utilizan insulina, el riesgo de hipoglucemia puede identificarse aumentando la monitorización de la glucosa. En este caso, es probable que se hubiera podido reducir la dosis de insulina al tiempo que se aumentaba la dosis de GLP-1RA. Esta combinación proporciona un excelente control de la glucosa y puede reducir algunos de los efectos no deseados de la insulina (p. ej., aumento de peso). No es infrecuente que sea posible reducir la dosis de insulina basal hasta en el 30 % cuando se alcanza una dosis terapéutica de un GLP-1RA. El uso conjunto de insulina y GLP-1RA puede ser un método eficaz para tratar la diabetes.

En este paciente se colocó un MCG y documentó hipoglucemia nocturna. Se aconsejó al paciente que redujera su dosis de insulina. Le hacía ilusión administrarse menos insulina, pero le preocupaba perder el control de la glucosa.

La insulina del paciente se redujo en 5 U cada semana hasta que su glucosa matinal se situó de forma sistemática en el objetivo. Consiguió reducir la insulina en un 50 %, hasta 25 U/día. Mantuvo las mismas dosis de metformina y dulaglutida.

Resumen del caso y conclusiones

La hiperglucemia en ayunas y la variabilidad de la glucosa pueden ser frustrantes para los pacientes y un verdadero reto para los médicos. Es primordial averiguar cuál es la causa. Si está relacionada con el fenómeno del amanecer, puede ser necesaria más medicación, pero si es por el efecto de Somogyi, la solución es menos medicación. Utilizar lecturas de glucosa desde la hora de acostarse hasta la hora de levantarse) puede ser de gran ayuda. La adición de una glucosa a las 3.00 h o el uso de la monitorización continua de la glucosa puede arrojar luz sobre este desafío clínico.

Referencias bibliográficas

1. Rybicka M, Krysiak R, Okopień B. The dawn phenomenon and the Somogyi effect—two phenomena of morning hyperglycaemia. *Endokrynol Pol.* 2011;62(3):276-284.
2. Muskiet MHA, Tonneijck L, Smits MM, et al. GLP-1 and the kidney: from physiology to pharmacology and outcomes in diabetes. *Nat Rev Nephrol.* 2017;13(10):605-628. doi:10.1038/nrneph.2017.123

Caso 4. Fenómeno del amanecer

«¿Por qué me despierto alta, aunque no coma por la noche?»

Una mujer de 53 años acude a una revisión de su diabetes. Se siente frustrada porque no consigue bajar la glucosa en ayunas a las cifras deseadas. Le diagnosticaron diabetes *mellitus* de tipo 2 hace 1 año. Su glucemia inicial rondaba los 200 mg/dL y su HbA$_{1c}$ en el momento del diagnóstico era del 8.9 %. Asistió a un curso de educación diabética, cambió su estilo de vida y empezó a tomar metformina. Esto pareció funcionar al principio, pero parece haberse estancado. Toma la dosis máxima de metformina que puede tolerar. La metformina de liberación inmediata le producía malestar estomacal y diarrea. Le iba mejor con la metformina de liberación prolongada, pero tenía problemas con dosis superiores a 1 500 mg/día. Incluso probó a dividir la metformina de liberación prolongada, tomándola dos veces al día, pero no le ayudó. Le preocupaba estar comiendo demasiado en la cena, así que redujo la cantidad e incluso dejó de comer después de las 6 de la tarde, pero esto tampoco pareció ayudar. Desde hace 6 meses no consigue bajar de 150 de glucosa en ayunas y el resto del día está entre 130 mg/dL y 180 mg/dL. No ha tenido ningún episodio de hipoglucemia. Tampoco ha conseguido que su A$_{1c}$ esté por debajo de su objetivo del 7.0 %.

Antecedentes médicos: diabetes de tipo 2, dislipidemia.

Medicamentos: 1 500 mg/día de metformina ER, 40 mg/día de pravastatina.

Alergias: ninguna.

Antecedentes familiares: antecedentes familiares importantes de diabetes de tipo 2; su madre padece enfermedad pulmonar obstructiva crónica (EPOC).

Antecedentes sociales: vive con su cónyuge; trabaja como profesora universitaria; no fuma ni bebe alcohol; participa a diario en clases de ejercicio en grupo.

Exploración física: altura 1.68 m, peso 75.7 kg, IMC 27.0, pulsaciones 84, respiraciones 14, PA 132/74.

General: sin preocupaciones.

Cabeza, ojos, oídos, nariz y garganta: normales, incluido examen de tiroides.

Examen CV: normal.

Examen respiratorio: normal.

Por lo demás: examen normal.

Registros de glucosa:

A_{1c}: 7.6 %.

Lecturas de glucosa	En ayunas	Hora de dormir
	138	116
Lunes	129	136
Martes	118	122
Miércoles	140	134
Jueves	137	112
Viernes	125	151
Sábado	142	140
Domingo	149	124

Pruebas de laboratorio en ayunas:

Perfil metabólico completo	Valor	Intervalo de referencia
Sodio	138	136-145 mmol/L
Potasio, suero	4.1	3.5-5.3 mmol/L
Cloruro, suero	104	98-110 mmol/L
Dióxido de carbono (CO_2)	24	19-30 mmol/L
Nitrógeno ureico en sangre (BUN)	21	7-25 mg/dL
Creatinina, suero	0.8	0.5-1.10 mg/dL
TFGe	98	>60 mL/min/1.73 m²
Glucosa, suero	185	65-99 mg/dL
Calcio, suero	9.0	8.6-10.2 mg/dL
Proteína, total	7.1	6.1-8.1 g/dL
Albúmina	4.3	3.6-4.1 g/dL
Globulina	2.8	1.9-3.7 g/dL
AST (SGOT)	20	10 35 U/L
ALT (SGPT)	22	6-29 U/L
Bilirrubina total	0.7	0.2-1.2 mg/dL
Fosfatasa alcalina	100	33-115 U/L

ALT, alanina aminotransferasa; AST, aspartato aminotransferasa; SGOT, transaminasa glutamicoxalacética sérica; SGPT, transaminasa glutamicopirúbica sérica; TFGe, tasa de filtración glomerular estimada.

Perfil lipídico	Valor	Intervalo de referencia
Colesterol total	194	125-200 mg/dL
Triglicéridos	254	<150 mg/dL
LDL (calculadas)	100	<130 mg/dL
Colesterol HDL	40	>40 mg/dL hombres; >50 mujeres
Colesterol no HDL	122	<130

HDL, lipoproteínas de alta densidad; LDL, lipoproteínas de baja densidad.

Otras pruebas de laboratorio	Valor	Intervalo de referencia
HbA$_{1c}$	7.6%	<5.7% (normal)
Relación albúmina/creatinina en orina (ACr)	54 mg/G	<30 mg/G

PREGUNTAS DEL CASO

1. ¿Cuál es la causa de su hiperglucemia en ayunas?
2. ¿Cuál es la causa del fenómeno del amanecer?
3. ¿Qué puede hacerse para mejorar su glucosa en ayunas?

RESPUESTAS Y EXPLICACIONES

1. A pesar de ser bastante nueva en la diabetes, esta paciente ha hecho un gran trabajo en el control de la enfermedad. Sus objetivos de glucosa en ayunas están muy controlados gracias a los cambios en su estilo de vida. Sin embargo, sus concentraciones de azúcar en sangre en ayunas son, por sistema, elevados y su A$_{1c}$ es alta.

   Es poco probable que esté experimentando hiperglucemia matutina de rebote. Solo toma metformina, no tiene ninguna enfermedad hepática ni renal conocida y no bebe alcohol. Ha comprobado sus concentraciones de glucosa al acostarse, a las 3.00 h y al despertarse, y ha confirmado que no bajaba por la noche, sino que subía por la mañana. Este es el «fenómeno del amanecer»[1].

2. El cuerpo experimenta varios cambios fisiológicos cuando una persona pasa del «día» (despierto) a la «noche» (sueño) y de nuevo al «día» (despierto). En la mayoría de las personas, la sensibilidad a la insulina (el grado de sensibilidad del cuerpo a la insulina) es máxima mientras se duerme, por lo general, entre las 22.00 h y las 3.00 h. En una persona sin diabetes, esto se traduce en las concentraciones más bajas de secreción de insulina para igualar las concentraciones bajas de producción hepática de glucosa necesarias para la actividad metabólica basal mientras se duerme[1].

   Durante la transición sueño-vigilia se producen otros cambios hormonales. Como parte del ritmo circadiano normal, las concentraciones de cortisol descienden a la hora de acostarse y aumentan de forma pulsátil durante la madrugada, hasta alcanzar su máximo poco después de despertarse. Al mismo tiempo, también aumentan las concentraciones de la hormona del crecimiento. La hormona del crecimiento aumenta la producción de glucosa a través de la gluconeogénesis y la glucogenólisis. Estos cambios fisiológicos favorecen la resistencia a la insulina. Una persona sin diabetes puede compensarlo, ya que el organismo aumenta la secreción de insulina para superar esta resistencia. Sin embargo, las personas con diabetes de tipo 2 pueden experimentar hiperglucemia matutina al perder la capacidad de superar la resistencia a la insulina. Es una fuente habitual de frustración y confusión para ellas. No tienen claro por qué su glucosa es alta, ya que no han comido desde la noche anterior. Ayudar a los pacientes a entender esto puede contribuir, en gran medida, a reducir esta frustración.

3. Son varias las estrategias que podrían utilizarse para tratar las concentraciones elevadas de glucosa en ayunas. Esta paciente ya ha probado algunas acciones que suelen funcionar. Es importante no comer demasiado tarde por la noche. Si se opta por comer por la noche, es importante incluir una fuente de proteínas para evitar los picos de insulina. Otra opción

es realizar una actividad aeróbica de intensidad moderada. El tipo y la intensidad del ejercicio son importantes, ya que el entrenamiento de resistencia y la actividad física de alta intensidad pueden aumentar las concentraciones de glucosa.

A menudo, la realidad en los pacientes con fenómeno del amanecer es que están infratratados. Los medicamentos que pueden mejorar la glucosa en ayunas son la metformina, la pioglitazona, la insulina basal, los inhibidores del cotransportador de sodio-glucosa-2 (SGLT-2) y los GLP-1RA. Ha probado la metformina, pero no puede tomar ninguna dosis superior a 1 500 mg/día. La pioglitazona es una opción excelente para reducir la glucosa en ayunas, ya que las tiazolidinedionas (TZD) se centran en la mejora de la sensibilidad a la insulina[2]. La insulina basal reduce sobre todo la glucosa en ayunas. Los inhibidores de SGLT-2 y los GLP-1RA reducen tanto la glucosa en ayunas como la posprandial.

Al elegir entre estas opciones, es importante incluir al paciente en el proceso de toma de decisiones. La paciente que aparece en este escenario decidió empezar a tomar pioglitazona. Le gustó la idea de abordar la fisiopatología de la resistencia a la insulina y el hecho de que también puede reducir los triglicéridos. Decidió abordar el posible aumento del riesgo de osteoporosis con las TZD asegurándose de que tomaba el calcio y la vitamina D adecuados[3]. También le gustó la idea de dar un paseo de 30 min después de cenar para reducir la glucosa y mantener la fortaleza de sus huesos. Este régimen le funcionó bien. Consiguió reducir su glucosa en ayunas a 110 mg/dL y su HbA$_{1c}$ al 6.3 %.

Resumen del caso y conclusiones

La glucosa en ayunas suele ser la más difícil de alcanzar para los pacientes y, a menudo, la más frustrante, ya que no entienden cómo sube la glucosa durante la noche, aunque no estén comiendo. Es importante informar a los pacientes sobre la producción hepática de glucosa por la noche. Además, es importante explicar a los pacientes que los ritmos circadianos normales de las hormonas endocrinas provocarán un aumento de la resistencia a la insulina a primera hora de la mañana, y en las personas con diabetes esto se traducirá en hiperglucemia en ayunas. La hiperglucemia en ayunas debida al fenómeno del amanecer suele ser una de las glucemias más difíciles de tratar. Mejorar la resistencia a la insulina o sustituir la insulina por un pico que coincida con ese momento de la mañana son excelentes formas de abordar el fenómeno del amanecer.

Referencias bibliográficas

1. Rybicka M, Krysiak R, Okopień B. The dawn phenomenon and the Somogyi effect: two phenomena of morning hyperglycaemia. *Endokrynol Pol.* 2011;62(3):276-284.
2. DeFronzo RA, Inzucchi S, Abdul-Ghani M, Nissen SE. Pioglitazone: the forgotten, cost-effective cardioprotective drug for type 2 diabetes. *Diab Vasc Dis Res.* 2019;16(2):133-143. doi:10.1177/147916 4118825376
3. Viscoli CM, Inzucchi SE, Young LH, et al; IRIS Trial Investigators. Pioglitazone and risk for bone fracture: safety data from a randomized clinical trial. *J Clin Endocrinol Metab.* 2017;102(3):914-922. doi:10.1210/jc.2016-3237.

Caso 5. Desconocimiento de la hipoglucemia

«No me siento bajo hasta que llego a 40»

Un hombre de 34 años con diabetes de tipo 1 se presenta a un examen para renovar su permiso de conducir. Padece diabetes de tipo 1 desde hace 20 años. Sus concentraciones de A$_{1c}$

han estado, por lo general, bien controladas; sin embargo, tiene algunas bajadas semanales. Está tomando insulina glargina 36 U cada día e insulina asparta a partir de 4 U por comida más extra si se «siente alto». Si baja demasiado, se salta la insulina en la siguiente comida. No comprueba su concentración de azúcar en sangre de forma constante, porque cree que puede saber si es alto o bajo en función de cómo se siente.

Se disculpa por llegar tarde a la visita de hoy. Ha salido corriendo del trabajo porque su coche está en el taller.

No tiene otras personas que le ayuden con sus bajadas y hace años que no lleva glucagón. Lleva consigo caramelos para tratar los bajadas leves.

Antecedentes médicos: diabetes de tipo 1 e hipotiroidismo.

Medicación: 36 U/día de insulina glargina, unas 4 U por comida de insulina lispro, 88 µg/día de levotiroxina.

Alergias: ninguna.

Antecedentes familiares: madre con cáncer de colon y padre con EPOC.

Antecedentes sociales: vive solo; trabaja en una cafetería.

Exploración física: altura 1.75 m, peso 57.6 kg, IMC 18.8, pulsaciones 84, respiraciones 14, PA 132/74.

General: sin preocupaciones.

Cabeza, ojos, oídos, nariz y garganta: normales, incluido examen de tiroides.

Examen CV: normal.

Examen respiratorio: normal.

Por lo demás: examen normal.

Su A_{1c} en la consulta es del 8.9 %. Su glucosa capilar en el momento del control era de 62 mg/dL. El asistente médico le recomienda que tome 15 g de carbohidratos, pero el paciente responde: «62 está bien, no me siento bajo hasta que estoy sobre los 40». Cuando el médico llega a la sala poco después, el paciente está inconsciente y empezando a convulsionar. Su glucosa de repetición es de 38 mg/dL.

 ## PREGUNTAS SOBRE EL CASO

1. ¿Es frecuente la hipoglucemia en personas con diabetes de tipo 1?
2. ¿Por qué no tiene ningún síntoma con su hipoglucemia?
3. ¿Cómo puede tratarse la «falta de conciencia hipoglucémica»?
4. ¿Por qué le midieron la glucosa en la consulta?
5. ¿Cuál es el tratamiento agudo adecuado para este paciente?
6. ¿Qué otras acciones pueden ayudar a este paciente?

 ## RESPUESTAS Y EXPLICACIONES

1. La hipoglucemia es el factor limitante del tratamiento de la diabetes. Es muy común en las personas con diabetes de tipo 1, con una frecuencia media de dos episodios a la semana y uno grave al año[1]. Un episodio grave se define como una situación en la que la persona es

incapaz de hacer frente a su hipoglucemia por sí misma y necesita la ayuda de otras personas para salvar su vida.

Como ya se ha mencionado en este capítulo, la hipoglucemia suele estar causada por un medicamento para la diabetes, normalmente insulina, sulfonilurea o meglitinida. El riesgo de que un paciente sufra un episodio hipoglucémico se multiplica por 20 con el tratamiento con insulina y por 4 o 5 con los hipoglucemiantes orales[2,3]. La hipoglucemia es peligrosa y mortal en potencia; causa entre el 4 % y el 10 % de las muertes por diabetes[4,5].

Cuando se trata a personas con diabetes de tipo 1, es importante preguntar sobre la hipoglucemia en cada visita y asegurarse de que el paciente está preparado para responder de manera eficaz a un episodio de hipoglucemia.

2. Con anterioridad se ha mencionado que hay múltiples capas de defensa para prevenir la hipoglucemia (tabla 5-1 del caso 1, *Respuesta fisiológica a la hipoglucemia)*. Las personas con diabetes de tipo 1 han perdido la función de las células β pancreáticas; no son capaces de producir insulina ni de regular su secreción. Dependen de la insulina exógena para regular la glucosa. En segundo lugar, la insulina y el glucagón tienen una secreción coordinada. Con la ausencia de secreción normal de insulina, el control acoplado del glucagón es anómalo. Esto significa que la primera línea de defensa contra la hipoglucemia para una persona con diabetes de tipo 1 es la liberación de adrenalina. La adrenalina es una respuesta contrarreguladora eficaz para la hipoglucemia. Aumenta la glucogenólisis y la gluconeogénesis en el hígado, reduce la captación y utilización de glucosa, aumenta la glucólisis por el músculo e incrementa la lipólisis en el tejido adiposo[6].

Hay varios síntomas comunes asociados a la activación del sistema nervioso autónomo debido al aumento de las concentraciones de adrenalina, como temblores, palpitaciones, sudoración y sensación de ansiedad o irritabilidad. Es importante destacar que la respuesta de la adrenalina se atenúa con los episodios repetidos de hipoglucemia. Esto significa que cada episodio puede reducir el punto de referencia glucémico antes de que el organismo libere adrenalina y eleve las concentraciones de glucosa.

Para complicar aún más las cosas, los pacientes con diabetes de tipo 1 pueden desarrollar una conciencia embotada por el aumento de adrenalina. Pueden carecer de los signos, síntomas o anomalías de los reflejos cardiovasculares típicos de la hipoglucemia. Cuando esto ocurre de forma repetida, el paciente puede desarrollar un fallo autonómico asociado a la hipoglucemia. El paciente deja de tener una respuesta mejorada de la adrenalina ante la caída de la glucemia. En ausencia de síntomas típicos que alerten al paciente de la hipoglucemia, los síntomas neuroglucopénicos se convierten en las primeras manifestaciones de la hipoglucemia[7]. Estos pacientes dejan de ser conscientes de las hipoglucemias (*v.* tabla 5-1).

3. Cuando una persona tiene múltiples episodios de hipoglucemia y la respuesta fisiológica de la adrenalina está debilitada, empezará a disminuir su consciencia y no sentirá los síntomas hasta que esté muy hipoglucémica. Esto se conoce como «inconsciencia hipoglucémica». Esta es una de las situaciones más peligrosas en una persona con diabetes. Aunque puede ocurrir en cualquier paciente con diabetes, es mucho más común en aquellos con diabetes de tipo 1[1]. Cabe destacar que la falta de consciencia hipoglucémica multiplica por 25 el riesgo de hipoglucemia de una persona[1] y es la principal causa de muerte asociada a la hipoglucemia en personas con diabetes.

Por suerte, la falta de conciencia hipoglucémica, una vez reconocida, es tratable. Para ello, es necesario reducir la insulina y la hiperglucemia permisiva durante un mínimo de 3 semanas. Al detener todos los episodios de hipoglucemia, se permite que el organismo «restablezca» el umbral de los síntomas de hipoglucemia[8]. Aunque esto pueda sonar contradictorio para muchas personas con diabetes, este enfoque puede salvarles la vida.

4. Cualquier interacción clínica con un paciente diabético debe incluir una lectura de glucosa. Esto promueve una discusión sobre su estado actual y puede ser una oportunidad para repasar los signos y síntomas de la hipoglucemia. Hay casos de pacientes que acuden a visitas sanitarias, sufren una hipoglucemia durante la visita o justo después, y luego fallecen en un accidente de tráfico. Aunque cada paciente es responsable de controlar su propia diabetes, se recomienda que los profesionales sanitarios conozcan el estado glucémico de cada persona en el momento de la atención.

5. El tratamiento de la hipoglucemia se basa en la gravedad del episodio y en el lugar donde se ha producido. Para las personas que sufren una hipoglucemia lejos de un centro sanitario o en una consulta, la «regla de los 15» debe ser el primer paso en el autotratamiento. Esto significa que deben ingerir 15 g de una glucosa de acción rápida y volver a medirse la glucemia en 15 min.

Todo paciente en tratamiento con insulina debe llevar siempre consigo una fuente de carbohidratos. Esto permitirá el tratamiento inmediato de un episodio hipoglucémico. Resulta útil proporcionar a los pacientes una lista de los alimentos que constituyen un tratamiento adecuado según la «regla de los 15» (*v.* «Ejemplo de lista de 15 gramos de carbohidratos de acción rápida»). Muchos pacientes eligen de manera incorrecta alimentos como galletas de mantequilla de cacahuete o leche como tratamiento. Aunque estos alimentos pueden ser ricos en carbohidratos, su contenido en proteínas y grasas puede retrasar la absorción de la glucosa y prolongar el episodio de hipoglucemia.

Ejemplo de lista de 15 g de carbohidratos de acción rápida:
- 1 pieza pequeña de fruta
- 1 cajita de pasas
- 1 cucharada de azúcar, miel o jarabe de maíz
- 1 tubo de gel de glucosa instantánea
- 3 caramelos de menta (con azúcar)
- 3 o 4 comprimidos de glucosa (consulte las instrucciones)
- 120 mL (media taza) de zumo o refresco normal (no *light*)

La otra parte de la «regla de los 15» consiste en que, tras ingerir un tentempié adecuado de 15 g de glucosa, la persona debe esperar 15 min y volver a medirse la glucosa. Esto puede ser difícil de hacer para muchas personas, ya que la respuesta autonómica mediada por la adrenalina hace que muchas personas tengan una sensación de fatalidad y un deseo urgente de comer más, lo que puede provocar un tratamiento excesivo de la hipoglucemia, con la consiguiente hiperglucemia. Las personas pueden aprender cómo responden sus cuerpos a los distintos alimentos y pueden llegar a autoseleccionar un alimento y una cantidad de carbohidratos preferidos para lograr una respuesta fiable.

Si la persona sufre un episodio de hipoglucemia en el que se vuelve neuroglucopénica, necesitará tratamiento urgente por parte de otra persona. Esto significa que las personas que están cerca de la persona con diabetes de forma habitual deben estar familiarizadas con los signos y síntomas de la hipoglucemia y su tratamiento. Esto requiere que la persona con diabetes comparta su estado con familiares cercanos, amigos y compañeros de trabajo, así como información sobre cuándo y cómo deben intervenir.

El tratamiento de elección para la hipoglucemia grave, tanto en el entorno comunitario como en el ambulatorio, es el glucagón. La administración de glucagón puede salvar vidas. Como se ha comentado, el glucagón forma parte del mecanismo de defensa normal del organismo frente a la hipoglucemia. Cuando se administra como medicamento, eleva con rapidez las concentraciones de glucosa.

Durante muchos años, el glucagón solo se administraba mediante el «kit rojo», un polvo que debía suspenderse en un líquido y luego inyectarse por vía subcutánea. Esto solía ser difícil de administrar por una persona no familiarizada con las inyecciones en situaciones no urgentes y era muy difícil de administrar de forma adecuada durante un episodio hipoglucémico grave[9].

En la actualidad hay múltiples formulaciones de glucagón de fácil administración. Entre ellas se incluyen una autoinyección subcutánea premezclada, un aerosol nasal y un polvo que puede constituirse en una solución inyectable. Todos los pacientes con diabetes de tipo 1 (y, en opinión del autor, todas las personas que reciben insulina) deberían recibir una receta de glucagón cada año. La mayoría no se utilizará. Las dosis que se administren es muy probable que salven la vida de alguien.

6. Durante muchos años, la comunidad médica abogó por un control muy estricto de la diabetes para prevenir complicaciones. Este enfoque evolucionó con el tiempo, con el reconocimiento de que, aunque las complicaciones microvasculares pueden reducirse con un control intensivo, puede ser a costa de la hipoglucemia y de un aumento de la mortalidad general. El paciente en este escenario se beneficiaría de repetir la educación sobre el control de la diabetes y las mejores prácticas con la insulina y la hipoglucemia. Enseñar a este paciente a alcanzar un rango de control de la glucosa que le proporcione el máximo beneficio y el mínimo riesgo le permite saber que menos no siempre es mejor.

Una recomendación importante y fácil de poner en práctica para los pacientes es utilizar un medio para identificar que tienen diabetes. Por ejemplo, una pulsera, un collar, una tobillera o, incluso, un tatuaje. Algunas personas llevan una tarjeta de identificación de la diabetes en la cartera o el bolso.

Esta práctica de autoidentificarse como persona con diabetes alerta a los demás de que, si no se está actuando con normalidad o se está inconsciente, puede ser necesario comprobar con urgencia la glucosa y tratar la hipoglucemia. Muchas personas están vivas hoy porque las personas que les brindaron los primeros auxilios pudieron intervenir con rapidez una vez que se supo que tenían diabetes.

Resumen del caso y conclusiones

El desconocimiento de la hipoglucemia es una de las situaciones más peligrosas que se dan en las personas con diabetes. Los médicos deben preguntar en cada visita si la persona con diabetes experimenta hiperglucemia y qué siente cuando le baja la concentración de azúcar. Si la persona no es consciente de la hipoglucemia, es fundamental animar al paciente a detener todos los episodios para permitir que el sistema se «reinicie» y que el organismo pueda volver a responder con normalidad. Estas acciones pueden salvar la vida de una persona.

Referencias bibliográficas

1. Cryer PE. Hypoglycemia-associated autonomic failure in diabetes. *Am J Physiol Endocrinol Metab.* 2001;281(6):E1115-E1121.
2. Amiel SA, Dixon T, Mann R, Jameson K. Hypoglycaemia in type 2 diabetes. *Diabet Med.* 2008;25(3): 245-254. doi:10.1111/j.1464-5491.2007.02341.x
3. Cengiz E, Xing D, Wong JC, et al. Severe hypoglycemia and diabetic ketoacidosis among youth with type 1 diabetes in the T1D exchange clinic registry. *Pediatr Diabetes.* 2013;14(6):447-454.
4. Patterson CC, Dahlquist G, Harjutsalo V, et al. Early mortality in EURODIAB population-based cohorts of type 1 diabetes diagnosed in childhood since 1989. *Diabetologia.* 2007;50(12):2439-2442.
5. Skrivarhaug T, Bangstad HJ, Stene LC, Sandvik L, Hanssen KF, Joner G. Long-term mortality in a nationwide cohort of childhood-onset type 1 diabetic patients in Norway. *Diabetologia.* 2006;49(2):298-305.

6. Cryer PE. Banting Lecture. Hypoglycemia: the limiting factor in the management of IDDM.. *Diabetes.* 1994;43(11):1378-1389.

7. Tesfaye N, Seaquist ER. Neuroendocrine responses to hypoglycemia. *Ann N Y Acad Sci.* 2010;1212:12-28.

8. Cryer PE. Mechanisms of hypoglycemia-associated autonomic failure in diabetes. *N Engl J Med.* 2013;369(4):362-372.

9. Settles JA, Gerety GF, Spaepen E, Suico JG, Child CJ. Nasal Glucagon delivery is more successful than injectable delivery: a simulated severe hypoglycemia rescue. *Endocr Pract.* 2020;26(4):407-415. doi:10.4158/EP-2019-0502

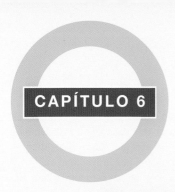

CAPÍTULO 6

Anticiparse y responder a los grandes cambios vitales

Introducción

La diabetes es una enfermedad que dura toda la vida. Y, como sucede con cualquier enfermedad crónica, cuando las circunstancias cambian, hay que hacer modificaciones. Este capítulo se centra en las transiciones importantes en el control de la diabetes que suelen coincidir con cambios vitales significativos. Estar preparado para estas transiciones puede ayudar al médico y a sus pacientes a ser proactivos y evitar, así, algunos de los escollos que, de otro modo, podrían producirse.

Caso 1. Prediabetes y prevención de la diabetes

«Me preocuparé de eso cuando tenga diabetes»

Un hombre de 32 años acude a su médico de cabecera. Se queja de dolor en los pies. Refiere dolor en los arcos de ambos pies cuando permanece de pie durante largos períodos.

El dolor es en especial intenso cuando se levanta de la cama por la mañana y cuando se pone de pie después de estar sentado mucho tiempo. El dolor mejora al caminar con zapatillas, pero empeora cuando va descalzo. Ha comprado plantillas de gel, pero no le han ayudado. Lleva varias semanas tomando naproxeno de venta libre sin que mejore su grado de dolor.

Niega tener problemas médicos crónicos. No toma ningún medicamento prescrito.

Antecedentes médicos: ninguno.

Medicamentos: solo naproxeno de venta libre.

Alergias: penicilina.

Antecedentes familiares: importantes antecedentes familiares de diabetes de tipo 2; el padre y el tío paterno murieron de enfermedad renal crónica (ERC).

Antecedentes sociales: vive con su pareja. No tienen hijos: han tenido problemas para concebir. No consume tabaco, alcohol ni drogas recreativas.

Exploración física: altura 1.75 m, peso 116.5 kg, IMC 38, pulsaciones 84, respiraciones 14, PA 142/86.

General: hombre con obesidad troncular sin estrés.

Cabeza, ojos, oídos, nariz y garganta: normales, incluido examen de tiroides.

Examen CV: normal.

Examen respiratorio: normal.

Extremidades: el paciente presenta arcos planos y dolor con la dorsiflexión de los dedos de los pies. El dolor recorre la fascia plantar de ambos pies y presenta dolor máximo a la palpación en la inserción del calcáneo (bilateralmente).

Análisis: no tiene análisis recientes.

Se le diagnostica pie plano, fascitis plantar y obesidad. Se le solicita que se haga análisis en ayunas y se le aconseja que se controle la presión al menos tres veces por semana.

PREGUNTAS SOBRE EL CASO

1. ¿Qué pruebas de laboratorio deben solicitarse y por qué?
2. ¿Tiene un diagnóstico relacionado con la diabetes?
3. ¿Cuáles son sus otros diagnósticos?
4. ¿Cuáles son los tratamientos recomendados para las personas con prediabetes?
5. ¿Hay alguna relación entre el dolor de pies y la diabetes?

RESPUESTAS Y EXPLICACIONES

1. Se trata de un hombre con obesidad y antecedentes familiares de diabetes que presenta un elevado riesgo de padecer diabetes, por lo que debe someterse a pruebas de detección de la enfermedad. Tiene antecedentes familiares importantes de enfermedad renal y presenta una presión arterial elevada. Deberá evaluarse su función renal. Además, deberán realizarse pruebas de hígado graso no alcohólico (HGNA), ya que la elevación de la presión arterial y la obesidad troncular cumplen los criterios del síndrome metabólico.

   La solicitud de pruebas de laboratorio debe incluir un perfil metabólico completo (PMC) para detectar hiperglucemia, anomalías electrolíticas, anomalías de la función renal y elevación de las transaminasas. También debe incluirse un hemograma completo, ya que el recuento de plaquetas es necesario para calcular su puntuación FIB-4 y determinar su riesgo de HGNA. Un lipidograma y A_{1c} también son importantes, ya que se sospecha que puede tener síndrome metabólico. Por último, la relación albúmina/creatinina en orina (ACr) sería útil para identificar una enfermedad renal en fase inicial. No se requieren pruebas de laboratorio específicas para su fascitis plantar. Las radiografías de los pies podrían ser una consideración para evaluar la deformidad estructural y la formación de espolón calcáneo.

   Lecturas de presión sanguínea en casa: 152/88, 148/92.

   Resultados de las pruebas de laboratorio en ayunas:

Perfil metabólico completo	Valor	Intervalo de referencia
Sodio	138	136-145 mmol/L
Potasio	4.1	3.5-5.3 mmol/L
Cloruro	104	98-110 mmol/L
Dióxido de carbono (CO_2)	24	19-30 mmol/L
Nitrógeno ureico en sangre (BUN)	21	7-25 mg/dL
Creatinina	0.8	0.5-1.10 mg/dL
Tasa de filtración glomerular estimada (TFGe)	118	>60 mL/min/1.73 m^2
Glucosa	136	65-99 mg/dL
Calcio	9.0	8.6-10.2 mg/dL
Proteína, total	7.1	6.1-8.1 g/dL
Albúmina	4.3	3.6-4.1 g/dL
Globulina	2.8	1.9-3.7 g/dL
AST (SGOT)	40	10-35 U/L
ALT (SGPT)	42	6-29 U/L
Bilirrubina total	0.7	0.2-1.2 mg/dL

Perfil metabólico completo	Valor	Intervalo de referencia
Fosfatasa alcalina	100	33-115 U/L

ALT, alanina aminotransferasa; AST, aspartato aminotransferasa; SGOT, transaminasa glutamicoxalacética sérica; SGPT, transaminasa glutamicopirúbica sérica; TFGe, tasa de tasa de filtración glomerular estimada.

Perfil lipídico	Valor	Intervalo de referencia
Colesterol, total	194	125-200 mg/dL
Triglicéridos	254	<150 mg/dL
LDL (calculadas)	100	<130 mg/dL
Colesterol HDL	32	>40 mg/dL hombres; >50 mujeres
Colesterol no HDL	162	<130

Hemograma	Valor	Gama de referencia
Recuento de leucocitos	8.0	3.8-10.8 mil/µL
Recuento de eritrocitos	4.8	3.8-5.10 millones/µL
Hemoglobina	14.3	12.6-17 g/dL
Hematócrito	48%	37-51%
Volumen corpuscular medio (VCM)	91	80-100 fL
Hemoglobina corpuscular media (HCM)	29.9	27-33 pg
Concentración media de hemoglobina corpuscular (CHCM)	32.9	32-36 g/dL
Ancho de distribución de eritrocitos (ADE)	12.7	1-15%
Recuento de plaquetas	236	140-400 mil/µL
HbA_{1c}	6.3%	<5.7%
Relación albúmina/creatinina en orina (ACr)	54 mg/G	<30 mg/G
Puntuación FIB-4	0.84	<1.3 (bajo riesgo de fibrosis avanzada)

2. Tiene una HbA_{1c} y una glucosa en ayunas ambas en el intervalo de la prediabetes. Cumple los criterios de prediabetes.

3. Su presión arterial sistólica, de 142 mm Hg, cumple los criterios de hipertensión en estadio 2. Su creatinina sérica y su tasa de filtración glomerular estimada (TFGe) son normales. Su creatinina sérica y su TFGe son normales. Por tanto, si un control repetido de ACr es superior a 30 mg/G, cumplirá los criterios de albuminuria moderada, lo que le clasificaría en el estadio G1A2 de ERC[1]. Esto podría ser el resultado de su prediabetes, su hipertensión o ambas. Teniendo en cuenta su índice de masa corporal (IMC) de 38 con otras anomalías metabólicas, se le debería diagnosticar obesidad médicamente complicada. Su alanina aminotransferasa (ALT) elevada sugiere un diagnóstico de HGNA, aunque su puntuación FIB-4 le sitúa en la categoría de menor riesgo de evolucionar a esteatohepatitis no alcohólica. Como recordatorio, una tercera de las personas que desarrollan diabetes de tipo 2 presentan una complicación el día en que se les diagnostica. Por último, también se le diagnostica fascitis plantar en la última visita.

4. Una amplia variedad de tratamientos han demostrado retrasar o prevenir el diagnóstico de diabetes de tipo 2. Las opciones de tratamiento incluyen control intensivo del estilo de vida, como demuestra el *Programa de Prevención de la Diabetes*, varios medicamentos y cirugía metabólica.

El *Programa de Prevención de la Diabetes* ha demostrado una reducción del 58 % de la diabetes de tipo 2 de nueva aparición en los menores de 60 años y del 71 % en los mayores de 60 años. La duración del programa es de 1 año y se centra en el logro de una pérdida de peso de entre el 5 % y el 7 % mediante la modificación de la dieta y el aumento de la actividad física a un mínimo de 150 min/semana. También incluye *coaching* y clases en grupo que pueden ofrecerse en persona o en línea. Cada vez más, estos programas están cubiertos por muchos planes de seguros.

Entre los medicamentos que ayudan a prevenir o retrasar el diagnóstico de diabetes, se encuentran la metformina, el inhibidor de la α-glucosidasa acarbosa, las tiazolidinedionas y los agonistas del receptor del péptido 1 similar al glucagón (GLP-1RA)[2-5]. Hasta la fecha, la Food and Drug Administration (FDA) de Estados Unidos no ha aprobado ningún medicamento para tratar la prediabetes. En el pasado, la metformina se ha utilizado con mayor frecuencia en personas consideradas de alto riesgo de desarrollar diabetes de tipo 2, en especial si la HbA_{1c} es superior al 6.0 %.

En personas con ligera obesidad con prediabetes, la cirugía bariátrica (también conocida como cirugía metabólica) ha demostrado reducir el riesgo de progresión a diabetes de tipo 2 en un grado al menos dos veces superior al de las intervenciones sobre el estilo de vida. Cabe destacar que la reducción del riesgo persiste durante, al menos, 10 años después de la cirugía[6]. El paciente de este caso práctico tiene múltiples problemas relacionados con el metabolismo. Es importante informarle de la gravedad de sus riesgos para la salud y, al mismo tiempo, hacerle saber que se puede hacer mucho para detener o, al menos, retrasar su progresión.

Intervención	Período de seguimiento	Reducción del riesgo de DM2
Fármacos antihiperglucémicos		
Metformina[2]	2.8 años	31 % ($P < 0.001$)
Acarbosa[3]	3.3 años	25 % ($P - 0.0015$)
Pioglitazona[4]	24 años	72 % ($P < 0.001$)
Liraglutida[5]	3.1 años	66 %
Intervenciones para perder peso		
Cirugía bariátrica[6]	10 años	75 % ($P < 0.001$)
		(valor de *P* frente a placebo)

DM2, diabetes *mellitus* de tipo 2.

5. Puede ser. La fascitis plantar suele aparecer en personas que no padecen diabetes. Sin embargo, en personas con diabetes que han sufrido una hiperglucemia sostenida puede aparecer una afección denominada «neuropatía diabética». De forma clásica, afecta los dedos y se caracteriza por la incapacidad de extender en su totalidad las articulaciones metacarpofalángicas. Este hecho está relacionado con el acortamiento de los tendones y los tejidos miofasciales debido a la glucosilación y puede provocar dolor, lesiones y alteraciones crónicas de las articulaciones[7].

Seguimiento del caso:
Se informó al paciente de que, según sus resultados de laboratorio, presentaba múltiples anomalías metabólicas relacionadas con la obesidad. Además, se le dijo que la presencia de proteínas en la orina sugería que corría el riesgo de padecer una enfermedad renal progresiva. Se le explicaron con detalle los resultados de laboratorio y se discutieron sus opciones. Se le informó de que su relativa juventud le daba la oportunidad de elegir cualquiera de los tratamientos mencionados para ayudar a retrasar o prevenir su progresión a diabetes de tipo 2. Además, se le aconsejó que una pérdida de peso importante también ayudaría a tratar su presión arterial elevada y sus anomalías hepáticas. Se hizo hincapié en realizar cambios proactivos para «proteger la salud», reforzando que, en la actualidad, los sistemas de su cuerpo funcionaban bien y que realizar cambios efectivos ahora ayudaría a mantener su salud en el futuro.

A pesar de esta orientación, respondió que esperaría y se preocuparía de eso cuando tuviera diabetes. No estaba motivado para cambiar su alimentación ni aumentar su grado de actividad. Atribuyó su elevada presión arterial al consumo excesivo de café, por lo que planeó reducirlo. Aceptó volver al cabo de 1 mes para volver a comprobar su presión arterial y repetir su concentración de albúmina en orina.

Antes de reaccionar a su respuesta, es interesante adoptar la perspectiva del paciente. Vino por un dolor en el pie y ahora le dicen que tiene múltiples problemas médicos y es muy probable que esté abrumado. Puede que merezca la pena hacerle saber que se le ayudará a sentirse mejor y que se pretende desarrollar un plan que él pueda ayudar a decidir y poner en práctica para reducir el riesgo de estos otros problemas.

Otros pacientes pueden no estar preparados para comprometerse. Es un buen momento para decirles que su médico se preocupa por su bienestar. Hay que hacerles saber que su médico puede ser un recurso de información y apoyo y que, cuando estén preparados, estará ahí para ayudarles. Esto permite al paciente verle como un socio en su salud.

Resumen del caso y conclusiones

La prediabetes afecta a una tercera parte de los estadounidenses. Se sabe que la diabetes de tipo 2 puede, en gran medida, prevenirse o retrasarse. Sin embargo, para ello es necesario, en primer lugar, identificar la enfermedad y, en segundo lugar, que la persona afectada responda de forma proactiva. El papel como clínicos consiste en utilizar estrategias de detección eficaces, comunicar la importancia de la prediabetes a los pacientes e inscribirlos en programas eficaces de reducción del riesgo basados en pruebas, como el *Programa de Prevención de la Diabetes* u otros tratamientos basados en la evidencia[8].

Referencias bibliográficas

1. de Boer IH, Khunti K, Sadusky T, et al. Diabetes management in chronic kidney disease: A consensus report by the American Diabetes Association (ADA) and Kidney Disease: Improving Global Outcomes (KDIGO). *Diabetes Care.* 2022;45(12):3075-3090. doi:10.2337/dci22-0027
2. Diabetes Prevention Program Research Group. Reduction in the incidence of type 2 diabetes with lifestyle intervention or metformin. *N Engl J Med.* 2002;346:393-403.
3. STOP-NIDDM Trial Research Group. Acarbose for prevention of type 2 diabetes mellitus: the STOP-NIDDM randomised trial. *Lancet.* 2002;359:2072-2077.
4. Defronzo RA, Tripathy D, Schwenke DC, et al. Pioglitazone for diabetes prevention in impaired glucose tolerance. *N Engl J Med.* 2011;364(12):1104-1115.
5. le Roux CW, Astrup A, Fujioka K, et al. 3 years of liraglutide versus placebo for type 2 diabetes risk reduction and weight management in individuals with prediabetes: a randomised, double-blind trial.. *Lancet.* 2017;389(10077):1399-1409. doi:10.1016/S0140-6736(17)30315-X

6. Carlsson LM, Peltonen M, Ahlin S, et al. Bariatric surgery and prevention of type 2 diabetes in Swedish obese subjects. *N Engl J Med*. 2012;367:695-704.
7. Edrees A. Diabetic cherioarthropathy, a clue for uncontrolled diabetes: Caso report and review of the literature. *Clin Med Rev Caso Rep*. 2020;7:327. doi:10.23937/2378-3656/1410327
8. Prevent T2D Curriculum. https://nationaldppcsc.cdc.gov/s/article/Introducing-the-Revised-Prevent T2-Curriculum3

Caso 2. Aumentar la responsabilidad en el autocuidado

«La policía de la diabetes»

Una mujer de 30 años acude a su primera consulta específica de diabetes. En la visita de hoy le acompaña su hermana Rose. Poco después de presentarse, Rose le informa de que no suele acudir a las citas de su hermana, pero que hoy tenía que hacerlo porque alguien tenía que «delatarla». Hasta hace poco la paciente vivía con su madre, pero tras la muerte de esta, hace 6 meses, la paciente se mudó con Rose. A Rose le preocupa que su hermana no se esté cuidando. Informa de que su hermana «toma azúcar y no cuida su alimentación». Al parecer, su madre asumió la mayor responsabilidad de controlar la diabetes de la paciente. Según Rose, la madre le preparaba las comidas, le controlaba el azúcar en sangre y se aseguraba de que tomara sus medicamentos. Rose no tiene diabetes, pero tiene amigos que sí la padecen. Le dijeron que la diabetes debe controlarse con una alimentación basada en «no comer nada blanco».

La paciente, por su parte, afirma que no tiene problemas para cuidarse y que su hermana no entiende la diabetes. No solo consume azúcares; intenta prestar atención a su alimentación. Le gusta desayunar huevos con tostadas (o avena). La comida suele ser ensalada y la cena sopa o ensalada con carne. Le gusta comer arroz, pero le sube demasiado el azúcar, así que, cuando lo come, solo toma media taza. No se olvida de ponerse la insulina y se la pone a la hora de comer. Admite que no se controla el azúcar en sangre con la frecuencia que debería. Se frustra mucho cuando le sube la glucosa sin motivo aparente, así que, a veces, deja de hacerlo. Le gusta comer y no quiere que la molesten por lo que come.

No ha llevado su glucómetro a la cita y explica que Rose la sacó a toda prisa para que no llegaran tarde. Promete traer el medidor la siguiente vez. Tiene la sensación de que su glucosa varía mucho, de 50 mg/dL a 300 mg/dL el mismo día. No puede identificar ningún patrón regular. Sabe cuándo le baja la glucosa porque tiembla y empieza a sudar. Cuando se siente baja, bebe jugo.

Antecedentes médicos: diabetes de tipo 1 (14 años), hipotiroidismo (10 años).

Medicación: 24 U de insulina glargina al acostarse, insulina asparta con una proporción de 1:10 para carbohidratos, más 1:30 por encima de 130 antes de cada comida (a menudo, calcula la comida y la corrección).

Alergias: ninguna.

Antecedentes familiares: trastornos tiroideos en su madre y su hermana.

Antecedentes sociales: vive con su hermana, trabaja en la biblioteca pública, camina 30 min/día, no fuma ni consume alcohol.

Exploración física: altura 1.70 m, peso 62 kg, IMC 21.5, pulsaciones 84, respiraciones 14, PA 118/72.

General: adulta sana sin estrés.

Cabeza, ojos, oídos, nariz y garganta: normales, incluido examen de tiroides.

Examen CV: normal.

Examen respiratorio: normal.

Extremidades: pulsaciones normales, sensación normal al monofilamento y vibración.

Piel: sin alteraciones cutáneas; puntos de inyección con signos de infección o alteraciones subcutáneas.

Puntos de atención en los resultados de laboratorio:

Glucosa: 248 mg/dL.

HbA$_{1c}$: 7.9 %.

 PREGUNTAS SOBRE EL CASO

1. ¿Qué recomendaciones iniciales deberían hacerse para esta paciente?
2. ¿Qué consejo, en su caso, debe darse a la hermana de la paciente?
3. ¿Qué información clave debe compartir una persona con diabetes con sus amigos y familiares?
4. ¿Qué información clave se debería revisar con esta paciente y su hermana?
5. ¿Cuáles deberían ser los siguientes pasos del tratamiento?

 RESPUESTAS Y EXPLICACIONES

1. Hay mucho que explorar en la primera visita de un paciente con diabetes. A menudo, es positivo abrir la entrevista con: «cuénteme su historia sobre la diabetes». Esto anima al paciente a compartir información con sus propias palabras y a no preocuparse por decirle al médico lo que «quiere oír».

   Es importante animar al paciente a que describa cómo le diagnosticaron, qué le ha funcionado de manera tradicional y qué no le ha funcionado. A menudo, el paciente también puede compartir las influencias positivas y negativas de su vida que afectan el control de su diabetes. Es importante no interrumpir al paciente mientras «cuenta su historia». A continuación, se le puede animar a que hable de sus actividades, intereses, aficiones, etc., cosas que le gustan fuera del control de la diabetes.

   Es habitual que las personas con diabetes digan que creen que su diabetes les define. Los pacientes confiarán más en los cuidadores que muestren interés por ellos como personas y no como enfermedades.

   También resulta positivo preguntar cuáles son los objetivos de la visita. Esto permite dar prioridad a los aspectos de la atención que mejor ayudarán al paciente. No siempre hay que introducir cambios en un régimen de tratamiento en la primera visita, sobre todo si no se dispone de datos que lo justifiquen. Las prioridades en la primera visita son establecer una buena relación con el paciente y abordar sus necesidades inmediatas. La mayoría de los pacientes están más abiertos a los cambios de tratamiento cuando tienen la sensación de que el médico entiende su tratamiento actual y está familiarizado con sus experiencias pasadas.

A partir de aquí, se puede preguntar al paciente qué le ha funcionado bien en términos de control de la glucosa y en qué concentraciones de glucosa se siente mejor. (Hay que tener en cuenta que esto no siempre está dentro del intervalo normal). Una vez que se tiene una idea de dónde se sienten mejor, se explora con qué frecuencia tienen bajadas, lo que sienten durante estas bajadas, así como con qué frecuencia tienen subidas y cómo se sienten. Identificar cuándo y en qué circunstancias una persona se encuentra «en su mejor momento» en lo que respecta al control de la diabetes puede proporcionar información fundamental sobre los sistemas de apoyo que funcionan mejor para cada paciente.

Sería interesante volver a ver a esta paciente en un par de semanas y pedirle que trajera sus lecturas de glucosa e información detallada sobre su horario diario. Esto proporcionará información fundamental para poder hacer recomendaciones de tratamiento seguras y eficaces. Su segunda visita también es un buen momento para introducir la tecnología de la diabetes, como el uso de un monitor continuo de glucosa (MCG) para ayudar a comprender su evolución de la glucosa a lo largo de 24 h.

En este caso, hay que tener en cuenta un factor adicional. Parte de la «historia» de esta paciente es que ha tenido una «acompañante» diabetológica toda su vida. Esto no es habitual en alguien de su edad y es probable que esté afectando su capacidad para controlar su enfermedad de la forma más eficaz posible. Esta dinámica de «acompañante» es más común en pacientes con diabetes de tipo 1, sobre todo en aquellos a los que se les diagnostica por primera vez a una edad muy temprana.

En este caso, no está claro cómo o por qué empezó este patrón de conducta terapéutica. Puede deberse a la resistencia de toda la familia a adaptarse al diagnóstico de diabetes de la paciente. Puede estar relacionado con la reticencia de la propia paciente a asumir la responsabilidad de su autocontrol. En cualquier caso, la dinámica entre la paciente y su hermana indica que ambas podrían beneficiarse de una visita a un especialista en educación y atención diabetológica. El especialista puede proporcionarles un conjunto unificado de información de la qué aprender y ayudarles a trabajar juntas de forma más productiva.

2. Atender a pacientes con diabetes y gestionar, al mismo tiempo, las expectativas de sus familiares puede ser todo un reto. Esto puede resultar difícil en especial cuando el paciente es adulto. Es importante poder interactuar con esta paciente de forma que respete su autonomía. Al mismo tiempo, es importante reconocer las preocupaciones de Rose, entendiendo que su deseo de estar presente en la visita de hoy tal vez esté motivado por una sincera preocupación por su hermana.

Es fundamental que ambas hermanas entiendan que las necesidades de la paciente son la prioridad del médico. Como ya se ha dicho, es su historia con la diabetes la que tiene que contar. En este caso, se le podría preguntar directamente a la paciente si le parece bien dejar hablar a su hermana. Esta interacción debe ser breve. Se reconocerían con claridad las preocupaciones de Rose. Al mismo tiempo, se le debería hacer saber a Rose que, aunque su opinión se agradece en gran medida, hay que centrarse, sobre todo, en la paciente. Equilibrar las necesidades del paciente con los deseos de la familia es importante; se pretende que la contribución de todos a los cuidados sea positiva y productiva.

Que Rose sepa que sus preocupaciones han sido escuchadas y que va a ser ayudada con el autocontrol de la diabetes puede ser un gran alivio para ella. Podría haber asumido que la salud y el bienestar de la paciente eran responsabilidad suya. Además, pedirle que forme parte del equipo asistencial de su hermana y que participe en la educación diabetológica (suponiendo que su hermana esté de acuerdo) genera confianza. Es crucial que ella y la paciente sepan que su médico puede ser un recurso para ellas.

3. Ante todo, una persona con diabetes es la encargada de compartir la información sobre su diabetes con sus amigos y familiares. Las personas con diabetes de tipo 1 toman cientos de decisiones cada día sobre su autocuidado y decidir a quién contárselo y qué contarle es una decisión más. Apoyar la autonomía personal y la autodivulgación es fundamental en la relación paciente-médico. Las personas con diabetes que sienten que su médico «apoya su autonomía» muestran más motivación para regular sus concentraciones de glucosa en sangre, lo que, a su vez, conduce a mejoras en las concentraciones de A_{1c}[1].

Debe recomendarse a los pacientes que compartan algunos aspectos clave con sus familiares y amigos:

1. Conocer el tipo de diabetes, sus causas generales y los principios generales de tratamiento.
2. Cómo medir su glucosa, para recibir ayuda en caso de necesitarla.
3. Saber qué lecturas son «demasiado altas» o «demasiado bajas» y si necesita ayuda.
4. Saber identificar los signos de hipoglucemia.
5. Conocer y sentirse cómodo tratando emergencias hipoglucémicas con glucagón y cuándo alertar a los servicios de emergencias médicas.
6. Qué consejos y estilos de comunicación le resultan más útiles cuando tiene dificultades.

4. En este caso concreto, lo mejor sería empezar por el principio con esta paciente y su hermana. Esto incluye aclarar el diagnóstico para todos los implicados y asegurarse de que los esfuerzos de tratamiento son apropiados para el tipo de diabetes. Por ejemplo, debe asegurarse de que la paciente y su hermana sepan que tiene diabetes de tipo 1 y no al revés. Hay que animar a la paciente a hablar con su hermana sobre lo que necesita para ayudarle a controlar su diabetes. Esto puede resultar incómodo al principio, pero expresar sus necesidades y establecer límites es fundamental para unas relaciones familiares sanas. Además, es necesario recalcar a la hermana que este tipo de diabetes es una enfermedad autoinmunitaria y no una enfermedad inducida por la dieta. Dicho esto, hay mucho que se puede hacer para ayudar a controlar la enfermedad de la paciente.

El segundo punto de educación sería centrarse en la entropía de base que se produce con la diabetes de tipo 1. Muchas cosas pueden afectar a la glucosa aparte de los alimentos, las bebidas y la insulina[2]. Es importante informar a la paciente y a su hermana de que la calidad del sueño, el estrés, el dolor y la presión barométrica son solo algunos de los factores que se sabe que afectan las lecturas de glucosa, en especial en las personas con diabetes de tipo 1. Reconocer esta característica permite a los pacientes y a sus familias tomar decisiones más informadas[2] y centrarse en aquellas cosas que pueden controlar.

Por último, habrá que trabajar con el paciente y su familia para determinar cuáles son las líneas de responsabilidad. La mayoría de los adultos con diabetes de tipo 1 controlan su propia diabetes, lo que incluye la monitorización de la glucosa, la nutrición, la resolución de problemas y la administración de insulina. Los miembros de la familia suelen desempeñar un papel secundario, ayudando a resolver problemas y prestando asistencia cuando se producen excursiones graves de la glucosa, incluida la hiperglucemia con cetosis y la hipoglucemia[3]. El equipo sanitario puede proporcionar tanto información objetiva como recursos para ayudar a las personas a controlar su diabetes de forma óptima. Hay que hacerles saber que hay todo un equipo sanitario disponible para ayudarles cuando lo necesiten. Otros recursos incluyen tecnologías como bolígrafos inteligentes, MCG y sistemas de bomba de insulina que pueden aligerar la carga de trabajo.

La familia y los amigos suelen ser la principal red de apoyo de los pacientes con diabetes. Hay información importante que los pacientes pueden querer compartir para ayudarles a salir adelante y mantener su seguridad. El diagnóstico de diabetes es un buen punto de partida. En este caso, es importante asegurarse de que la paciente y su hermana entienden que tiene diabetes de tipo 1.

Se ha de aclarar que este tipo de diabetes es una enfermedad crónica. Hacer entender que este tipo de diabetes es una afección autoinmunitaria y no inducida por la dieta puede ayudar a abordar cualquier vergüenza que la paciente sienta por su diabetes, así como ayudar a mitigar la culpa externa que, a veces, los familiares y amigos echan a las personas con diabetes. Nadie tiene la culpa de su diabetes. Cuanto más se pueda hacer para abordar el estigma de la diabetes, empezando por los pacientes y sus familiares, mejor se podrá apoyar y cuidar a las personas con esta enfermedad crónica.

5. Ciertas cosas deben hacerse en esta cita:
    1. Debe aclararse quién es el responsable de las inyecciones de insulina del paciente. Lo ideal es que sea el paciente. Con independencia de quién realice las inyecciones, hay que confirmar que sabe cuándo administrarlas, cómo calcular de manera correcta las dosis del paciente y cómo administrarlas.
    2. Es importante que tanto la paciente como su hermana conozcan los signos y síntomas de la hipoglucemia. Esta es una gran oportunidad para repasar la regla del 15. Y, lo que es más importante, hay que asegurarse de que esta paciente tiene una receta de glucagón y de que ambas hermanas entienden cómo y cuándo utilizarlo.
    3. Se debe confirmar quién tendrá el control y asumirá la responsabilidad principal del cuidado de la diabetes de la paciente. Una vez más, es importante que la hermana sepa que el médico está ahí para proporcionar orientación y apoyo, pero una de las dos, o ambas, controlarán la diabetes de la paciente. Debido a la dinámica de esta familia, estos papeles deben establecerse con claridad.
    4. Deben revisarse las instrucciones de dosificación de insulina de la paciente, así como las expectativas de autocontrol. Hay que asegurarse de que la paciente dispone de recetas de todo lo que necesita para administrarse la insulina y controlar su glucemia.
    5. Debe concertarse una cita para que ambas hermanas se reúnan con un especialista en educación y atención diabetológica.
    6. Debe discutirse brevemente la agenda de la siguiente cita. En esa visita, hay que centrarse en evaluar su control de la glucosa. Se le solicitará a la paciente que vuelva en 1 o 2 semanas con su medidor. De manera alternativa, si ella está dispuesta, se podría pedir un MCG.
    7. Por último, hay que asegurarse de que ambas saben cuándo y cómo pedir ayuda.

Además de estos elementos, también hay que verificar que la paciente tiene acceso a sus medicamentos, suministros y recambios. Se necesitará más información para saber qué hacer a continuación, por lo que se pedirá a la paciente que vuelva en 1 o 2 semanas con su medidor. Como alternativa, si la paciente está dispuesta a ello, podría colocarse un MCG para que se puedan recopilar más datos a partir de los cuales elaborar el mejor plan de tratamiento posible.

Resumen del caso y conclusiones

Controlar la diabetes puede ser todo un reto. Un fuerte apoyo social y psicológico puede aliviar la carga de esta gestión. La familia y los amigos pueden ser valiosos aliados. Sin embargo, la persona con diabetes debe ser la principal responsable de su cuidado. Asumir el control de la diabetes de otra persona no es apoyarla. Establecer con claridad las funciones y responsabilidades ayuda a promover la autonomía del paciente en el autocontrol de la enfermedad.

Referencias bibliográficas

1. Williams GC, Freedman ZR, Deci EL. Supporting autonomy to motivate patients with diabetes for glucose control. *Diabetes Care*. 1998;21(10):1644-1651.
2. Bright Spots-Factors that affect glucose in type 1 diabetes. Accessed December 30, 2022. https://diatribe.org/poster-now-available-42-factors-affect-blood-glucose
3. ElSayed NA, Aleppo G, Aroda VR, et al; on behalf of the American Diabetes Association. 5. Facilitating Positive Health Behaviors and Well-being to Improve Health Outcomes: Standards of Care in Diabetes—2023. *Diabetes Care*. 1 January 2023;46(Suppl_1):S68-S96. doi:10.2337/dc23-S005

Caso 3. Adulto joven con diabetes de tipo 1

«Diabetes de tipo 1 2.0»

Un hombre de 22 años acude a la consulta como paciente nuevo para establecer la atención diabetológica. Acaba de graduarse en la universidad y se mudó a la zona hace varios meses para empezar un nuevo trabajo. Se le diagnosticó diabetes de tipo 1 cuando tenía 12 años y entró en cetoacidosis diabética (CAD). Los primeros años tras el diagnóstico, controló la diabetes bastante bien. Las cosas empeoraron cuando empezó el instituto. Ya no quería tener diabetes, así que la ignoró casi por completo. También le diagnosticaron enfermedad celíaca cuando estaba en 10.º curso. Todo lo que le gustaba comer le sentaba mal. Entró y salió del hospital varias veces con CAD. Le fue un poco mejor cuando estaba en la universidad y le veían de manera periódica en el centro de salud estudiantil. Utilizaba lo que le recetaban, pero, en realidad, no controlaba su glucemia ni prestaba mucha atención a su dieta. Ahora que tiene un nuevo trabajo, seguro médico y novia, cree que ha llegado el momento de controlar mejor su diabetes.

Perdió su seguro después de graduarse y no podía pagar sus recetas, así que compró algunas insulinas isófanas (NPH, *Neutral Protamine Hagedorn*) y Regular, hasta que pudo conseguir una cita. También compró un medidor y ha estado controlando sus concentraciones de azúcar en sangre durante las últimas semanas. Aprendió a contar los carbohidratos cuando le diagnosticaron por primera vez la enfermedad y ha estado utilizando la proporción que le dieron en la universidad. No estaba seguro de cuál debía ser su dosis basal, así que la buscó en Internet y la calculó en función de su peso. Ha evitado el gluten y los carbohidratos y bebe mucha menos cerveza que en la universidad. Intenta comer tres o cuatro veces al día alimentos ricos en proteínas y bebe mucha agua. Ha tenido muchos altibajos. Le gustaría empezar un nuevo plan de tratamiento. Se sentía bastante bien con sus insulinas anteriores y quiere saber si puede volver a utilizarlas o, incluso, una bomba. También está interesado en utilizar un MCG. Hoy ha traído su medidor y su cuaderno de registro para poder ver lo que ha estado haciendo.

Antecedentes médicos: diabetes de tipo 1 (10 años), enfermedad celíaca (6 años).

Medicación: toma 14 U de NPH por la mañana y 12 U por la tarde y Regular en las comidas con una proporción 1:15 para carbohidratos y 1:50 por encima de 200 mg/dL (a menudo, tomará bolos fijos). Última prescripción: 20 U de insulina degludec al acostarse, insulina lispro con una proporción 1:15 para carbohidratos más 1:50 por encima de 200 antes de cada comida.

Alergias: ninguna.

Antecedentes familiares: ninguno conocido.

Antecedentes sociales: vive con su pareja, no fuma, toma alcohol y marihuana de manera ocasional. No hace ejercicio regular, sigue una dieta sin gluten.

Exploración física: altura 1.75 m, peso 71.2 kg, IMC 23.3, pulsaciones 84, respiraciones 14, PA 118/72.

General: adulto sano sin estrés.

Cabeza, ojos, oídos, nariz y garganta: normales, incluido examen de tiroides.

Examen CV: normal.

Examen respiratorio: normal.

Extremidades: pulsaciones normales, sensibilidad normal al monofilamento y a la vibración.

Piel: sin alteraciones cutáneas; puntos de inyección intactos sin signos de infección en el abdomen, los brazos y los muslos.

Puntos de atención en los resultados de laboratorio:

Glucosa: 248 mg/dL.

HbA$_{1c}$: 8.8 %.

Registros de glucosa:

	Do	Lu	Ma	Mi	Ju	Vi	Sa
En ayunas	78	128	85	99	120	105	168
2 h después del desayuno	160	153	188	180			
Antes del almuerzo	132	110	95	140	113	103	99
Glucosa plasmática posprandial a las 2 h del almuerzo			54		66		
Antes de la cena	159	165	140	174	183	155	143
Glucosa plasmática posprandial a las 2 h de cenar							
Hora de acostarse	130	109	177	156	199	180	174

PREGUNTAS SOBRE EL CASO

1. ¿Por dónde debe empezarse con este paciente?
2. ¿Cómo se le puede ayudar a volver a su horario normal de insulina?
3. ¿Qué otras herramientas pueden ofrecérsele?
4. ¿Qué pruebas de laboratorio iniciales deben obtenerse?
5. ¿Cómo se previene el fracaso en el seguimiento de los jóvenes con diabetes?

RESPUESTAS Y EXPLICACIONES

1. En primer lugar, hay que felicitarle por sus éxitos y por cómo está construyendo su vida. Es importante agradecerle que haya compartido su historia y que se haya preocupado por él.

Hay que hacerle saber que el deseo de su médico es ser un recurso para ayudarle a alcanzar sus objetivos de salud más amplios. En general, en la primera reunión es importante invitar a los pacientes a invertir en su propia salud formando una asociación con su médico y su equipo.

2. El paciente ha dicho que le gustaría reanudar su régimen de insulina anterior. Este puede ser un punto de partida razonable; sin embargo, se desconoce cómo era su control previo. En general, la insulina NPH se administra de dos a tres veces al día. La NPH difiere de otras insulinas basales en que tiene un pico de actividad significativo. En función de cuándo se dosifique, puede cubrir algunas excursiones de glucosa durante las comidas. Dado que se utilizará insulina prandial para cada comida, se puede empezar con una dosis de insulina análoga basal un poco inferior. Un punto de partida razonable es entre el 80 % y el 100 % de la dosis de NPH. El paciente está tomando 26 U/día en total de NPH, por lo que puede empezarse con 22 U de insulina degludec dosificadas una vez al día.

Existe una conversión 1:1 entre la insulina humana regular (R) y los análogos de insulina de acción rápida. Se puede sustituir fácilmente por la que cubra su seguro.

Es posible que la proporción que aprendió de adolescente ya no sea correcta para él. Esta es una gran oportunidad para evaluar su confianza utilizando una escala de proporción y corrección de carbohidratos. Si se siente cómodo contando carbohidratos, se le podría preguntar si cree que su proporción es correcta. Puede que aporte información valiosa sobre su dosis de insulina. Si no está seguro, se debería empezar con su proporción y escala de corrección anteriores, pedirle que controle de cerca sus lecturas de glucosa y que vuelva al cabo de varias semanas para revisarlas juntos.

Si no se siente cómodo con el recuento de carbohidratos y el uso de una báscula correctora, habría que animarle a que se reúna con un especialista en educación y atención diabética. Revisar la educación diabetológica podría ser muy útil para él ahora que es un adulto con nuevas circunstancias vitales. Sin duda, sus necesidades de aprendizaje son muy diferentes ahora que cuando se le diagnosticó. Dado que ha expresado su interés por una bomba de insulina, es mucho más importante que reciba educación y formación específicas y que sepa contar los carbohidratos con precisión.

En el caso 4 del capítulo 2[1-3], hay una lista de habilidades específicas recomendadas que es aconsejable compartir con los adultos jóvenes con diabetes de tipo 1.

3. Ya ha expresado su interés en empezar a utilizar una bomba y un MCG. Se le podrían presentar algunas de las opciones disponibles de bombas, bolígrafos inteligentes, dispositivos híbridos de circuito cerrado y sistemas de monitorización continua de la glucosa. Si está interesado, se le puede recomendar la página web de la Asociación Americana de Diabetes o a Diabeteswise.org para que revise lo que hay disponible[2,3]. Como ya se ha dicho, son aspectos que se pueden tratar con el especialista en educación y atención diabetológicas y que se pueden volver a tratar en el seguimiento.

4. Las pruebas de laboratorio que suelen solicitarse para las personas con diabetes incluyen análisis de sangre para evaluar la función hepática y renal, el control de la glucosa, las concentraciones de lípidos y un análisis de orina para detectar enfermedades renales relacionadas con la diabetes. Un hemograma puede ser útil para confirmar las concentraciones normales de hemoglobina para la precisión de la HbA$_{1c}$. Para los pacientes con diabetes de tipo 1, es razonable añadir algunas pruebas de detección adicionales para otras enfermedades autoinmunitarias. Entre ellas se incluyen las pruebas de detección de la enfermedad tiroidea y la enfermedad celíaca[4].

Se sabe que este paciente es celíaco. Las personas con enfermedad celíaca activa pueden tener carencia de hierro, calcio, magnesio, zinc, folato, niacina, riboflavina, vitamina B$_{12}$ y vitamina D. También pueden tener carencia de proteínas. Sería conveniente analizar también estas concentraciones.

Las personas con diabetes de tipo 1 deben hacerse los siguientes análisis, al menos, una vez al año:

IMC (perfil metabólico básico) para controlar la función renal.

1. Relación albúmina/creatinina en orina (ACr o microalbúmina).
2. Tirotropina (TSH) para buscar enfermedades autoinmunitarias.

Las personas con diabetes de tipo 2 deben hacerse los siguientes análisis, al menos, una vez al año:

1. PMC para monitorizar la función renal y elevaciones de transaminasas asociadas con hígado graso no alcohólico (HGNA).
2. Relación albúmina/creatinina en orina (ACr o microalbúmina).
3. B_{12}, si toma metformina.
4. Hemograma (perfil metabólico completo) para ayudar en la evaluación del HGNA y ERC.

Se piden análisis periódicos en función de los tratamientos actuales y del control:

1. HbA_{1c}.
2. Perfil lipídico.
3. Relación albúmina/creatinina en orina (ACr o microalbúmina) (si es elevada).

Otras pruebas de detección específicas de la diabetes de tipo 1:

1. Perfil celíaco: debe realizarse, al menos, una vez en un estilo de vida; la recomendación de frecuencia varía.

5. En el capítulo 2 se explica que muchas personas diagnosticadas de diabetes (tanto de tipo 1 como de tipo 2) en la infancia y que recibieron su atención a través de centros especializados presentan elevadas tasas de abandono al pasar a la atención médica de adultos[5]. Para evitar que esto suceda, se recomienda que, a medida que los pacientes dejan la atención pediátrica, su equipo de especialistas coordine la atención con los equipos de atención primaria o de especialistas en diabetes para adultos. Esto ayuda a garantizar un traspaso eficaz[5] y proporciona un apoyo más coherente al paciente que pasa de regímenes de autocuidado dependientes a independientes.

Por desgracia, la evolución sin fisuras del tratamiento pediátrico al de adultos no se produce de forma sistemática. Los adultos jóvenes con diabetes de tipo 1 que salen de la atención pediátrica especializada, a menudo, se encuentran con que su primer contacto con la medicina de adultos es con un médico de atención primaria. El primer encuentro puede suponer un reto tanto para el paciente como para el profesional. Desde el punto de vista del paciente, es posible que falte la variedad de recursos a la que está acostumbrado. Puede notar que nadie descarga de manera inmediata sus datos o que no le realizan una punción capilar. Por otro lado, es posible que el médico no se sienta cómodo tratando a un paciente con diabetes de tipo 1. La mayoría de los médicos de familia se sienten cómodos con la diabetes de tipo 2, pero tienen menos conocimientos sobre los regímenes de insulina complejos y las necesidades del paciente de tipo 1. La intención de esta obra es ayudar a salvar esa distancia.

Hay que acoger con entusiasmo a estos pacientes en la atención sanitaria de adultos. Hay que animarlas a compartir sus experiencias y necesidades personales. Hay que asegurarles que los médicos de familia están bien preparados para gestionar los estados de enfermedad crónica o coordinar la atención si es necesario. Hay que informarles de que puede que tengan que aprender nuevas formas de hacer las cosas en el sistema sanitario de adultos, pero que no tendrán que hacerlo solos.

A continuación, se ofrecen algunos consejos adicionales que pueden ayudar a que la transición sea más fácil para el médico y para el adulto joven con diabetes de tipo 1:

1. Dedicar más tiempo a este paciente. Se necesitará más tiempo para conocerlo y revisar su historial médico para elaborar un plan de futuro.
2. Si es posible, se ha de colaborar con su endocrinólogo pediátrico para hablar con ellos y sus familias sobre la transición a la edad adulta. Si está en el mismo lugar, se puede programar una reunión con el endocrinólogo pediátrico.
3. Organizar reuniones de apoyo entre iguales con los pacientes adultos jóvenes para que puedan compartir sus experiencias. Si hay enfermeras, trabajadores sociales o psicólogos, hay que invitarlos a todos a reunirse para hablar de la transición a adulto.
4. Considerar la posibilidad de compartir las citas médicas con los pacientes adultos jóvenes con diabetes de tipo 1.
5. Estar abierto a contactar con pacientes adultos jóvenes de diferentes maneras. Las llamadas telefónicas y los correos electrónicos pueden no ser la mejor forma de ponerse en contacto con ellos.

Resumen del caso y conclusiones

Los adultos jóvenes con diabetes de tipo 1 suelen encontrarse con un médico de atención primaria para que les ayude con el control de su diabetes como primera cita médica que hacen solos. La primera cita puede ser un acontecimiento sorprendente, tanto para el paciente como para el médico. La atención primaria está bien preparada para ayudar a proporcionar una atención basada en la evidencia a las personas a lo largo de todas sus transiciones vitales. Esto es, quizá, más cierto en el caso del tratamiento de las personas con diabetes de tipo 1. Aunque muchos médicos de atención primaria para adultos no están acostumbrados a los sistemas de atención pediátrica ni a seguir a las personas a medida que maduran, los médicos de familia, en particular, lo hacen de forma periódica con sus pacientes.

Hay que animar a los pacientes a compartir sus experiencias y necesidades personales. Se debe reconocer desde el principio que se sabe que pueden controlar de manera eficaz su diabetes. Puede que necesiten aprender nuevas formas de hacer las cosas en el sistema sanitario para adultos, pero no tendrán que hacerlo solos. Los especialistas en educación y atención diabetológica, junto con su médico de cabecera, son grandes recursos con amplia experiencia en la formación y el reciclaje de personas para maximizar los beneficios de cualquier plan de tratamiento.

Referencias bibliográficas

1. ADA Support page. Accessed December 30, 2022. https://www.diabetes.org/tools-support
2. ADA Consumer guide. Accessed December 30, 2022. https://consumerguide.diabetes.org/
3. Diabeteswise.org website. Accessed December 30, 2022. https://diabeteswise.org/#/
4. American Diabetes Associations Standards of Care for the person with Diabetes. Chapter 4. Comprehensive Medical Evaluation and Assessment of Comorbidities. Accessed December 30, 2022. https://diabetesjournals.org/care/article/45/Supplement_1/S46/138926/4-Comprehensive-Medical-Evaluation-and-Assessment
5. Peters A, Laffel L, American Diabetes Association Transitions Working Group. Diabetes care for emerging adults: recommendations for transition from pediatric to adult diabetes care systems – a position statement of the American diabetes Association, with representation by the American college of osteopathic family physicians, the American Academy of pediatrics, the American Association of clinical endocrinologists, the American osteopathic Association, the centers for disease control and prevention, children with diabetes, the endocrine Society, the International Society for pediatric and Adolescent diabetes, Juvenile diabetes Research Foundation International, the National diabetes education program, and the pediatric endocrine Society (formerly Lawson Wilkins Pediatric Endocrine Society). *Diabetes Care.* 2011;34(11):2477-2485. doi:10.2337/dc11-1723

Caso 4.   Genética de los tipos de diabetes

«¿No debería tener hijos?»

Una mujer de 28 años acude a su revisión de diabetes (diabetes de tipo 1). Este ha sido un año duro para ella. Al inicio de la pandemia de la COVID-19, empezó a trabajar desde casa. Así tuvo tiempo para preparar comidas sanas y hacer ejercicio con regularidad. Se inyectaba insulina, se medía la glucemia y mejoró el control de la diabetes. Se sentía mejor y mucho menos estresada.

Todo esto cambió en el último año. Tuvo que «volver a la competencia feroz». Le dijeron que volviera a la oficina. Ha vuelto a necesitar 45 min en cada trayecto de ida y vuelta al trabajo. Ya no tiene tiempo para preparar comidas sanas y vuelve a comer sobre la marcha. Después del trabajo está demasiado cansada para hacer ejercicio. Empieza a sentirse abrumada y estresada y sabe que sus concentraciones de azúcar en sangre vuelven a ser elevadas.

Su vida también se ha vuelto más «complicada». Ha conocido a alguien y está pensando en tener una relación duradera con él, pero le preocupa que su diabetes arruine las cosas. No sabe cómo contarle a su pareja lo de su diabetes sin asustarle ni parecer débil. Sabe que él quiere tener una familia, pero ella no está segura de que sea seguro para ella tener hijos. También tiene miedo de que si tiene hijos, ellos también tengan diabetes. En este momento, utilizan preservativo. Tiene miedo de quedarse embarazada y se pregunta si debería empezar a usar algún método anticonceptivo.

Tuvo la COVID-19 una vez hace unos 6 meses, pero no fue muy grave. Desde la aparición de la COVID-19 ha engordado alrededor de 7 kg. Aparte de eso, su historial de salud no ha cambiado. Ha recibido todas las dosis de refuerzo de la COVID-19.

Se controla la glucosa con frecuencia (hasta 10 veces al día) y presta atención a sus lecturas. Recibe alarmas cuando baja de 70. Ha tenido algunas bajadas sintomáticas. Cuando esto sucede, utiliza su gel de glucosa. Siempre lleva consigo gel o caramelos de menta y tiene glucagón en casa y en el trabajo. Su último episodio de hipoglucemia grave fue hace 1 año. Cuando sus concentraciones de glucosa superan los 250 le duele la cabeza y se siente cansada. Cada vez le sucede con más frecuencia. Cuando esto sucede, se administra un poco más de insulina de acción rápida.

En el pasado pensó en una bomba de insulina, pero no quería tener algo conectado a ella todo el tiempo: «es como un gran cartel brillante de la diabetes». También está pensando en un sensor.

Antecedentes médicos: diabetes de tipo 1 (14 años), retinopatía no proliferativa leve.

Medicación: 32 U de insulina detemir cada mañana, insulina asparta con una proporción 1:7 para carbohidratos para el desayuno, 1:8 U para la comida y la cena, factor de corrección 1:25 por encima de 125 mg/dL.

Alergias: ninguna.

Antecedentes familiares: padre con vitíligo y madre con hipotiroidismo.

Antecedentes sociales: vive sola con su gato, trabaja como diseñadora web; no consume tabaco; bebe vino de manera ocasional; pasea en el trabajo algunos días a la hora de comer.

Exploración física: altura 1.68 m, peso 67 kg, IMC 23.8, pulsaciones 70, respiraciones 15, PA 130/72.

General: sin preocupaciones.

Cabeza, ojos, oídos, nariz y garganta: normales, incluido examen de tiroides.

Examen CV: normal.

Examen respiratorio: normal.

Piel: los puntos de inyección estaban casi intactos, se observó lipohipertrofia en los puntos de inyección de ambas zonas del deltoides.

Extremidades: pulsos normales, buen cuidado de la piel, sin pérdida de sensibilidad al monofilamento.

Datos de laboratorio en ayunas:

Perfil metabólico completo	Valor	Intervalo de referencia
Sodio	140	136-145 mmol/L
Potasio, suero	4.2	3.5-5.3 mmol/L
Cloruro, suero	104	98-110 mmol/L
Dióxido de carbono (CO_2)	24	19-30 mmol/L
Nitrógeno ureico en sangre (BUN)	21	7-25 mg/dL
Creatinina, suero	0.8	0.5-1.10 mg/dL
TFGe	98	>60 mL/min/1.73 m^2
Glucosa, suero	112	65-99 mg/dL
Calcio, suero	9.0	8.6-10.2 mg/dL
Proteína, total	7.1	6.1-8.1 g/dL
Albúmina	4.3	3.6-4.1 g/dL
Globulina	2.8	1.9-3.7 g/dL
AST (SGOT)	30	10-35 U/L
ALT (SGPT)	42	6-29 U/L
Bilirrubina total	0.7	0.2-1.2 mg/dL
Fosfatasa alcalina	100	33-115 U/L

ALT, alanina aminotransferasa; AST, aspartato aminotransferasa; SGOT, transaminasa glutamicoxalacética sérica; SGPT, transaminasa glutamicopirúbica sérica; TFGe, tasa de filtración glomerular estimada.

Perfil lipídico	Valor	Intervalo de referencia
Colesterol, total	134	125-200 mg/dL
Triglicéridos	58	<150 mg/dL
LDL (calculadas)	66	<130 mg/dL
Colesterol HDL	60	>40 mg/dL hombres; >50 mujeres

HDL, lipoproteínas de alta densidad; LDL, lipoproteínas de baja densidad.

Otras pruebas de laboratorio	Valor	Intervalo de referencia
HbA$_{1c}$	6.7 %	<5.7 % (normal)
Relación albúmina/creatinina en orina (ACr)	54 mg/g	<30 mg/g

PREGUNTAS SOBRE EL CASO

1. ¿Cuál es el riesgo de que sus hijos contraigan diabetes de tipo 1?
2. ¿Qué consejo se le podría dar sobre un posible embarazo?
3. ¿Cuáles son los porcentajes de heredar las distintas formas de diabetes?

 RESPUESTAS Y EXPLICACIONES

1. En realidad, el riesgo relativo de heredar la diabetes de tipo 1 es bastante bajo. Una madre con diabetes de tipo 1 tiene una probabilidad aproximada del 4 % de que su descendencia desarrolle la enfermedad si da a luz antes de los 25 años. El riesgo disminuye al 1 % si da a luz después de los 25 años. Si el padre tiene diabetes de tipo 1, el riesgo aumenta ligeramente, hasta el 4-7 %.

   Si ambos progenitores tienen diabetes de tipo 1, el riesgo oscila entre el 10 % y el 25 %. Aunque este riesgo es superior al de la población general (0.4 %), el riesgo de herencia es mucho menor en comparación con otras formas de diabetes[1,2]. Compartir esta información puede aliviar algunas de sus preocupaciones sobre el embarazo. Y lo que es más importante, hay que recordar reconocer sus sentimientos. Hacerlo puede ayudar a calmar su ansiedad y, al mismo tiempo, expresar empatía hacia ella.

2. Lo más importante que debe saber para tener un embarazo lo más sano posible para ella y su hijo es el control de la glucosa. La HbA_{1c} deseada para las mujeres que planean concebir es < 6.5 %.

   Hay que fomentar el uso de la tecnología, incluidas las bombas de insulina, la MCG y los sistemas híbridos de bucle cerrado. Estas herramientas ayudan a los pacientes a alcanzar los objetivos de glucosa y, a menudo, también reducen el riesgo de hipoglucemia. Estas herramientas se tratarán con más detalle en el capítulo 7.

   Hay que animarla a planificar su embarazo, pero se debe promover el uso de métodos anticonceptivos si ella y su pareja no están preparados para tener un hijo.

   Se le puede ofrecer un MCG profesional para que lo pruebe entre 10 y 14 días y vea cómo le sienta y cómo puede ayudarle con el control de su diabetes.

3. Se trata de una pregunta frecuente y una fuente habitual de confusión para muchos pacientes y familiares de pacientes con diabetes. Por tanto, es importante disponer con facilidad de esta información:

Tipo de diabetes	Tipo 1	Tipo 2	Diabetes monogénica
Riesgo para la descendencia de una persona con diabetes	3-7 %	15-25 %	50 %

Resumen del caso y conclusiones

Las personas con diabetes se enfrentan a muchos retos que afectan su vida diaria. Una de las principales preocupaciones de muchas mujeres con diabetes es su capacidad para concebir y mantener el embarazo de forma segura. Fomentar los embarazos planificados y establecer objetivos de A_{1c} ayuda a garantizar embarazos sanos para la madre y el lactante. Tanto a los hombres como a las mujeres en edad fértil les suele preocupar la posibilidad de transmitir la diabetes a sus hijos. Ayudar a los pacientes a conocer el riesgo genético potencial es importante y suele tranquilizarles.

Referencias bibliográficas

1. Parkkola A, Härkönen T, Ryhänen SJ, Ilonen J, Knip M; Finnish Pediatric Diabetes Register. Extended family history of type 1 diabetes and phenotype and genotype of newly diagnosed children. *Diabetes Care*. 2013;36(2):348-354. doi:10.2337/dc12-0445
2. Turtinen M, Härkönen T, Parkkola A, Ilonen J, Knip M; Finnish Pediatric Diabetes Register. Characteristics of familial type 1 diabetes: effects of the relationship to the affected family member on phenotype and genotype at diagnosis. *Diabetologia*. 2019;62(11):2025-2039. doi:10.1007/s00125-019-4952-8

Caso 5. Adulto mayor

«Estoy tan cansado...»

Un hombre de 73 años acude a su revisión anual. La vida durante la COVID-19 ha sido dura para él.

Dos de sus amigos cercanos murieron de la COVID-19 cuando empezó la pandemia. El año pasado sufrió un infarto y tuvo que ser operado a corazón abierto. Hace poco le dijeron que tiene una enfermedad renal. Ha sido un reto adaptarse a los cambios en su salud y a la pérdida de sus amigos. Antes de la pandemia, jugaba al golf con regularidad y a las cartas con sus amigos varias veces por semana.

Ahora parece que pasa más tiempo en hospitales y consultas médicas que en casa. Ya no tiene energía para jugar al golf. Pasa la mayor parte del tiempo solo, leyendo y viendo la televisión. Se siente frustrado porque tiene la sensación de que su salud ha empeorado de manera considerable y parece ir a peor.

Controlar su diabetes se ha convertido en una tarea más pesada. Ya no se mide la glucosa con tanta frecuencia como antes. Sus mediciones matutinas suelen estar en torno a los 150 puntos. Dejó de medírsela por la tarde y por la noche porque los valores eran elevados. Desde que sufrió el infarto, no es tan activo como antes. Se pasa el día sentado en su piso comiendo y ha engordado unos 7 kg. Sabe que tal vez sea por eso por lo que sus concentraciones de azúcar en sangre son más elevadas de lo que solían ser.

Antecedentes médicos: diabetes de tipo 2, hipertensión, dislipidemia, enfermedad de las arterias coronarias (EAC), antecedente de cirugía de injerto de derivación arterial coronaria (CABG, *coronary artery bypass graft surgery*), insuficiencia cardíaca con fracción de eyección reducida (IC-FEr; fracción de eyección [FE] 36 %), ERC 3a, cáncer de próstata con antecedente de braquiterapia.

Medicación: 6.25 mg de carvedilol dos veces al días, atorvastatina 40 mg/día, 97/103 mg de Entresto® dos veces al día, 25 mg/día de empagliflozina, 325 mg/día de ácido acetilsalicílico (AAS), 10 U/día de insulina glargina, 40 mg/día de Lasix® por la mañana.

Alergias: ninguna.

Antecedentes familiares: no aportan información relevante.

Antecedentes sociales: vive con su cónyuge; tiene 2 hijos y 6 nietos; ingeniero civil jubilado; no hace ejercicio con regularidad.

Exploración física: altura 1.65 m, peso 89.8 kg, IMC 32.9, pulsaciones 87, respiraciones 19, PA 130/78.

General: parece mayor de la edad declarada, obeso, sin preocupaciones.

Cabeza, ojos, oídos, nariz y garganta: normales, incluido examen de tiroides, sin distensión de la vena yugular.

Examen CV: corazón regular, punto de máximo impulso (PMI) ensanchado.

Examen respiratorio: crepitantes bibasales.

Extremidades: pulsos periféricos normales en las extremidades inferiores, +2 edema con fóvea bilateral, leve callosidad observada en ambos dedos gordos de los pies, sensibilidad intacta al monofilamento.

Valores de laboratorio en ayunas:

Perfil metabólico completo	Valor	Intervalo de referencia
Sodio	136	136-145 mmol/L
Potasio, suero	3.8	3.5-5.3 mmol/L
Cloruro, suero	98	98-110 mmol/L
Dióxido de carbono (CO_2)	28	19-30 mmol/L
Nitrógeno ureico en sangre (BUN)	48	7-25 mg/dL
Creatinina, suero	2.1	0.5-1.10 mg/dL
TFGe	48	>60 mL/min/1.73 m^2
Glucosa, suero	155	65-99 mg/dL
Calcio, suero	8.8	8.6-10.2 mg/dL
Proteína, total	6.1	6.1-8.1 g/dL
Albúmina	3.8	3.6-4.1 g/dL
Globulina	2.8	1.9-3.7 g/dL
AST (SGOT)	30	10-35 U/L
ALT (SGPT)	42	6-29 U/L
Bilirrubina total	0.7	0.2-1.2 mg/dL
Fosfatasa alcalina	90	33-115 U/L

ALT, alanina aminotransferasa; AST, aspartato aminotransferasa; SGOT, transaminasa glutamicoxalacética sérica; SGPT, transaminasa glutamicopirúbica sérica; TFGe, tasa de filtración glomerular estimada.

Perfil lipídico	Valor	Intervalo de referencia
Colesterol, total	148	125-200 mg/dL
Triglicéridos	156	<150 mg/dL
LDL (calculadas)	72	<130 mg/dL
Colesterol HDL	44	>40 mg/dL hombres; >50 mujeres

HDL, lipoproteínas de alta densidad; LDL, lipoproteínas de baja densidad.

Otras pruebas de laboratorio	Valor	Intervalo de referencia
HbA$_{1c}$	7.6 %	<5.7 % (normal)
ACr	288	<30

ACr, relación albúmina/creatinina en orina.

PREGUNTAS SOBRE EL CASO

1. ¿Cuál es el objetivo de HbA$_{1c}$ para este paciente?
2. ¿Qué sugiere para la farmacoterapia de su diabetes?
3. ¿Cuál es su estadio renal crónico?
4. ¿Qué puede hacerse para ayudar a este paciente?

 RESPUESTAS Y EXPLICACIONES

1. La determinación del objetivo de A$_{1c}$ debe ser un proceso de colaboración entre el paciente y su médico. Los factores que influyen en esta determinación deben incluir la edad del paciente, sus afecciones comórbidas y su estado de salud. Como se ha comentado en el capítulo 3, las normas de atención de la American Diabetes Association (ADA) apoyan unos objetivos menos estrictos para los pacientes de edad avanzada y los que tienen mala salud o una esperanza de vida menor[1].

   Según la recomendación de la ADA, teniendo en cuenta la edad de este paciente y sus múltiples comorbilidades, un objetivo razonable de A$_{1c}$ sería del 8.0 %[1].

2. Este es un aspecto interesante para discutir con el paciente. El tratamiento de la diabetes ha progresado hasta el punto de que es necesario tener en cuenta tanto el control glucémico como los beneficios extraglucémicos a la hora de seleccionar la medicación. Si se tienen en cuenta los demás problemas médicos de este paciente (EAC, ERC3, IC-FEr), hay varios enfoques para su régimen diabético que tienen mérito.

   1. La primera opción es continuar con lo que está utilizando, empagliflozina, un inhibidor del cotransportador sodio y glucosa 2 (iSGLT-2) e insulina basal. Su A$_{1c}$ del 7.6 % está dentro de su intervalo objetivo. La empagliflozina ha demostrado reducir tanto el riesgo cardiovascular como el renal. Además, empagliflozina ha sido aprobada por la FDA para reducir la mortalidad cardiovascular y la hospitalización entre los pacientes con IC-FEr (así como la insuficiencia cardíaca con fracción de eyección preservada con o sin diabetes).

   2. La segunda opción es suspender la insulina basal y utilizar solo empagliflozina. Ya se ha establecido que está en su objetivo de A$_{1c}$. Es probable que si se deja la insulina no cambie su A$_{1c}$ de manera considerable. Esto reduciría su carga de medicación y el gasto de sus medicamentos.

   3. La tercera opción es sustituir su insulina basal por un GLP1-RA. Aunque la insulina basal le ayuda a controlar la glucemia, no le aporta ningún beneficio extraglucémico. Los GLP1-RA dulaglutida, liraglutida y semaglutida han demostrado reducir el riesgo cardiovascular. Dado que tiene una EAC establecida, esto es muy relevante.

   Una de las diferencias clave entre los iSGLT-2 y los GLP1a es que los GLP1a son seguros y eficaces en pacientes con enfermedad renal progresiva. En este momento, la función renal de este paciente no le impide ser tratado con un iSGLT-2. Sin embargo, si su TFGe descendiera por debajo de 45 mL/min el iSGLT-2 dejaría de tener un efecto reductor de la glucosa significativo. Podría mantenerse por su beneficio para la insuficiencia cardíaca hasta una TFGe de 20 mL/min. Teniendo esto en cuenta, podría tener sentido introducir ahora un GLP1-RA.

3. Las recomendaciones para la ERC se han actualizado hace poco. La iniciativa de la organización Kidney Disease Improving Global Outcomes (KDIGO) utiliza un mapa de calor para ayudar a establecer el estadio de la ERC. Refleja tanto la importancia del cambio en la

TFGe como la cantidad de albuminuria para determinar el estadio y el riesgo de la persona de padecer enfermedad renal diabética.

Este paciente tiene una TFGe de 48 mL/min y una ACr de 288 mg/G, por lo que tendría una ERC en estadio G3aA2 (fig. 6-1).

4. Este paciente ha experimentado un cambio drástico en su vida en los últimos 2 años. Ha perdido a algunos de sus amigos íntimos y contemporáneos, ha sufrido múltiples contratiempos médicos importantes y ha perdido algunas de las actividades cotidianas normales de las que antes disfrutaba. Tiene muchas razones para sentirse deprimido. Muchos adultos mayores ya corren el riesgo de sufrir depresión, pero el riesgo de este paciente es aún mayor debido a los problemas mencionados. La detección de la depresión y su tratamiento, en caso de que exista, pueden suponer una verdadera diferencia en su calidad de vida. Dada su edad, hay que considerar la posibilidad de realizar una detección con una escala de depresión geriátrica. Estas escalas fueron diseñadas de manera específica para poblaciones mayores para medir los síntomas emocionales y conductuales de la depresión, excluyendo los síntomas que se solapan con la demencia y la enfermedad somática (*v.* tabla 6-1 para escalas validadas).

Resumen del caso y conclusiones

El tratamiento de la diabetes debe ser individualizado. Al seleccionar los regímenes de tratamiento, se debe tener en cuenta el estado de salud actual y la esperanza de vida de los pacientes. Aunque se dispone de pruebas sólidas de que un tratamiento eficaz de la diabetes puede reducir las complicaciones microvasculares y macrovasculares, esto suele llevar tiempo. Los pacientes

				Categorías de albuminuria persistente Descripción y alcance		
				A1	**A2**	**A3**
				De normal a ligeramente aumentado	Aumento moderado	Aumento grave
				< 30 mg/g < 3 mg/mmol	30-300 mg/g 3-30 mg/mmol	> 30 mg/g > 3 mg/mmol
Categorías de TFG (mL/min/1.73 m²) Descripción	**G1**	Normal o alto	≥ 90		Monitorizar	Tratar y derivar
	G2	Disminución leve	60-89		Monitorizar	Tratar y derivar
	G3a	Disminución de leve a moderada	45-59	Monitorizar	Monitorizar	Tratar y derivar
	G3b	Disminución de moderada a grave	30-44	Monitorizar	Monitorizar	Tratar y derivar
	G4	Disminución grave	15-29	Tratar y derivar	Tratar y derivar	Tratar y derivar
	G5	Insuficiencia renal	< 15	Tratar y derivar	Tratar y derivar	Tratar y derivar

FIGURA 6-1. Mapa de calor de la KDIGO para la enfermedad renal crónica[2]. (Utilizada con permiso de Kidney Disease Improving Global Outcomes [KDIGO]).

TABLA 6-1	Herramientas de detección de la depresión para adultos mayores			
Herramienta de detección	**Artículos**	**Clasificación**	**Tiempo de realización (min)**	**Coste**
Escala de depresión geriátrica (GDS)[3,4]	30	Auto-administrada	10-15	Ninguno
Escala de depresión geriátrica 15 (GDS-15)[5]	15	Auto-administrada	5-10	Ninguno
Evaluación de los síntomas depresivos en personas mayores (DSA)[6]	27	Entrevista clínica	10-30	Ninguno
Escala de detección de la depresión en adultos mayores (DDES)[7]	25	Auto-administrada	10-15	Ninguno

con una esperanza de vida limitada y comorbilidades graves pueden obtener mejores resultados con tratamientos menos agresivos. Sin embargo, hay pruebas convincentes que permiten adaptar regímenes de diabetes para pacientes con enfermedades cardiovasculares y renales que pueden ayudar a reducir su riesgo de enfermedad progresiva. Este planteamiento forma parte de proporcionar la cantidad adecuada de tratamiento a la persona correcta en el momento oportuno.

Referencias bibliográficas

1. American diabetes association. Standards of Care in people with Diabetes. Chapter 13-Older Adults. 2022. https://diabetesjournals.org/care/article/45/Supplement_1/S195/138920/13-Older-Adults-Standards-of-Medical-Care-in?searchresult=1
2. de Boer IH, Khunti K, Sadusky T, et al. Diabetes management in chronic kidney disease: A consensus report by the American Diabetes Association (ADA) and Kidney Disease: Improving Global Outcomes (KDIGO). *Diabetes Care.* 2022;45(12):3075-3090. doi:10.2337/dci22-0027.
3. Yesavage JA, Brink TL, Rose TL, et al. Development and validation of a geriatric depression screening scale: a preliminary report. *J Psychiatr Res.* 1982;17(1):37-49. (GDS).
4. Yesavage JA. Geriatric depression scale. *Psychopharmacol Bull.* 1988;24(4):709-711.
5. Almeida OP, Almeida SA. Short versions of the geriatric depression scale: a study of their validity for the diagnosis of a major depressive episode according to ICD-10 and DSM-IV. *Int J Geriatr Psychiatr.* 1999;14(10):858-865. (GDS-15).
6. Onega LL. Content validation of the depressive symptom assessment for older adults. *Issues Ment Health Nurs.* 2008;29(8):873-894. Depressive Symptom Assessment for Older Adults (DSA).
7. Lopez-Torres-Hidalgo JD, Galdon-Blesa MP, Fernandez-Olano C, et al. Design and validation of a questionnaire for the detection of major depression in elderly patients. *Gac Sanit.* 2005;19(2):103-112. (Detection of Depression in the Elderly Scale (DDES)).

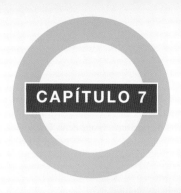

Introducción

En las últimas décadas se ha producido un avance sin precedentes en la tecnología disponible para el control y el tratamiento de la diabetes. Los nuevos dispositivos han hecho que vivir con diabetes sea más fácil y seguro. Es importante que el profesional sanitario conozca bien estos recursos para satisfacer con eficacia las necesidades del paciente. Ser capaz de ofrecer recomendaciones individualizadas puede marcar una diferencia significativa en la experiencia del paciente que vive con diabetes. Este capítulo se centra en las herramientas actuales que pueden mejorar tanto la experiencia del paciente como la del profesional sanitario en el cuidado de la diabetes.

Caso 1.	Cómo hacer más eficientes las visitas al consultorio diabetológico

«¿Cómo es posible que haga todas estas cosas?»

Una mujer de 68 años acude para hablar de su diabetes. Tiene diabetes de tipo 2 desde hace 20 años. Tenía que hacerse análisis en ayunas antes de esta visita. No conduce y tiene que usar el autobús para ir a la consulta a hacerse los análisis de sangre. Ya había intentado venir dos veces a hacerse los análisis antes de la visita, pero cada vez tenía síntomas que le impedían hacer el viaje. Tenía que comer para sentirse mejor y, como sabía que los análisis debían hacerse en ayunas, se quedaba en casa. Controlar su diabetes ha sido difícil. Pensaba que tenía un sistema que le funcionaba, pero desde hace un tiempo tiene la sensación de que nunca sabe lo que le va a subir la glucosa un día cualquiera. Intenta ser constante con los carbohidratos y puede inyectarse más insulina si va a comer más.

Antecedentes médicos: diabetes de tipo 2, hipertensión, dislipidemia, osteoartritis de rodilla y cadera, enfermedad renal crónica (ERC), retinopatía diabética no proliferativa y neuropatía diabética sensorial periférica.

Medicación: 1 000 mg de metformina dos veces al día, 48 U/día de insulina glargina, 12 U de insulina glulisina con el desayuno y 10 U con la comida y la cena a menos que esté segura del contenido en carbohidratos de la comida; entonces, utiliza una proporción de carbohidratos 1:5. También toma glulisina para corrección, con 2 U por cada 50 mg/dL por encima de 200 mg/dL, 80 mg/día de atorvastatina, valsartán/HCT (160/25 mg/día) y 300 mg v.o. de gabapentina tres veces al día.

Alergias: ninguna.

Antecedentes familiares: diabetes de tipo 2 en su madre y hermana, enfermedad coronaria en su padre, insuficiencia cardíaca en su hermano.

Antecedentes sociales: vive con su cónyuge; jubilada; le gusta hacer cosas con su club social.

Exploración física: altura 1.70 m, peso 84.8 kg, IMC 29.3, pulsaciones 66, respiraciones 17, PA 132/68.

General: mujer con sobrepeso y obesidad troncular, sin preocupaciones.

Cabeza, ojos, oídos, nariz y garganta: normales, incluido examen de tiroides.

Examen CV: normal.

Examen respiratorio: normal.

Extremidades: pulsos periféricos normales, sensibilidad normal a la prueba del monofilamento, juanetes observados en ambos primeros dedos, formación de callo en la bola del pie.

Registros de glucosa:

109	140	168
128	130	305
167	198	178
151	179	390
328	355	165
123	156	305
158	188	181
160	208	336
196	160	218
145	136	157
134	200	249
120	131	195
195	145	187
163	194	174
161	309	244
136	69	99
110	156	264
144	198	218

Pruebas de laboratorio: *hace 18 meses*

Perfil metabólico completo	Valor	Intervalo de referencia
Sodio	141	136-145 mmol/L
Potasio, suero	4.2	3.5-5.3 mmol/L
Cloruro, suero	99	98-110 mmol/L
Dióxido de carbono (CO_2)	28	19-30 mmol/L
Nitrógeno ureico en sangre (BUN)	12	7-25 mg/dL
Creatinina, suero	2.6	0.5-1.10 mg/dL
Tasa de filtracion glomerular estimada (TFGe)	48.2	>60 mL/min/1.73 m^2
Glucosa, suero	168	65-99 mg/dL
Calcio, suero	9.9	8.6-10.2 mg/dL
Proteína, total	7.1	6.1-8.1 g/dL
Albúmina	4.3	3.6-4.1 g/dL

Perfil metabólico completo	Valor	Intervalo de referencia
Globulina	2.8	1.9-3.7 g/dL
AST (SGOT)	40	10-35 U/L
ALT (SGPT)	44	6-29 U/L
Bilirrubina total	0.7	0.2-1.2 mg/dL
Fosfatasa alcalina	100	33-115 U/L

ALT, alanina aminotransferasa; AST, aspartato aminotransferasa; SGOT, transaminasa glutamicoxalacética sérica; SGPT, transaminasa glutamicopirúbica sérica.

Perfil lipídico	Valor	Intervalo de referencia
Colesterol total	202	125-200 mg/dL
Triglicéridos	186	<150 mg/dL
LDL (calculadas)	138	<130 mg/dL
Colesterol HDL	36	>40 mg/dL hombres; >50 mujeres
Colesterol no HDL	165	<130

HDL, lipoproteínas de alta densidad; LDL, lipoproteínas de baja densidad.

Otras pruebas de laboratorio	Valor	Intervalo de referencia
HbA$_{1c}$	8.8%	<5.7%
Relación albúmina/creatinina en orina (ACr)	376 mg/G	<30 mg/G

PREGUNTAS SOBRE EL CASO

1. ¿Cómo interpretar los registros de glucosa?
2. ¿Cómo pueden evaluarse de forma más eficiente los datos de glucosa de los pacientes?
3. ¿Qué otras prácticas pueden hacer que las visitas sean más eficaces?
4. ¿De qué herramientas se dispone para ayudar a los pacientes y a los médicos a evaluar los regímenes de insulina basal y en bolo?

RESPUESTAS Y EXPLICACIONES

1. La paciente se esfuerza mucho por controlar su diabetes. Es importante hacerle saber que se reconocen sus esfuerzos. Hay que ensalzar el esfuerzo que está haciendo para controlar su diabetes y registrar sus glucemias. A pesar de este trabajo, todavía le quedan algunas preguntas.

   ¿Cuál es el horario de las punciones? Concretamente, ¿se toman antes o después de las comidas? Su registro indica que está teniendo algunas bajadas. Se debe saber con qué concentración de glucosa siente la necesidad de responder y cómo decide hacerlo. Esta podría ser una oportunidad para repasar las reglas del 15 (cap. 5). También tiene una hiperglucemia importante. ¿Cómo la está gestionando? Una vez que se conozca el panorama en términos de controles de glucosa y acciones, se podrá profundizar en su conocimiento de las posibles tendencias.

A muchos médicos les gusta disponer de los registros antes de entrar en la sala de exploración. Puede llevar cerca de 5-7 min revisar los registros de glucosa y determinar patrones, tendencias y valores medios a lo largo del día. Se trata de un paso necesario para la gestión de la insulina, pero requiere un tiempo del que, por desgracia, muchos médicos no disponen. Las siguientes secciones abordan estrategias adicionales para ayudar a que una visita por diabetes sea más eficiente.

Es estupendo que esta paciente se controle la glucosa con regularidad. Estas lecturas son necesarias para que pueda determinar su dosis de insulina en cada comida. Los registros que presenta pueden ser un poco menos útiles. Dado que se mide la glucosa antes de administrarse la insulina en las comidas, se podría suponer que estas lecturas son antes del desayuno, antes de la comida y antes de la cena. En el caso concreto de esta paciente, es aconsejable reconocer todo el trabajo que está haciendo para controlar su diabetes y debería quedar documentado para que resulte más sencillo ayudarla. Sus lecturas matutinas son bastante estables, lo que refleja la insulina basal y su horario nocturno, pero las lecturas diurnas varían mucho. Habrá que saber más al respecto.

2. Muchos pacientes traen un medidor de glucosa a la consulta para su revisión y el médico repasa las lecturas con el paciente. Esto lleva mucho tiempo y no es una forma eficaz de establecer tendencias. Por suerte, la gran mayoría de los medidores de glucosa tienen la capacidad de interactuar con ordenadores, por lo que los datos pueden descargarse y pueden generarse informes individualizados. Antes, cada línea de productos requería un *software* propio para hacerlo. Ahora hay plataformas universales como Glooko[1] y Tidepool[2] que ayudan a los médicos a recuperar datos de los dispositivos. Para utilizarlas, el médico o un miembro del personal crea cuentas en Glooko o Tidepool y descarga el *software* en un ordenador. Los medidores con capacidad de descarga tienen un cable para conectarlos al ordenador. Es importante recordar a los pacientes que lo lleven a sus visitas. Es recomendable instalar una estación de descarga en la consulta y asignar a un miembro del personal la supervisión del proceso (más información a continuación). Esto ahorra tiempo y permite al clínico ver los datos de glucosa de forma más eficiente.

Aunque no se trata en este caso, este es un escenario ideal para considerar el uso de un monitor continuo de glucosa (MCG; ya sea en versión profesional o personal) para obtener datos de 10 a 14 días y ver su perfil glucémico de 24 h. Se habla más sobre el MCG en los próximos casos de este capítulo.

He aquí un ejemplo de informe de glucómetro descargado. El informe revela información específica que indica cuándo se mide la glucosa, lo que facilita la identificación de tendencias. Se trata de una poderosa herramienta para ayudar a adaptar los regímenes de tratamiento de los pacientes.

Registro de glucosa en sangre en casa.

	Antes del desayuno	2 h después del desayuno	Antes de comer	Antes de la cena	Hora de dormir
Lunes		81	127	234	92
Martes	128	203	78	281	167
Miércoles	123			170	375

(Continúa)

(Continuación)

	Antes del desayuno	2 h después del desayuno	Antes de comer	Antes de la cena	Hora de dormir
Jueves	93				
Viernes	45		153	177	253
Sábado		135			95
Domingo	87			107	123
Lunes	58	163	200	83	132
Martes	113	160	136	335	102
Miércoles		156		143	
Jueves	118				104
Viernes	74	115	158	202	315
Sábado	267	160	163	210	180
Domingo		156		124	

3. Ayudar a las personas a controlar su diabetes puede requerir mucho tiempo y trabajo. A continuación, se presentan estrategias para que las visitas sean más eficientes:
   1. Crear y utilizar una estación de descarga de oficina
   2. Utilizar una máquina de HbA_{1c} en el lugar de la visita
   3. Utilizar una plantilla de instrucciones escrita
   4. Evitar la necesidad de pruebas de laboratorio en ayunas
   5. Hacer visitas exclusivas para personas con diabetes

Creación y uso de una estación de descarga de oficina

Como ya se ha mencionado, el uso de una estación de descarga de medidores de glucosa (o MCG) puede ahorrar entre 5 y 7 min por visita. Los informes descargados permiten a los médicos analizar con rapidez las lecturas de glucosa y, de este modo, desarrollar de forma más eficiente un plan coordinado para el paciente.

He aquí algunas sugerencias para optimizar el proceso:

- Identificar a una persona específica del personal para que sea el «gestor de dispositivos». Esta persona se asegurará de que los pacientes lleven sus dispositivos a las visitas y supervisará la captura de datos.
- Considerar la posibilidad de crear un puesto de descarga en la sala de espera para que los pacientes puedan utilizarlo ellos mismos.
- Implantar la descarga de datos como parte del proceso de registro.
- Algunos dispositivos (como los MCG) se cargan en la web. Un miembro del personal o el médico pueden revisar los datos en línea y generar un informe antes o en el momento de la visita. En algunas consultas, un asistente médico descarga los informes de la web la mañana de la cita del paciente.

Uso de un aparato de HbA_{1c} en el lugar de la visita

Para muchos pacientes, acudir a las extracciones de sangre antes de las visitas a la consulta suele ser un reto.

A pesar de los protocolos establecidos para la planificación previa a la visita, muchos pacientes acuden a las visitas sin haber completado los análisis. Como resultado, la agenda de la visita debe posponerse hasta que se completen los análisis de sangre.

Esto supone un trabajo adicional para el médico y el personal a la hora de comunicar los resultados y debatir los cambios de régimen, o bien un retraso en el tratamiento de los resultados hasta la siguiente cita programada.

Disponer de pruebas en el lugar de la visita dentro de la consulta mejora considerablemente la eficiencia de las visitas de los pacientes. Entre las opciones disponibles se encuentran los análisis de HbA_{1c}, de ACr y de lípidos en el lugar de la visita. La mayoría de los dispositivos son muy sencillos de usar por cualquier persona y no dan error, lo que simplifica su implantación. Las máquinas son pequeñas y fáciles de usar para el personal. Algunas empresas o servicios proporcionan estos dispositivos sin coste alguno con un acuerdo para la compra continua de cartuchos de prueba.

Tener acceso a los resultados en el momento de la atención proporciona un «momento de enseñanza» con el paciente y permite recomendaciones e intervenciones oportunas. La mayoría de los consultorios facturan de forma directa las pruebas y el servicio es reembolsable, lo que puede maximizar la rentabilidad.

La investigación en atención primaria ha respaldado el uso de aparatos de HbA_{1c} en la práctica. En un estudio realizado en el ámbito de la atención primaria se observó que un aparato de HbA_{1c} en el lugar de la vista reducía la inercia terapéutica[3].

Otro estudio del sistema sanitario canadiense constató que el uso de aparatos en el lugar de la visita era rentable[4]. Otro estudio basado en la atención primaria descubrió que la HbA_{1c} en el lugar de la visita se asociaba con una mayor frecuencia de intensificación de la atención y una mejora de la HbA_{1c} del paciente[5]. Los pacientes que recibieron pruebas en el lugar de la visita informaron de una mayor satisfacción y una mejor relación con su profesional sanitario[6].

Uso de una plantilla de instrucciones escrita

Es importante darse cuenta de que muchos de los consejos y orientaciones que se dan se repiten de paciente a paciente a lo largo del día. También a menudo se dan muchas instrucciones o pautas, lo que puede abrumar a los pacientes y a sus familiares. Proporcionar a los pacientes instrucciones por escrito mejora tanto la retención como la adherencia. En la consulta es básico proporcionar plantillas escritas que han funcionado bien.

Se adjunta una copia de la plantilla de instrucciones de la consulta del autor. En la primera página se identifican los objetivos de glucosa, presión arterial, lípidos y antiagregantes plaquetarios, y se dan instrucciones para la dosificación de la insulina. La segunda página repasa las clases de medicación diabetológica más comunes y los programas de ajuste de dosis. La tercera página sirve de recordatorio de los parámetros de calidad asistencial necesarios para un control excelente de la enfermedad. En la cuarta página se justifican las selecciones específicas de medicación.

Por lo general, se proporciona a los pacientes las dos primeras páginas para reforzar las instrucciones de dosificación y autocontrol. La página 3 se utiliza para informar a los pacientes sobre las directrices de buenas prácticas para una atención integral de la diabetes.

Esto ayuda a garantizar que los pacientes conozcan los servicios preventivos recomendados y comprendan los procesos de atención. Esta plantilla se diseñó de manera específica para esa consulta; puede que no se adapte bien a otra. El uso de la plantilla ayuda a aliviar la carga de trabajo y los pacientes parecen apreciar el hecho de tener una visión más amplia de su atención de la enfermedad.

Control de la diabetes

Fecha de la visita de hoy

¿Con qué frecuencia debo medirme el azúcar en sangre? _____ **veces al día**
__X__ A primera hora de la mañana antes de comer o beber y al acostarse
_____ Antes de comer o cenar
__X__ Siempre que sienta que su concentración de azúcar en sangre es baja (experimentando síntomas)
__X__ Compruebe siempre antes de inyectarse una dosis de insulina
Mi insulina basal es _____. Mi dosis es de _____U a las _____ h.
Mi insulina para las comidas y la escala de corrección es _____. Tomo _____ U para mi comida _____ min o justo ANTES del desayuno, comida, cena (*marcar la hora y las comidas*).

Mi escala de corrección es:	_____ U si son menos de 150
	_____ U si la glucosa es de 151-200
	_____ U si la glucosa es de 201-250
	_____ U si la glucosa es de 251-300
	_____ U si la glucosa es de 301-350
	_____ U si la glucosa es superior a 351
También tomo: _____.	

Objetivos de azúcar en sangre	
A$_{1c}$ Glucemia media en 3 meses	Menos del 6,5 %, 7 %, 7,5 %, 8,5 %
Glucemia antes de comer	80-130 mg/dL o _____ mg/dL
Glucemia 2 h después de una comida	Menos de 180 mg/dL o _____ mg/dL

Otros objetivos del tratamiento	
Presión arterial	Menos de 130/80 mm Hg o 140/90 mm Hg
Ácido acetilsalicílico (75-162 mg/día)	Prevención secundaria: diabetes y antecedentes de ECVA Prevención primaria: puede considerarse si se tiene diabetes, riesgo CV elevado y bajo riesgo de hemorragia, entre 40 y 59 años, pero no se recomienda para mayores de 60 años
Estatinas (en función de la edad, el riesgo de infarto e ictus en los siguientes 10 años y la concentración de LDL)	Alta intensidad Intensidad moderada Ninguna

CV, cardiovascular; ECVA, enfermedad cardiovascular ateroesclerótica; LDL, lipoproteínas de baja densidad.

Iniciar la medicación para la diabetes

Clase	Fármaco	Instrucciones
Agonistas del receptor GLP-1	Victoza (liraglutida)	Semana 1: 0.6 mg/día Semana 2: 1.2 mg/día Semana 3 y siguientes: 1.8 mg/día
	Trulicity (dulaglutida)	Semanas 1 y 2: 0.75 mg semanales Semana 3 y siguientes: 1.5 mg semanales *Puede aumentarse a 3.0 y 4.5 mg si es necesario*
	Ozempic (semaglutida) Rybelsus (semaglutida oral)	Semanas 1-4: 0.25 mg semanales Semanas 5-8 (o más): 0.5 mg semanales *Puede aumentarse a 1 o 2 mg semanales si es necesario* 3 mg/día con el estómago vacío y 0.12 L de agua durante 30 días, después 7 mg/día *Puede aumentarse a 14 mg/día si es necesario (después de 30 días de 7 mg)*
	Bydureon (exenatida – semanal)	2 mg 1 vez a la semana a cualquier hora del día
	Byetta (exenatida – 2 veces al día)	5 µg 2 veces al día antes de las comidas en un intervalo de 60 min *Puede aumentarse a 10 µg 2 veces al día tras 1 mes de 5 µg*
Agonistas duales de los receptores GLP/GIP	Mounjaro (tirzepatida)	2.5 mg semanales *Puede aumentarse 2.5 mg/semana cada 4 semanas si es necesario*
Inhibidores SGLT-2	Jardiance (empagliflozina)	1 vez al día
	Invokana (canagliflozina)	*Prestar atención a los síntomas de las ITU y mantenerse hidratado*
	Farxiga (dapagliflozina)	
	Steglatro (ertugliflozina)	
Inhibidores de la DPP-4	Nesina (alogliptina)	1 vez al día
	Onglyza (saxagliptina)	
	Tradjenta (linagliptina)	
	Januvia (sitagliptina)	

(Continúa)

(Continuación)

Clase	Fármaco	Instrucciones
Insulina	Insulina N (NPH)	Insulina basal/de fondo _____ U
	Toujeo (glargina)	Puede tomarse antes de acostarse <u>O</u> por la mañana
	Tresiba (degludec)	
	Basaglar (glargina)	
	Lantus (glargina)	
	Semglee (glargina-yfgn)	
	Levemir (detemir)	
	Insulina R (Regular)	Bolo/insulina a la hora de la comida _____ U
	Novolog (aspart)	Inyectar 15 o 30 min antes de una comida (de 1 a 3 veces al día)
	Humalog (lispro)	
	Apidra (glulisina)	
	Fiasp (aspart)	Bolo/insulina a la hora de la comida _____ U
	Lyumjev (lispro-aabc)	Inyectar justo antes <u>O</u> en los 20 min siguientes a una comida (de 1 a 3 veces al día)
Inyecciones de proporción fija	Soliqua (glargina + lixisenatida)	Comenzar con 16 U/día
	Xultophy (degludec + liraglutida)	Empezar con 15 U/día

DPP-4, dipeptidil peptidasa 4; GIP, polipéptido inhibidor gástrico; GLP, péptido similar al glucagón; ITU, infecciones del tracto urinario.

Hoja de control del proceso de atención de la diabetes (American Diabetes Association [ADA])

Proyecciones			
Control anual «exhaustivo» de los pies	Sí	No	Fecha:
Los pies deben evaluarse en cada visita para el cuidado de la diabetes			
Examen ocular anual	Sí	No	Fecha:
Los exámenes posteriores de los pacientes con diabetes de tipo 1 y 2 deben repetirse cada año por parte de un oftalmólogo u optometrista			
Detección anual de lípidos	Sí	No	Fecha:
Pruebas de función hepática (PFH) anuales	Sí	No	Fecha:

Proyecciones			
Detección de EHNA (puntuación Fib-4)	Sí	No	Fecha:
Cada 3 años o si presenta síntomas			
Prueba anual de la función renal	Sí	No	Fecha:
Albúmina en orina (ACr) y TFGe en pacientes con diabetes o hipertensión comórbida en el momento del diagnóstico			
¿Con qué frecuencia debo medirme la A_{1c}?	Cada 6 meses	Cada 3 meses	Fecha:
A_{1c} dentro del objetivo fijado o $<7\,\%$, luego control cada 6 meses			
A_{1c} no en objetivo o $\geq 7\,\%$, a continuación, comprobar cada 3 meses			
Lecturas sistemáticas de la presión arterial	Sí	No	Fecha:
La presión arterial debe medirse en cada visita de control por diabetes.			

EHNA, esteatohepatitis no alcohólica; TFGe, tasa de filtración glomerular estimada.

Medicamentos		
¿Debería tomar ácido acetilsalicílico?	Sí	No
Considerar el tratamiento con ácido acetilsalicílico (75-162 mg/día) como <u>prevención secundaria</u> en pacientes con diabetes de tipo 1 o de tipo 2 Y antecedentes de enfermedad cardiovascular ateroesclerótica		
Considerar como <u>prevención primaria</u> en aquellos pacientes con diabetes, mayor riesgo cardiovascular, tras una discusión exhaustiva con el paciente (beneficios frente a riesgo de mayor probabilidad de hemorragia)		
*Entre los principales factores de riesgo CV se encuentran la ECVA prematura, la hipertensión, la dislipidemia, el tabaquismo, la ERC/albuminuria		
¿Debería seguir un tratamiento con estatinas?	Sí	No
≥ 40 años de edad, ECV, o factores de riesgo de ECV incluyen dislipidemia, hipertensión arterial, tabaquismo y sobrepeso/obesidad, antecedentes familiares de enfermedad coronaria prematura, ERC, presencia de albuminuria.		
20-39 años de edad con factores de riesgo adicionales de ECVA		

CV, cardiovascular; ECVA, enfermedad cardiovascular ateroesclerótica; ERC, enfermedad renal crónica.

Vacunas			
Vacuna anual contra la gripe	Sí	No	Fecha:
≥ 6 meses de edad			

(Continúa)

(Continuación)

Vacunas			
Vacuna contra la COVID-19 *(listado abajo)*	**Sí**	**No**	**Fecha(s):**
Pfizer-BioNTech - de 6 meses a 5 años de edad: administrar series de 3 dosis			
Pfizer-BioNTech - a partir de 5 años de edad: administrar una serie de 2 dosis (con 21 días de intervalo); dosis de refuerzo según sea necesario			
Moderna – a partir de los 12 años: administrar una serie de 2 dosis (con 28 días de intervalo); refuerzo(s) para ≥ 18 años según sea necesario			
Janssen – 18 años o más: administrar 1 dosis; refuerzo indicado 8 semanas después de la dosis 1			
Vacuna antineumocócica	**Sí**	**No**	**Fecha:**
De 2 a 5 años: serie completa de 4 dosis de la vacuna antineumocócica conjugada 13 (PCV13) si no se ha administrado antes de los 15 meses			
6-18 años: administrar 1 dosis de vacuna antineumocócica polisacárida 23 (PPSV23)			
De 19 a 64 años con diabetes: si no se ha vacunado con anterioridad o si se desconocen los antecedentes, administrar Prevnar 20 o PCV15, seguida de PPSV23 1 año después. *Si ha recibido antes la PPSV23, puede administrar la PCV15 o la PCV20 1 año después. **Si PCV13 previa, administrar PPSV23 (con 8 semanas de intervalo) y luego otra dosis de PPSV23 (con 5 años de intervalo)			
Edad ≥ 65 años: si no se ha vacunado con anterioridad o se desconocen los antecedentes, debe recibir la vacuna antineumocócica conjugada (PCV15 o PCV20). *Si PCV15, se recomienda dosis de PPSV23 de 8 semanas (si es inmunocomprometido) a 12 meses después de la vacunación inicial. **Si PCV20, PPSV23 no está indicada a menos que el profesional sanitario lo considere necesario. Edad ≥ 65 años: si se ha vacunado con anterioridad con PPSV23, debe recibir un seguimiento ≥ 12 meses con PCV13.			
Vacunación contra la hepatitis B	**Sí**	**No**	
19-59 años: administrar la vacuna contra la hepatitis B (serie de 2 o 3 dosis) a los adultos con diabetes no vacunados.			
Mayores de 60 años y con mayor riesgo de hepatitis B, entonces el médico y el especialista pueden decidir si es necesaria.			

Manejo de las complicaciones y comorbilidades de la DM				
	Principales complicaciones/comorbilidades			
	Antecedentes de ECVA o alto riesgo de ECVA	**Insuficiencia cardíaca**	**Insuficiencia renal crónica con albuminuria**	**Insuficiencia renal crónica sin albuminuria**
Primera línea	Agonistas del receptor de GLP-1 o inhibidores de SGLT-2	Inhibidores de SGLT-2 con beneficios demostrados	+Inhibidores de SGLT-2 con evidencia primaria de reducir la ERC	Inhibidores de SGLT-2 con evidencia primaria de reducir la ERC

Manejo de las complicaciones y comorbilidades de la DM *(continuación)*				
	Principales complicaciones/comorbilidades			
	Antecedentes de ECVA o alto riesgo de ECVA	**Insuficiencia cardíaca**	**Insuficiencia renal crónica con albuminuria**	**Insuficiencia renal crónica sin albuminuria**
		HFpEF: Jardiance HFrEF: Farxiga, Jardiance	+Invokana (si excreción de albúmina en orina >300 mg/día) +Farxiga (tratamiento complementario si ACr >200 mg/g) Kerendia (finerenona) (puede iniciarse si la TFGe ≥25 mL/min/1.73 m^2; debe controlarse el potasio antes del inicio y durante el tratamiento)	
Si A$_{1c}$ por encima del objetivo a pesar de uno u otros fármacos	Considerar el tratamiento dual: GLP-1RA y SGLT2-i		Considerar el tratamiento dual: GLP-1RA y SGLT2-i	Considerar el tratamiento dual: GLP-1RA y SGLT2-i
Tercera línea	TZD			
Otros fármacos para tratar las comorbilidades	IECA o ARA-II Ácido acetilsalicílico Estatinas	*Inhibidores de ACE o BRA o ARNI *bloqueadores β (bisoprolol, carvedilol, succinato de metoprolol) ± Diuréticos de asa para el tratamiento de los síntomas ± *ARM *Titular en la dosis objetivo	IECA o ARA-II ± Aglutinantes de fosfato ± Suplementos de hierro o AEE si anemia de ERC ± Vitamina D	IECA o ARA-II ± Aglutinantes de fosfato ± Suplementos de hierro o AEE si anemia de ERC ± Vitamina D

ACE, enzima convertidora de la angiotensina; ACr, relación albúmina/creatinina en orina; AEE, agentes estimulantes de la eritropoyesis; ARA-II, antagonista del receptor de la angiotensina II; ARM, antagonista de los receptores de los mineralcorticoides; ARNI, inhibidor de la neprilisina y del receptor de angiotensina; BRA, bloqueador del receptor de la angiotensina; ECVA, enfermedad cardiovascular ateroesclerótica; ERC, enfermedad renal crónica; GLP-1RA, agonista del receptor del péptido 1 similar al glucagón; IECA, inhibidor de la enzima convertidora de la angiotensina; SGLT2-i, inhibidor del cotransportador de sodio y glucosa 2; TFGe, tasa de filtración glomerular estimada; TZD, tiazolidinediona.

Información de la American Diabetes Association para personas con diabetes

CONVIENE SABER

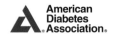

American Diabetes Association.

Comprensión de los datos de los medidores de glucosa en sangre para un usuario de insulina basal en bolo

FECHA		Ayuno o predesayuno	Después del desayuno o antes de la comida	Después de comer o antes de cenar	Después de cenar o antes de acostarse
	HORA				
	GLUCOSA				
	CARBOHIDRATOS				
	INSULINA				
NOTAS					

Intervalo objetivo estándar de glucosa en ayunas o antes de las comidas:

80-130 mg/dL o personalizado:

_____

Intervalo objetivo estándar de glucosa posprandial:

80-180 mg/dL o personalizado:

_____

FECHA		Ayuno o predesayuno	Después del desayuno o antes de la comida	Después de comer o antes de cenar	Después de cenar o antes de acostarse
	HORA				
	GLUCOSA				
	CARBOHIDRATOS				
	INSULINA				
NOTAS					

Cuando la glucosa en ayunas o antes del desayuno es alta de forma continua:
Considerar la posibilidad de comer menos carbohidratos en la cena. Considerar la posibilidad de ser más activo por la noche. Si la glucosa no baja con los esfuerzos propios, comentar un ajuste de la dosis de insulina con el equipo de diabetología.

FECHA		Ayuno o predesayuno	Después del desayuno o antes de la comida	Después de comer o antes de cenar	Después de cenar o antes de acostarse
	HORA				
	GLUCOSA				
	CARBOHIDRATOS				
	INSULINA				
NOTAS					

Cuando la glucosa después de las comidas es alta de forma continua:
Considerar la posibilidad de comer menos carbohidratos en las comidas. Comentar con su equipo médico la posibilidad de ajustar la dosis de insulina.

Cuando se tienen hipoglucemias frecuentes:
Comentar con su equipo médico la posibilidad de ajustar la dosis de insulina.

Nombre de la insulina basal:

_____

Nombre del bolo de insulina:

_____

Dosis matutina: _____ U
Dosis vespertina: _____ U

Tipo de   ☐ Dosis fija con las comidas
dosificación: ☐ Relación insulina/carbohidratos
              ☐ Dosis de corrección

Dosis fija
Dosis para el desayuno: __ U
Dosis para la comida: __ U
Dosis para la cena: __ U

Relación insulina/carbohidratos
Dosis para el desayuno: __ U/g
Dosis para la comida: __ U/g
Dosis para la cena: __ U/g

Dosis de corrección
Añadir 1 unidad de insulina por cada
___ mg/dL por encima de ___ mg/dL

Seguir siempre las instrucciones de administración de insulina que facilita el equipo sanitario. Tener un plan para tratar la hipoglucemia (glucosa < 70 mg/dL) y un plan para los días en que se está enfermo. Informar de todas las hipoglucemias graves.

Este folleto fue escrito por Mansur E. Shomali y publicado en *Clinical Diabetes*, Vol. 38, número 5, 2020. Copyright de la American Diabetes Association, Inc., 2020.

Comprender los datos del MCG para un usuario de insulina basal en bolo

	TIEMPO EN RANGO	TIEMPO POR DEBAJO DEL RANGO	TIEMPO POR ENCIMA DEL RANGO
Definición	Porcentaje de lecturas entre 70 y 180 mg/dL	Porcentaje de lecturas < 70 mg/dL (bajo) o < 54 mg/dL (muy bajo)	Porcentaje de lecturas > 180 mg/dL (alto) o > 250 mg/dL (muy alto)
Objetivo estándar	> 70 %	< 4 % bajo; < 1 % muy bajo	< 25 % alto; < 5 % muy alto
Objetivo personalizado			
Datos/fecha			
Datos/fecha			
Datos/fecha			

- Antes de las comidas, utilizar los datos del momento de glucosa y la flecha de tendencia para calcular las dosis de insulina y decidir si las administra antes o después de comer.
- 2 h después de las comidas, determinar si se necesita insulina correctiva.

- A la hora de acostarse, utilizar los datos del momento de glucosa y la flecha de tendencia para decidir si es necesario tomar medidas correctivas para prevenir la hipoglucemia o la hiperglucemia nocturnas.
- Durante y después del ejercicio, controlar la glucosa cada 15-30 min para prevenir la hipoglucemia.

- Durante los días de enfermedad, controlar las concentraciones de glucosa al menos cada 4 h. La vitamina C y el ácido acetilsalicílico pueden afectar la precisión de las lecturas de glucosa con los dispositivos FreeStyle Libre y Medtronic CGM. (FreeStyle Libre 2 no se ve afectado por el ácido acetilsalicílico).

Medtronic	Dexcom	FreeStyle Libre	Significado de la tendencia	Valor de glucosa	Acciones que ayudarán a mantenerse o estar en rango
↑↑↑	↑↑		Aumento de la glucosa > 3 mg/dL/min	Alta	▸ Tomar insulina correctiva si aún no lo ha hecho en las últimas 2 h. ▸ Si se va a comer, se puede administrar el bolo de insulina para la comida **antes de** empezar a comer; no consumir alimentos, tentempiés ni bebidas que contengan carbohidratos hasta que la flecha de tendencia se estabilice.
↑↑	↑	↑	Aumento de la glucosa 2-3 mg/dL/min (> 2 mg/dL/min para FreeStyle Libre)	En rango	▸ La glucosa está bien ahora mismo pero subiendo; volver a comprobarla en 15 min. ▸ Si se va a comer, se puede administrar el bolo de insulina para la comida **antes de** empezar a comer; no consumir alimentos, tentempiés ni bebidas que contengan carbohidratos hasta que la flecha de tendencia se estabilice.
↑	↗	↗	Aumento de la glucosa 1-2 mg/dL/min	Baja	▸ La glucosa ahora es baja , pero se mueve en la dirección correcta; volver a comprobarla en 5 min. ▸ Si se va a comer, se puede administrar el bolo de insulina para la comida **después de** empezar a comer; no administrarlo hasta que la glucosa esté fuera del intervalo bajo.
Sin flecha	→	→	Glucosa que cambia de forma lenta < 1 mg/dL/min	Alta	▸ Tomar insulina correctiva si aún no se ha hecho en las últimas 2 h. ▸ Si se va a comer, se puede administrar el bolo de insulina para la comida **antes de** empezar a comer; no consumir alimentos, tentempiés ni bebidas que contengan carbohidratos hasta que la flecha de tendencia se estabilice.
				En rango	▸ Si se va a comer, se puede administrar el bolo de insulina para la comida **antes de** empezar a comer.
				Baja	▸ La concentración de glucosa es baja; para corregirla, consumir carbohidratos de acción rápida (120 mL de zumo o 3-4 comprimidos de glucosa); volver a comprobarla en 5 min. ▸ Si se va a comer, se puede administrar el bolo de insulina para la comida **después de** empezar a comer; no administrarlo hasta que la glucosa esté fuera del intervalo bajo.
↓	↘	↘	Bajada de la glucosa 1-2 mg/dL/min	Alta	▸ La glucosa ahores alta, pero se mueve en la dirección correcta; volver a comprobarla en 15 min. ▸ Si se va a comer, puede administrarse el bolo de insulina para la comida **después de** empezar a comer; no administrarlo hasta que la flecha de tendencia se estabilice.
↓↓	↓	↓	Bajada de la glucosa 2-3 mg/dL/min (> 2 mg/dL/min para FreeStyle Libre)	En rango	▸ La glucosa está bien ahora mismo pero bajando; volver a comprobarla en 5 min. ▸ Si se va a comer, puede administrarse el bolo de insulina para la comida **después de** empezar a comer; no administrarlo hasta que la flecha de tendencia se estabilice.
↓↓↓	↓↓	↓	Bajada de la glucosa > 3 mg/dL/min	Baja	▸ La glucosa está baja; para corregirla, consumir carbohidratos de acción rápida (240 mL de zumo o 6-8 comprimidos de glucosa); volver a comprobarla en 5 min. ▸ Si se va a comer, puede administrarse el bolo de insulina para la comida **después de** empezar a comer; no administrarlo hasta que la glucosa esté fuera del intervalo bajo.

Nombre de la insulina basal:
_____

Dosis matutina: _____ U
Dosis vespertina: _____ U

Nombre del bolo de insulina:
_____

Tipo de dosificación:
☐ Dosis fija con las comidas
☐ Relación insulina/carbohidratos
☐ Dosis de corrección

Dosis fija
Dosis para el desayuno: __ U
Dosis para la comida: __ U
Dosis para la cena: __ U

Relación insulina/carbohidratos
Dosis para el desayuno: __ U/g
Dosis para la comida: __ U/g
Dosis para la cena: __ U/g

Dosis de corrección*
Añadir 1 unidad de insulina por cada
___ mg/dL por encima de ___ mg/dL

Seguir siempre las instrucciones de administración de insulina que facilita el equipo sanitario. Tener un plan para tratar la hipoglucemia (glucosa ≤ 70 mg/dL) y un plan para los días en que se está enfermo. Informar de todas las hipoglucemias graves.

*Algunos usuarios de los MCG pueden ajustar su dosis de insulina utilizando la flecha de tendencia. Consultar con el equipo de diabetología si debe hacerse.

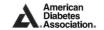

American Diabetes Association.

MCG, monitor continuo de glucosa.

Utilizado con permiso de la American Diabetes Association (ADA). Making sense of BGM and CGM data for a Basal-Bolus insulin user. *Clin Diabetes.* 2020;38(5):501-502. https://doi.org/10.2337/cd20-pe05

Evitar la necesidad de pruebas de laboratorio en ayunas

Exigir análisis en ayunas puede retrasar la atención y causar riesgos innecesarios al paciente. Como se menciona en este caso, la paciente experimentó hipoglucemia al intentar obtener resultados de laboratorio en ayunas en, al menos, dos ocasiones. De manera tradicional, se pensaba que los resultados en ayunas eran necesarios para ayudar a guiar la gestión de la glucosa. Ya no es el caso, ya que ahora los pacientes proporcionan lecturas de glucosa en ayunas a través de la automonitorización y con múltiples puntos de datos.

Tampoco se necesitan concentraciones de lípidos en ayunas. Las directrices actuales hacen hincapié en el tratamiento con estatinas basado en la intensidad, en contraposición al tratamiento para alcanzar los objetivos de LDL. Cabe destacar que en la consulta el uso de triglicéridos en ayunas resulta útil para medir la resistencia a la insulina.

Visitas específicas para personas con diabetes

Una persona con diabetes vive con su enfermedad 8760 h al año. Dedicar de 1 h a 2 h al año al manejo clínico debería ser un mínimo. Sin embargo, conseguirlo puede ser un verdadero reto en el ámbito de la atención primaria, en el que las personas suelen presentar múltiples dolencias o enfermedades crónicas que quieren tratar.

En consecuencia, si un paciente que, en principio, tenía programada una revisión de la diabetes, pero presenta otras preocupaciones, lo adecuado es preguntarle en qué quiere centrarse en esa visita. En lugar de intentar abordar ambas cuestiones, hay que recomendarle centrarse en la preocupación del paciente y reprogramar su visita para la diabetes.

Se le puede argumentar que tanto su preocupación como el control de su diabetes son muy importantes. Si se intentan abordar ambos temas en una sola visita, ninguno de los dos recibirá la atención que merece.

Son muchos los aspectos importantes que revisar en el cuidado de la diabetes. Ayudar a las personas a desarrollar regímenes de tratamiento, colaborar en los planes de autocontrol, abordar los miedos y las preocupaciones, proporcionar educación al paciente y fomentar su autonomía requieren un compromiso de tiempo considerable. Poder dedicar tiempo de manera específica a la diabetes es fundamental para el éxito del paciente.

4. Hay gran cantidad de herramientas disponibles para ayudar a los pacientes con estos regímenes. Esta paciente está tomando insulina basal e insulina de acción rápida. La insulina de acción rápida se suministra con una proporción de carbohidratos (para los alimentos que debe ingerir) y una escala de corrección para la hiperglucemia. Sin embargo, los resultados no son uniformes.

Ciertas aplicaciones ayudan a calcular la dosis de insulina, al igual que los bolígrafos inteligentes (tabla 7-1). Estas aplicaciones requieren una configuración inicial por parte del médico, pero pueden ser muy útiles para el paciente.

Se ofrece una lista selecta de aplicaciones[7]. *Clinical Diabetes* (una revista de la ADA centrada en información práctica para atención primaria) publicó en 2020 un número especial sobre tecnología para la diabetes en atención primaria; es un gran recurso para quienes deseen saber más[8].

La revista también incluía una página para que el paciente registrara la comida, la insulina y la glucosa para ayudar a determinar la exactitud del recuento de carbohidratos y la escala de corrección. A continuación, se muestran unos ejemplos.

TABLA 7-1 Selección de aplicaciones para ordenador/teléfono que ayudan a controlar la diabetes[7]			
Nombre de la aplicación	**Plataforma**	**Herramienta**	**Precio (2022)**
mySugr	Apple/Android	Seguimiento de la glucosa	19.99-399 dólares/año
iHealth Gluco-smart	Apple/Android	Seguimiento de la glucosa	Gratis con el sistema
One Drop	Apple/Android	Seguimiento de la glucosa	17.99 dólares/mes
MyFitnessPal	Apple/Android	Apoyo al estilo de vida	Gratuita
CalorieKing	Apple	Apoyo al estilo de vida	Gratuita
Glucose Buddy	Apple	Apoyo al estilo de vida	Básica: gratuita

Resumen del caso y conclusiones

Ayudar a las personas a controlar su diabetes puede ser todo un reto. Por suerte, hay una plétora de herramientas que facilitan la tarea tanto a la persona con diabetes como a su equipo sanitario. Los avances en la tecnología de la diabetes han mejorado la capacidad de los pacientes para participar en la autogestión y han mejorado la capacidad de los médicos para guiar la atención. El conocimiento de estas herramientas por parte de los clínicos y el hecho de compartirlas con sus pacientes puede ayudarles en gran medida en el control diario.

Referencias bibliográficas

1. Glooko mobile app. Accessed December 28, 2022. https://www.glooko.com/people-with-diabetes/
2. Tidepool Project. Tidepool App. Accessed December 28, 2022. https://www.tidepool.org/users
3. Whitley HP, Hanson C, Parton JM. Systematic diabetes screening using point-of-care HbA$_{1c}$ testing facilitates identification of prediabetes. *Ann Fam Med.* 2017;15(2):162-164.
4. Grieve R, Beech R, Vincent J, et al. Near patient testing in diabetes clinics: appraising the costs and outcomes. *Health Technol Assess.* 1999;3(15):1-74.
5. Miller CD, Barnes CS, Phillips LS, et al. Rapid A$_{1c}$ availability improves clinical decision-making in an urban primary care clinic. *Diabetes Care.* 2003;26(4):1158-1163,
6. Laurence CO, Glalamas A, Bubner T, et al. Patient satisfaction with point-of-care testing in general practice. *Br J Gen Pract.* 2010;60(572):e98-e104.
7. Doyle-Delgado K, Chamberlain JJ. Use of diabetes-related applications and digital health tools by people with diabetes and their health care clinician. Diabetes technology issue in primary care. *Clin Diabetes.* 2020;38(5)449-461.
8. Shomali ME. Diabetes technology issue in primary care. *Clin Diabetes.* 2020;38(5):417-502. https://diabetesjournals.org/clinical/issue/38/5

Caso 2. Control selectivo de la glucosa

«No entiendo por qué siempre estoy normal en casa pero alto en la oficina».

Un hombre de 48 años acude a una revisión de su diabetes. Le diagnosticaron diabetes hace 6 años. Sin embargo, sospecha que la tiene desde hace más tiempo, ya que no solía ir al médico. En general, se encuentra bien y dice que no suele «sentir la diabetes». Sus mediciones de glucosa por la mañana suelen rondar los 100 mg/dL.

No se mide la glucosa durante el día porque trabaja con las manos y estas no están lo bastante limpias como para pincharse el dedo. Cuando llega a casa por la noche, lo único que tiene energía para hacer es «besar a mi mujer, gritar a mis hijos, comer, ducharme e irme a la cama».

Menciona que odia que le midan la glucosa en las citas porque siempre está alta. No lo entiende, porque en casa sus mediciones son correctas. Según su farmacéutico, «utiliza el mejor medidor».

Antecedentes médicos: diabetes de tipo 2, hipertensión, dislipidemia.

Medicación: 1 000 mg de metformina dos veces al día, 48 U/día de insulina glargina, 40 mg/día de atorvastatina, 160 mg/día de valsartán.

Alergias: erupción por sulfamidas.

Antecedentes familiares: antecedentes familiares importantes de diabetes de tipo 2.

Antecedentes sociales: vive con su cónyuge. Dos hijos de 14 y 16 años. Trabaja en jardinería. Su mujer le prepara la comida todos los días. Le entra hambre a mediodía y suele picar pasteles o galletas.

Exploración física: altura 1.70 m, peso 84.8 kg, IMC 29.3, pulsaciones 72, respiraciones 18, PA 122/78.

General: hombre con obesidad troncular, sin estrés.

Cabeza, ojos, oídos, nariz y garganta: normales, incluido examen de tiroides.

Examen CV: normal.

Examen respiratorio: normal.

Extremidades: pulsos periféricos normales, sensibilidad normal a la prueba del monofilamento.

Prueba de laboratorio: HbA$_{1c}$ 8.4 %.

Glucosa aleatoria: 224 mg/dL (14:00 h).

 ## PREGUNTAS SOBRE EL CASO

1. ¿Qué está contribuyendo al desajuste entre la monitorización domiciliaria de la glucosa y su HbA$_{1c}$? ¿Cómo debe abordarse?
2. ¿Cómo puede determinar lo que hace su glucosa en el trabajo y durante la noche?
3. ¿Qué indican sus pruebas específicas?
4. ¿Qué tratamiento le recomienda?

 ## RESPUESTAS Y EXPLICACIONES

1. Según el paciente, su glucosa en ayunas es siempre de ~ 100 mg/dL. Si su glucosa estuviera en este intervalo a lo largo del día, tendría una HbA$_{1c}$ del 6.0 %. Sin embargo, su HbA$_{1c}$ es

del 8.4 %, lo que indica una glucosa de unos 200 mg/dL. Está claro que tiene excursiones de glucosa que deben explicarse.

El primer paso es conocer mejor la rutina diaria del paciente. ¿Qué come y bebe? ¿Cuándo come? ¿Cuál es la naturaleza de su trabajo?

Se levanta a las 5:30 h y suele desayunar copos de avena («son buenos para el colesterol»). Suele pasar por su restaurante de comida rápida favorito de camino al trabajo para desayunar un bocadillo y tomar un café con leche. Su trabajo es exigente en el aspecto físico; se pasa el día al aire libre, bajo el sol. Su bebida preferida es una bebida energética que toma varias veces a lo largo del día. Su hora de comer varía, pero suele ser a primera hora de la tarde. Su mujer le prepara la comida. Suele incluir un bocadillo, fruta y, a veces, un pastelito. Si hace calor, se toma otra bebida energética y un pastelito más tarde. Por lo general, llega a casa a las 18:00 h y cena a las 18:30 h. La cena suele consistir en pollo o ternera, patatas y una pequeña ensalada. Solía medirse la glucosa a la hora de acostarse, y acostumbraba a ser alta. Esto creaba conflictos con su mujer, así que dejó de medírsela por la noche.

El paciente trata su diabetes con metformina e insulina glargina. Ambos son medicamentos excelentes, pero tienen un efecto similar sobre el control glucémico. Afectan, en especial, a las concentraciones de glucosa en ayunas. Su glucosa en ayunas está bien controlada. Basándose en su elevada HbA_{1c}, su problema es que no es capaz de responder de forma adecuada a su ingesta dietética. Como resultado, es con frecuencia hiperglucémico. Lo confirmó mediante sus mediciones antes de acostarse.

Está claro que hay que abordar sus elecciones dietéticas; le vendría bien trabajar con un dietista. Puede ser útil hablar sobre los efectos de la alimentación en sus concentraciones de glucosa y en qué se diferencia de la regulación de la glucosa en ayunas. Además, se debería discutir un ajuste de su régimen diabetológico para abordar mejor las elevaciones de glucosa posprandiales. Lo ideal sería que empezara a hacerse pruebas posprandiales. Si no se siente cómodo realizando mediciones de glucosa capilar durante el día, un MCG podría ser una mejor opción.

También es un momento importante para reconocer el trabajo que está realizando: los primeros controles de la mañana de glucosa y su interés e implicación para averiguar qué está contribuyendo a las incoherencias en sus lecturas. En un estudio se descubrió que 1 de cada 6 pacientes que realizaban autocontrol de la glucosa en sangre (SMBG) nunca era atendido por el paciente ni por el médico[1].

2. Este es un buen momento para realizar controles de glucosa «específicos» o «estructurados». Y puede hacerse de varias maneras.

- La International Diabetes Federation (IDF) recomienda la realización de pruebas de glucosa intensivas o específicas. Esto requiere de 5 a 7 controles de glucosa (en ayunas/antes del desayuno, después del desayuno, antes de la comida, después de la comida, antes de la cena, después de la cena y antes de acostarse) de 1 a 3 días mientras el paciente realiza su actividad habitual y toma sus comidas habituales. Esto permite al médico (y al paciente) reconocer los patrones de glucosa. Las pruebas posprandiales suelen realizarse entre 90 y 120 min después de comer[2]. Aunque este enfoque se utiliza, a menudo, en el ámbito internacional, no se ha adoptado de forma generalizada en Estados Unidos.

- Otra opción es el «control escalonado»[3]. Con este enfoque, la glucosa se mide en momentos diferentes durante varios días. Por ejemplo, el lunes los controles de glucosa podrían ser en ayunas y antes de acostarse. El martes, antes y después del desayuno; el miércoles, antes y después de la comida, y el jueves, antes y después de la cena. Este método requiere menos trabajo y es menos probable que altere la rutina del individuo. Proporciona datos similares a los del enfoque de la IDF. Y lo que es más importante, es una estrategia práctica para las personas para las que el factor que limita el autocontrol es el número de tiras reactivas que su seguro cubre cada día.

- A veces se pide a los pacientes que se midan la glucosa a la hora de acostarse y en ayunas para determinar la diferencia entre la hora de acostarse y la hora de levantarse[4]. Esto puede ser informativo en pacientes con hiperglucemia en ayunas e hipoglucemia nocturna y puede ayudar a diferenciar los fenómenos de Somogyi de los del alba.

En el caso de este paciente, parece que los tratamientos centrados en controlar la glucosa en ayunas están funcionando. Puesto que se está seguro de sus concentraciones de glucosa en ayunas, se le podría pedir que dejara de controlarse por la mañana y empezara a controlarse antes y después de cenar. Esto le permitirá hacerse una idea de lo que le ocurre a su glucosa durante la jornada laboral. Sus lecturas previas a la cena deberían reflejar su control de la glucosa durante el día y pueden ser aceptables porque es muy activo en el aspecto físico en el trabajo. Por ello, es posible que no necesite medicación para controlar su glucosa después del desayuno y la comida. Y lo que es más importante, con el control posterior a la cena se puede ver cuál es su excursión de glucosa con la cena. Basándose en su HbA$_{1c}$ y en sus pruebas anteriores, se espera que sus concentraciones de glucosa sean elevadas. Si su horario permite obtener lecturas antes y después de la comida en un día no laborable, esto también sería útil.

3. Animado por su cónyuge, accedió a realizar comprobaciones en otros momentos del día, pero se mantuvo firme en que no podía hacerlas en el trabajo. Su plan consistía en controlarse por la mañana y por la noche los días laborables, y los fines de semana aceptó controlarse antes de comer y después de comer o antes de cenar. A continuación, se indican sus mediciones de glucosa.

	Ayuno/ antes del desayuno	Antes de la comida	Antes de la cena	Después de la cena	Hora de dormir
Lunes	112			280	
Martes	120			230	242
Miércoles	108			188	
Jueves	111				212
Viernes	130		216		
Sábado		190	230		
Domingo		168	203		

4. En su monitorización estructurada de la glucosa se ve con claridad que tiene hiperglucemia posprandial. Esto puede mejorarse de varias maneras. Puede seguir reduciendo los tentempiés y los carbohidratos en comidas y entre horas. También puede añadir una medicación que trate la hiperglucemia posprandial. Por ejemplo, un inhibidor de la dipeptidil peptidasa 4 (DPP-4), acarbosa, un agonista del receptor del péptido 1 similar al glucagón (GLP-1RA) o insulina durante las comidas.

Resumen del caso y conclusiones

El tratamiento de la diabetes puede ser un misterio para muchos pacientes. A menudo, la única información de que disponen muchas personas son las lecturas de glucosa en casa y las lecturas periódicas de HbA_{1c}. Por desgracia, esto puede no proporcionar suficiente contexto para determinar las mejores prácticas de control de la diabetes. Como se ha visto en este caso, esas lecturas pueden no coincidir. El uso de la monitorización específica de la glucosa proporciona una descripción mucho más rica de cómo las actividades diarias de una persona afectan a las concentraciones de glucosa. Además, esto brinda la oportunidad de educar al paciente sobre cómo ajustar los hábitos de vida diarios y la medicación para ayudarle a alcanzar los objetivos de glucosa.

Referencias bibliográficas

1. Grant RW, Huang ES, Wexler DJ, et al. Patients who self-monitor blood glucose and their unused testing results. *Am J Manag Care.* 2015;21(2):e119-e129.
2. IDF SMBG Guidelines. Accessed December 28, 2022. https://www.idf.org/e-library/guidelines/85-self-monitoring-of-blood-glucose-in-non-insulin-treated-type-2-diabetes.html
3. Logan AD, Jones J, Kuritzky L. Structured blood glucose monitoring in primary care: a practical, evidence-based approach. *Clin Diabetes.* 2020;38(5):421-428. doi:10.2337/cd20-0045
4. Stuhr A, Zisman A, Morales F, Stewart J, Vlajnic A, Zhou R. BeAM value: an indicator of the need to initiate and intensify prandial therapy in patients with type 2 diabetes mellitus receiving basal insulin. *BMJ Open Diabetes Res Care.* 2016;4(1):e000171. doi:10.1136/bmjdrc-2015-000171

Caso 3. Presentación de los sensores de glucosa

«¿Puedo ducharme con esto?»

Una mujer de 28 años acude a su revisión de diabetes. Aparecía en el capítulo anterior, cuando preguntaba sobre el riesgo de que su hijo tuviera diabetes (caso 4 del cap. 6). Ella y su pareja están preparados para formar una familia y quiere ayuda para prepararse para un embarazo seguro. Como se recordará, estaba experimentando bastantes episodios de hipoglucemia.

En el pasado se planteó llevar una bomba de insulina, pero no quería tener algo conectado a ella todo el tiempo. Para ella, llevar una bomba de insulina es como ponerse «un gran cartel brillante de la diabetes». A instancias suyas, investigó en Internet sobre distintos dispositivos para mejorar el control de la diabetes. En este punto, está dispuesta a considerar el uso de un MCG para recibir alertas tempranas sobre sus bajadas. Solicita más información y, en concreto, quiere saber si puede ducharse, hacer ejercicio y llevar a cabo sus actividades habituales.

Antecedentes médicos: diabetes de tipo 1 (14 años), retinopatía de fondo leve.

Medicación: 32 U de insulina detemir cada mañana, insulina asparta 1:7 de carbohidratos para el desayuno, 1:8 U para la comida y la cena, factor de corrección 1:25 por encima de 125 mg/dL.

Alergias: ninguna.

Antecedentes familiares: padre con vitíligo y madre con hipotiroidismo.

Antecedentes sociales: vive en pareja; nunca ha estado embarazada; trabaja como diseñadora web; no consume tabaco; bebe vino de manera ocasional; pasea por el trabajo algunos días a la hora de comer.

Exploración física: altura 1.68 m, peso 67.1 kg, IMC 23.8, pulsaciones 70, respiraciones 15, PA 130/72.

General: sin estrés.

Cabeza, ojos, oídos, nariz y garganta: normales, incluido examen de tiroides.

Examen CV: normal.

Examen respiratorio: normal.

Piel: zonas de inyección casi intactas, pero se observa cierta lipohipertrofia en ambas zonas del deltoides.

Extremidades: pulsos normales, buen cuidado de la piel, sin pérdida de sensibilidad al monofilamento.

Lecturas de glucosa en casa: se controla de 6 a 10 veces al día; intenta adelantarse a las subidas, pero sigue teniendo algunas bajadas; en especial si corrige demasiado o si come menos de lo que cree que va a comer.

Análisis de laboratorio: HbA$_{1c}$ 6.4%.

 PREGUNTAS SOBRE EL CASO

1. ¿Qué MCG hay disponibles en la actualidad?
2. ¿Quién es un buen candidato para un MCG?
3. ¿Cómo se puede ayudar a una persona a elegir un MCG?
4. ¿Cuál es el proceso para solicitar un MCG?
5. ¿Cómo le fue a esta paciente con un MCG?

 RESPUESTAS Y EXPLICACIONES

1. Esta paciente participa de forma activa en el control de su diabetes. Utiliza su medidor para determinar las dosis de insulina y controlar la glucemia. El uso de un MCG le ayudará a reducir su carga de trabajo y le proporcionará más información. Podrá controlar mejor sus concentraciones de glucosa que con las mediciones de glucosa capilar. También tendrá acceso a información nocturna que antes no podía obtener. La elección de un MCG que emita alertas cuando las concentraciones de glucosa sean demasiado altas o bajas proporcionará un nivel adicional de seguridad.

   Hay varios sistemas de MCG. Se resumen en la tabla 7-2. No hay que olvidar que ayudar al paciente a revisar sus opciones ayuda a promover la toma de decisiones compartida y genera confianza. Es importante que el paciente sepa que el objetivo del médico es satisfacer sus necesidades. Dejar que el paciente revise las opciones permite compartir la toma de decisiones y puede ayudarle a satisfacer sus necesidades.

   Hay dos grandes categorías de sistemas de MCG. La primera incluye los sistemas personales. Se prescriben para el paciente y suele ser él quien los coloca. Están pensados para un uso prolongado. Los datos son visibles y procesables para el paciente en el momento en que los lleva puestos. Estos dispositivos suelen estar cubiertos por la mayoría de las

TABLA 7-2 Sistemas de monitorización continua de glucosa (MCG) personales disponibles en la actualidad							
Sistema de MCG	Vida útil del sensor	Calibración necesaria	Escaneado intermitente o continuo en tiempo real	Alarmas de hiperglucemia e hipoglucemia	¿Muestra tendencias el lector/pantalla?	Compatible con dispositivos inteligentes	¿Comparte datos con otros?
Abbott Freestyle 14 días Libre	14 días	No	Escaneado intermitente	No	Sí	Sí	Sí
Abbott Freestyle Libre 2	14 días	No	En tiempo real	Sí	Sí	Sí	Sí
Abbott Freestyle Libre 3	14 días	No	En tiempo real	Sí	Sí	Sí	Sí
Dexcom G6	10 días	No	En tiempo real	Sí	Sí	Sí	Sí
Medtronic Guardian Connect	7 días	Sí, cada 12 h	En tiempo real	Sí	Sí	Sí	Sí
Senseonics Eversense	Hasta 90 días	Sí, cada 12 h	En tiempo real	Sí	Sí	Sí	Sí

aseguradoras para los pacientes que reciben insulina, pero la cobertura puede variar para otros pacientes.

Hay varias marcas de sistemas de MCG personales. Se diferencian en la frecuencia con la que deben sustituirse los sensores, la necesidad de calibración, si se conectan con otros dispositivos (bombas) y si los datos pueden compartirse o consultarse en línea (tabla 7-2). Los fabricantes de estos dispositivos ofrecen vídeos de formación para ayudar a las personas a poner en marcha y manejar los dispositivos[1-3].

La segunda categoría de dispositivos de MCG son las unidades profesionales (Pro). Suelen ser propiedad del consultorio y se colocan a los pacientes en la consulta, de forma similar a un monitor Holter. Los sistemas Pro se utilizan durante un período limitado para obtener información adicional que ayude a tomar decisiones terapéuticas. Los pacientes los devuelven al final del uso del MCG, cuando se descarga el dispositivo y el médico revisa los datos (tabla 7-3). Para responder a la primera pregunta de la paciente, todos los dispositivos de MCG son resistentes al agua. Puede bañarse, ducharse, hacer ejercicio y practicar deporte con estos aparatos. Sin embargo, hay algunas limitaciones; no deben sumergirse durante largos períodos, por ejemplo, en una bañera de hidromasaje o nadar con ellos. Se debe saber que estos sensores deben retirarse antes de que una persona se someta a una tomografía computarizada (TC), una resonancia magnética (RM) o se introduzca en un dispositivo magnético.

Es importante informarle de que varias sustancias de uso común pueden provocar lecturas inexactas, dependiendo del dispositivo que se utilice[4].

El **sistema Freestyle** tiene las siguientes advertencias:

- Tomar ácido ascórbico (vitamina C) mientras se lleva un sensor Libre puede provocar lecturas elevadas de glucosa.
- La ingesta de ácido salicílico, ya sea por vía oral o tópica, puede reducir un poco las concentraciones de glucosa en los sensores.

En ambas situaciones, el grado de error depende de la cantidad de sustancia interferente presente en el organismo[4].

El **sistema DEXCOM** dispone de la siguiente advertencia[5]:

- Tomar una dosis de paracetamol superior a la máxima (p. ej., > 1 g cada 6 h en adultos) puede elevar de manera falsa las lecturas de glucosa en el sensor. Este efecto parece ser más significativo en mujeres que en hombres[2].

El **sistema Medtronic** tiene la siguiente advertencia[6]:

- Tomar medicamentos que contengan paracetamol mientras se lleva puesto el sensor puede elevar falsamente las lecturas de glucosa del sensor. El grado de imprecisión

TABLA 7-3 Sistemas de MCG Pro disponibles en la actualidad				
Sistema de MCG	**Vida útil del sensor (días)**	**Calibración necesaria**	**Con memoria**
Abbott Freestyle Pro	14	No	Sí
Dexcom G6 Pro	10	No	Opcional
Medtronic iPro 2	7	Sí	Sí

depende de la cantidad de paracetamol activo en el organismo y puede ser diferente en cada persona[3].

Este es un momento importante para recordarle que si no está segura de la exactitud de las lecturas del MCG, siempre debe utilizar las lecturas del medidor de glucosa para verificar su concentración de glucosa antes de tomar decisiones terapéuticas.

2. Los dispositivos de MCG podrían beneficiar a cualquier paciente que desee más información sobre su control de la glucosa. Permiten al usuario ver cómo sus actividades diarias afectan su concentración de glucosa. Constituyen un magnífico recurso para el profesional sanitario a la hora de orientar la gestión de la medicación; son muy útiles para solucionar problemas de hiperglucemia e hipoglucemia. Pueden ser herramientas útiles para los pacientes para ayudar a impulsar el cambio de comportamiento (p. ej., el primer paciente en este capítulo).

   Aunque se pueden ofrecer U Pro a la mayoría de los pacientes, la realidad es que los pagadores dictan quién puede recibir dispositivos personales. En la mayoría de los casos, los pacientes deben utilizar insulina para que el seguro cubra el dispositivo. Dicho esto, hay una justificación para proporcionar una «prueba» de un dispositivo. En ocasiones, esto puede proporcionar la documentación necesaria sobre la inestabilidad de la glucosa para obtener la autorización del dispositivo.

   Esta paciente es una candidata ideal para un MCG. Sigue un régimen de insulina complejo que incluye insulina basal y en bolo basada en el recuento de carbohidratos. Realiza varios controles al día. Un MCG le evitaría tener que realizar mediciones de glucosa capilar. Además, le proporcionaría muchos más datos que tanto su médico como ella podrían utilizar para guiar su dosificación de insulina. También tiene muchas bajadas, por lo que le vendría muy bien un sistema que mostrara tendencias y tuviera alarmas.

   Valdría la pena preguntarle si tiene alguna preferencia en cuanto a la necesidad de calibrar un dispositivo de MCG con lecturas de glucosa capilar. También hay que saber si desea compartir sus datos. Esta información ayudará a identificar la unidad que mejor se adapte a sus necesidades.

3. La mayoría de las aseguradoras cubren la gama de dispositivos de MCG, por lo que la elección puede ser muy individualizada. Lo mejor es mostrar al paciente todos los dispositivos disponibles. Es deseable que vean el tamaño de los sensores y cómo se aplican. También conviene repasar las opciones que tiene cada sistema para controlar las concentraciones de glucosa. A la mayoría de los pacientes les gusta poder utilizar su *smartphone* para controlar la glucosa. Dar a los pacientes la oportunidad de conocer mejor sus opciones puede mejorar su satisfacción con la MCG. El sitio web https://diabeteswise.org/#/ ofrece un «informe del consumidor» imparcial sobre los dispositivos de MCG[7]. Muchos pacientes habrán investigado sus opciones de antemano y sabrán lo que quieren cuando acudan a la consulta; también hay una versión de este sitio web para médicos en: https://pro.diabeteswise.org/#/[8].

   Si en la consulta hay acceso a las versiones Pro de estas U o a muestras de los dispositivos personales de MCG, se puede ofrecer al paciente un dispositivo para que lo pruebe durante un breve período. Esto puede ser muy útil si se tiene un paciente que no está seguro de utilizar un MCG, o si no está seguro de qué unidad prefiere.

4. Para la mayoría de los dispositivos, solicitar un sistema de MCG es tan sencillo como «escribir» una receta. Es probable que la mayoría de los médicos de atención primaria utilicen dispositivos Dexcom o Abbott. Si es la primera vez que se utiliza un MCG, puede que le interese ponerse en contacto con el representante de ventas local. Ellos pueden ayudar con la familiarización de las distintas U. Dependiendo del sistema que el médico y su paciente

elijan, será necesario prescribir varios componentes. Estos dispositivos se obtienen en la farmacia del paciente.

Por desgracia, con independencia del dispositivo que se solicite, puede ser necesaria una autorización previa. Esto se pondrá de manifiesto en seguida en función de dónde se ejerza y de las condiciones de quien se encarga del pago. La cobertura de Medicaid para los dispositivos de MCG varía según el estado. Los dispositivos están cubiertos por la parte B de Medicare. Los criterios de cobertura de Medicare en el momento de redactar este texto son los siguientes:

- El paciente tiene diabetes.
- El paciente recibe tratamiento con insulina mediante tres o más administraciones diarias de insulina o una bomba de infusión subcutánea continua de insulina (ISCI).
- El régimen de tratamiento con insulina del paciente requiere ajustes frecuentes en función de los resultados de las pruebas de medidores de glucosa en sangre (BGM) o MCG.
- En los 6 meses anteriores a solicitar el MCG, el paciente ha tenido una visita en persona con el profesional que le trata para evaluar su control de la diabetes y determinar que se cumplen los criterios anteriores.
- Cada 6 meses tras la prescripción inicial del MCG, el paciente tiene una visita en persona con su médico para evaluar la adherencia a su régimen de MCG y al plan de tratamiento de la diabetes.

Es importante señalar que los dispositivos de Medtronic y Sensonics difieren en que se consideran equipos médicos duraderos y, como tales, se obtienen de proveedores de equipos y no de farmacias (productos Dexcom y Freestyle Libre). Si es la primera vez que se utiliza un MCG, puede ser interesante hablar con su representante de ventas para conocer los detalles de cada dispositivo y se puede ayudar a iniciarse a otras personas en este sistema. Una vez que se haya iniciado a tres personas, el proceso resultará bastante sencillo.

5. Esta paciente eligió el sensor DEXCOM de 10 días. Le gustó que no hubiera que calibrarlo. Le hubiera gustado un sensor que durara más de 10 días; sin embargo, también estaba considerando una bomba de insulina y quería tener un MCG que fuera compatible.

Programó las alarmas del sensor para 80 mg/dL y 180 mg/dL. Al principio, las alarmas sonaban con frecuencia. Descubrió que las acciones correctivas que necesitaba eran menores, ya que podía identificar con rapidez las concentraciones altas y bajas de glucosa. Como resultado, sus concentraciones de glucosa no subían y bajaban tanto. Con los datos, su médico y ella pudieron ajustar las proporciones de sus comidas y reducir la frecuencia de sus bajadas. El MCG le resultó mucho menos molesto de lo que pensaba. Está contenta de saber que con él puede prevenir emergencias hiperglucémicas e hipoglucémicas. Ahora está empezando a considerar la posibilidad de utilizar una bomba de insulina.

Resumen del caso y conclusiones

Se han producido avances asombrosos en la tecnología de la diabetes. Los sistemas de monitorización continua de la glucosa son cada vez más accesibles y, como consecuencia, su uso ha aumentado de forma considerable. Son herramientas valiosas tanto para el paciente como para el médico, que ayudan a mejorar el control de la glucosa.

Los informes de los dispositivos de MCG proporcionan información importante sobre la experiencia vivida por el paciente con la diabetes. Los sistemas de MCG personales suelen estar cubiertos para las personas que toman insulina. Las U de MCG profesionales son una gran introducción a estos dispositivos y están cubiertas para la mayoría de las personas con diabetes. Hay muchas opciones; la toma de decisiones compartida con el paciente aumentará su uso y su satisfacción.

Referencias bibliográficas

1. Abbott Libre tutorial videos. Accessed December 28, 2022. https://www.freestylelibre.us/support/overview.html?gclid=Cj0KCQjwiYL3BRDVARIsAF9E4Gd5brJCz3iSgVEp4uUUckLSUc8pZcawKg_YiF5jg_k3Xs9_Je9PHYEaArGuEALw_wcB
2. Dexcom training videos. Accessed December 28, 2022. https://www.dexcom.com/training-videos
3. Medtronic video libraryoref. Accessed December 28, 2022. https://www.medtronicdiabetes.com/customer-support/guardian-connect-system-support
4. Freestyle interference. Accessed December 28, 2022. https://www.freestyle.abbott/us-en/safety-information.html
5. Dexcom interference. Accessed December 28, 2022. www.dexcom.com/interference
6. *Medtronic safety warnings*. Accessed December 28, 2022. https://www.medtronic.com/us-en/healthcare-professionals/products/diabetes/indications-safety-warnings.html
7. Diabeteswise.org. Accessed December 28, 2022. https://diabeteswise.org/#/
8. ProDiabeteswise.org. Accessed December 28, 2022. https://pro.diabeteswise.org/#/

Caso 4. Ventajas de los sensores de glucosa

«Ahora puedo ver lo que tengo que hacer»

Un hombre de 50 años acude a la consulta. Su hermano es el señor del caso 2 de este capítulo. «Mi hermano me dijo que debería venir para saber qué tengo que hacer». Tiene diabetes desde hace 8 años. Su último médico le dijo que su concentración de azúcar en sangre era demasiado elevada, pero no le dijo por qué ni qué hacer al respecto. «Mi hermano me dijo que debería probar uno de esos sensores». Sospecha que su diabetes no está muy bien controlada. Tiene hormigueos en los pies que, según su último médico, se deben a la diabetes. Su oftalmólogo le ha dicho que tiene diabetes en los ojos. En los últimos tiempos, tiene que orinar todo el tiempo y tiene más sed. Su mujer dice que es por el azúcar. Solo se controla el azúcar por la mañana varias veces a la semana. Suele medir alrededor de 160 mg/dL. Dejó de controlarse durante el día y por la noche porque sus lecturas eran siempre altas. Hay que ofrecerle que se monitorice con un MCG Pro, y él acepta.

Antecedentes médicos: diabetes de tipo 2, hipertensión, dislipidemia, neuropatía diabética, retinopatía diabética.

Medicamentos: 1 000 mg de metformina dos veces al día, 40 U/día de insulina detemir, 50 mg/día de sitagliptina, 40 mg/día de atorvastatina, 40 mg/día de olmesartán.

Alergias: ninguna.

Antecedentes familiares: extensa historia familiar de diabetes de tipo 2.

Antecedentes sociales: vive con su cónyuge. Tiene dos hijos de 20 y 24 años; trabaja en jardinería.

Exploración física: altura 1.70 m, peso 89.3 kg, IMC 30.9, pulsaciones 66, respiraciones 15, PA 132/74.

General: hombre obeso, con obesidad troncular, sin estrés.

Cabeza, ojos, oídos, nariz y garganta: normales, incluido examen de tiroides

Examen CV: normal.

Examen respiratorio: normal.

Extremidades: pulsos periféricos normales, disminución de la sensibilidad al monofilamento y a la vibración.

Pruebas de laboratorio: HbA$_{1c}$ 10 %.

Glucosa aleatoria: 244 mg/dL (16:30 h).

MCG #1:

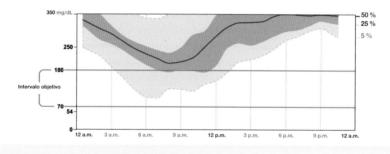

Tiempo en que el MCG está activo	65 %

Intervalo y objetivos para	Diabetes de tipo 1 o de tipo 2
Intervalos de glucosa Intervalo objetivo 70-180 mg/dL	Objetivos porcentuales de lecturas (h/día) Superior al 70 % (16 h 48 min)
Por debajo de 70 mg/dL	Menos del 4 % (58 min)
Por debajo de 54 mg/dL	Menos del 1 % (14 min)
Por encima de 180 mg/dL	Menos del 25 % (6 h)
Por encima de 250 mg/dL	Menos del 5 % (1 h 12 min)

Cada aumento del 5 % del tiempo en el intervalo (70-180 mg/dL) es clínicamente beneficioso.

Glucosa media	284 mg/dL
Indicador de gestión de la glucosa (IGG)	10.1 %
Variabilidad de la glucosa	29.5 %

Definido como coeficiente de variación porcentual (% CV); objetivo ≤ 36%.

Muy alta > 250 mg/dL	**63 %** (15 h 7 min)
Alta 181-250 mg/dL	**27 %** (6 h 29 min)
Intervalo objetivo 70-180 mg/dL	**10 %** (2 h 24 min)
Baja 54-69 mg/dL	**0 %** (0 min)
Muy baja < 54 mg/dL	**0 %** (0 min)

PERFIL GLUCÉMICO AMBULATORIO (PGA)

PGA es un resumen de los valores de glucosa del período del informe, con la mediana (50 %) y otros percentiles mostrados como si ocurrieran en un solo día.

 PREGUNTAS SOBRE EL CASO

1. ¿Qué se observa en el informe de su MCG?
2. ¿Qué tratamientos se podrían recomendar?
3. ¿Cómo se reciben los informes del MCG en la consulta?
4. ¿Cómo interpreta los datos del informe del MCG?
5. ¿Cómo se paga por colocar los MCG y leer los informes?

RESPUESTAS Y EXPLICACIONES

1. Su informe del MCG es muy revelador. En efecto, se despierta con una lectura cercana a 180 mg/dL. Después, su glucosa aumenta de manera progresiva hasta alcanzar un valor máximo de 350 mg/dL a las 18:00 h, cuando se estabiliza hasta medianoche. Su glucosa disminuye de manera significativa durante la noche. En el seguimiento, el paciente y el médico revisan el informe del sensor y se le pide que explique sus actividades diarias. Por lo general, se levanta sobre las 7 de la mañana y toma un tazón de cereales. Él y su hermano van a desayunar un bocadillo y un café de camino al trabajo. También suelen comprar pastelitos

y su bebida energética preferida. Le entra hambre a media mañana y a media tarde, así que merienda. A las 18:00 h vuelve a casa y cena lo que haya preparado su mujer. La cena es su comida más importante del día. «Mi mujer cocina muy bien».

2. Ya ha iniciado el proceso de tratamiento. Ha dejado (o al menos reducido) su consumo de bebidas azucaradas en el trabajo. A pesar de ello, sus cifras siguen aumentando al picar algo durante la jornada laboral. El objetivo es centrarse en tratamientos que le ayuden a reducir la hiperglucemia posprandial. Las opciones incluyen un inhibidor DPP-4, un GLP-1RA, acarbosa e insulina durante las comidas.

   El paciente no está interesado en tomar ningún medicamento que se dosifique más de una vez al día. Esto excluye la acarbosa y la insulina de las comidas. Basándose en sus valores actuales y teniendo en cuenta un objetivo de A_{1c} acordado de < 7.0 %, se determina que necesita, al menos, una reducción de A_{1c} del 2.0 %. Es probable que tenga más éxito con un GLP-1RA.

   También le gusta la idea de poder tomar la medicación una vez a la semana. Empieza a tomar un GLP-1RA una vez a la semana. Esto es eficaz para limitar la hiperglucemia posprandial, pero empieza a tener hipoglucemia a primera hora de la mañana. Es capaz de reducir su dosis de insulina y lograr un control estable. Con el uso del MCG, le sorprendió mucho poder ver su glucosa a lo largo del día y ahora entiende de verdad lo que tiene que hacer.

MCG #2:

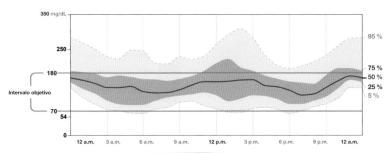

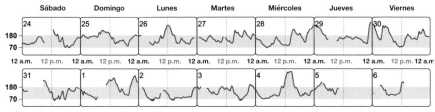

Fuente: Battelino, Tadej, *et al.* Clinical Targets for Continuous Glucose Monitoring Data Interpretation: Recommendations From the International Consensus on Time in Range. Diabetes Care, American Diabetes Association, 7 de junio de 2019, https://doi.org/10.2337/dci19-0028.

3. Cada uno de los dispositivos de MCG viene con un *software* de apoyo que puede ser utilizado por el paciente o por el médico. Hay varias formas de acceder a los datos. Algunos consultorios tienen una cuenta en línea con la empresa o con un servicio como Glooko o Tidepool.

Con estos programas, si el paciente decide compartir sus datos (o da «permiso para verlos»), los médicos pueden recuperar un informe en un ordenador en el que el paciente y el médico pueden revisarlo juntos.

La otra opción es pedir al personal de la consulta (por lo general, el asistente médico o el personal de recepción) que descargue los datos como parte del procedimiento de registro. El informe puede imprimirse o compartirse con el médico para que lo revise en un ordenador. Por último, algunos pacientes cargan los datos antes de la cita y traen una copia impresa a la consulta.

4. La primera vez que se revisa un informe de MCG, puede que resultar abrumador. No hay que desanimarse. La interpretación de los datos es fácil de aprender con un enfoque sistemático y un poco de práctica.

Véase el ejemplo de informe de MCG a continuación (no de este paciente).

Pasos para la interpretación de la descarga del MCG[1]

Paso 1: Confirmar que se dispone de datos suficientes para revisar; 72 h de datos continuos se consideran el mínimo.

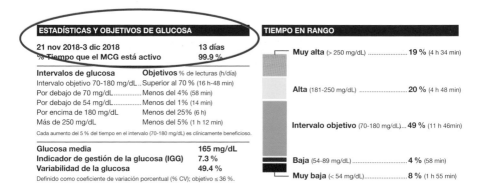

Paso 2: Añadir el horario de comidas y la dosis de insulina según corresponda.

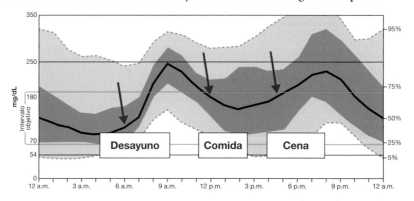

Paso 3: Preguntar al paciente qué ve en términos de identificación de máximos y mínimos en el informe de descarga. Esto les permite interpretar sin juzgar.

Paso 4: Identificar los episodios de hipoglucemia y explorar la etiología.

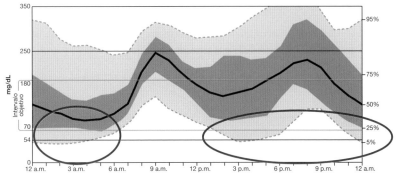

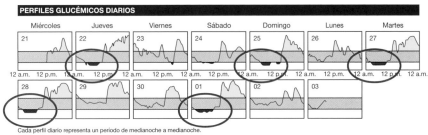

Paso 5: Identificar los episodios de hiperglucemia y explorar la etiología.

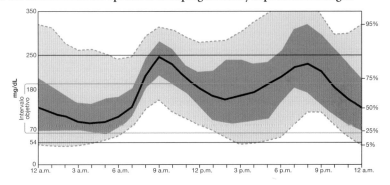

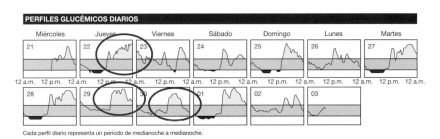

Conviene destacar que, en el caso de este paciente, no se identifican las reacciones hiperglucémicas posteriores a la hipoglucemia como un problema independiente. Hubo que centrarse primero en la hipoglucemia. La hiperglucemia de rebote fue una respuesta al episodio de hipoglucemia.

Paso 6: Revisar los datos acumulativos del perfil ambulatorio de glucosa incluyendo el indicador de gestión de glucosa (GMI) y el tiempo en rango (TIR).

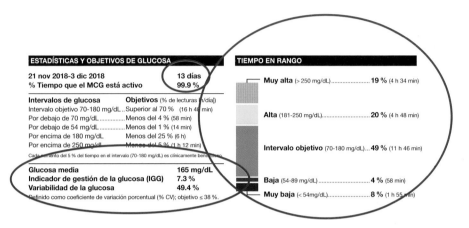

Paso 7: Comentar las recomendaciones de tratamiento basadas en los resultados.

5. Como se ha mencionado en este capítulo, la mayoría de los seguros cubren la aplicación e interpretación profesional del MCG. Los MCG personales suelen estar cubiertos en personas que se administran insulina y que se realizan frecuentes controles de glucosa capilar.

   A continuación, se resumen los códigos de facturación y el pago estimado para la colocación de un MCG personal en la consulta (95 249), la colocación del MCG profesional en la consulta (95 250) y la interpretación del dispositivo de MCG (95 251). El pago de un MCG está cubierto en las siguientes circunstancias: hay, al menos, 72 h de datos legibles, el clínico informa de las principales métricas en el perfil ambulatorio de glucosa (tiempo de aviso, el tiempo en rango, por encima y por debajo del rango, y la variabilidad de la glucosa).

Resumen del caso y conclusiones

Para este paciente, permitirle «ver cómo funciona su diabetes» marcó la diferencia. Una vez que pudo ver por sí mismo sus patrones, se sintió capacitado para hacer los cambios necesarios. Comprendió que podía controlar su diabetes en lugar de ser controlado por ella. Trabajando en colaboración, se decidió introducir cambios razonables en su estilo de vida, modificar su medicación para reducir la hiperglucemia posprandial y ajustar su dosis de insulina basal para reducir el riesgo de hipoglucemia nocturna. Ayudar a un paciente a obtener un MCG e interpretar los datos de los MCG puede ser desalentador al principio, pero el proceso se hace más fácil con el tiempo y, al final, le ahorrará tiempo.

Referencias bibliográficas

1. Kruger DF, Edelman SV, Hinnen DA, Parkin CG. Reference guide for integrating continuous glucose monitoring into clinical practice. *Diabetes Educ.* 2019;45(1_suppl):3S-20S. doi:10.1177/0145721718818066

Caso 5. Inconvenientes de los sensores de glucosa

«No puedo seguir haciendo esto»

Una mujer de 68 años acude a una revisión de su diabetes. En un inicio se le diagnosticó diabetes de tipo 2 hace 4 años, pero hace 1 año entró en cetoacidosis diabética (CAD) y se descubrió que tenía *latent autoimmune diabetes of the adult* (LADA), no diabetes de tipo 2.

En la última visita, informó de que tenía muchas lecturas de glucosa impredecibles. No entendía qué hacía que sus concentraciones de glucosa variaran tanto. Cuando le ofrecieron un sensor continuo de glucosa, dijo: «No estoy segura. Ni siquiera tengo móvil». Cuando el equipo médico y su cónyuge la tranquilizaron, aceptó probarlo.

Antecedentes médicos: diabetes de tipo 1, hipertensión y trastorno de ansiedad generalizada.

Medicación: 18 U de insulina glargina por la mañana y 10 U por la tarde, 4 U de insulina lispro para una comida pequeña y 6 U para una comida más copiosa, 40 mg/día de atorvastatina, 50 mg de tartrato de metoprolol dos veces al día.

Alergias: ninguna.

Antecedentes familiares: fue adoptada y desconoce su historia familiar.

Historial social: vive con su cónyuge; sin hijos, profesora jubilada.

Exploración física: altura 1.65 m, peso 59.8 kg, IMC 22, pulsaciones 92, respiraciones 20, PA 120/72.

General: ansiosa pero bien.

Cabeza, ojos, oídos, nariz y garganta: normales, incluido examen de tiroides.

Examen CV: normal.

Examen respiratorio: normal.

Extremidades: pulsos periféricos normales, sensibilidad normal a la prueba del monofilamento.

Análisis: HbA$_{1c}$ 7.0 %.

Informe del MCG:

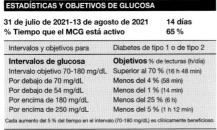

ESTADÍSTICAS Y OBJETIVOS DE GLUCOSA

31 de julio de 2021-13 de agosto de 2021 — **14 días**
% Tiempo que el MCG está activo — **65 %**

Intervalos y objetivos para	Diabetes de tipo 1 o de tipo 2
Intervalos de glucosa	**Objetivos** % de lecturas (h/día)
Intervalo objetivo 70-180 mg/dL	Superior al 70 % (16 h 48 min)
Por debajo de 70 mg/dL	Menos del 4 % (58 min)
Por debajo de 54 mg/dL	Menos del 1 % (14 min)
Por encima de 180 mg/dL	Menos del 25 % (6 h)
Por encima de 250 mg/dL	Menos del 5 % (1 h 12 min)

Cada aumento del 5 % del tiempo en el intervalo (70-180 mg/dL) es clínicamente beneficioso.

Glucosa media	**136 mg/dL**
Indicador de gestión de la glucosa (IGG)	6.6 %
Variabilidad de la glucosa	**59.8 %**

Definido como coeficiente de variación porcentual (% CV); objetivo ≤ 36 %

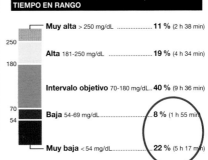

TIEMPO EN RANGO

Muy alta > 250 mg/dL .... **11 %** (2 h 38 min)

Alta 181-250 mg/dL .... **19 %** (4 h 34 min)

Intervalo objetivo 70-180 mg/dL... **40 %** (9 h 36 min)

Baja 54-69 mg/dL .... **8 %** (1 h 55 min)

Muy baja < 54 mg/dL..................... **22 %** (5 h 17 min)

PERFIL GLUCÉMICO AMBULATORIO (PGA)

PGA es un resumen de los valores de glucosa del período del informe, con la mediana (50 %) y otros percentiles mostrados como si ocurrieran en un solo día.

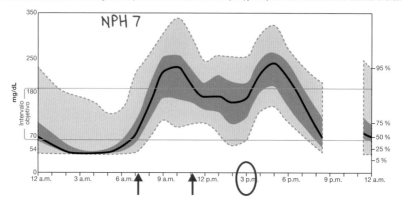

PERFILES GLUCÉMICOS DIARIOS

Cada perfil diario representa un período de medianoche a medianoche con la fecha mostrada en la esquina superior izquierda.

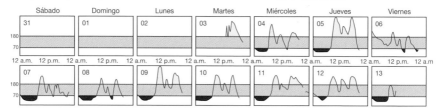

 PREGUNTAS SOBRE EL CASO

1. ¿Qué se observa en el informe del MCG?
2. ¿Qué preguntas hay para el paciente?
3. ¿Qué tratamientos se deberían recomendar?

 RESPUESTAS Y EXPLICACIONES

1. Esta paciente presenta una gran variabilidad extrema de la glucosa. Esto está representado por los picos y valles agudos que se ven en el informe de su sensor. No solo es peligroso para la salud a corto y largo plazo de esta paciente; al experimentar esta variabilidad se siente mal de verdad.

2. Se debe empezar preguntando a la paciente qué opina de llevar el sensor. ¿Es algo que le gustaría tener como herramienta para el control de su diabetes? Esta paciente dijo que el sensor era terrible. Le resultaba muy estresante. Cada vez que la glucosa empezaba a subir, se enfadaba y empezaba a preocuparse, lo que parecía hacer que subiera más. Entonces se ponía insulina, sufría un colapso y bajaba demasiado. Dice que puede soportar las bajadas la mayor parte del tiempo, pero se siente indefensa ante el incesante aumento de la hiperglucemia. Las alarmas del dispositivo la asustan.

   También se muestra preocupada porque, a veces, no se sentía como esperaba, en función de la lectura del MCG. Las lecturas que encontraba podían tener una diferencia de 10 mg/dL, y le preocupaba que no fueran precisas.

3. Es obvio que la cantidad de información para esta paciente era demasiado abrumadora para ser procesable. La información obtenida de la MCG pretende revelar tendencias generales. Las flechas de tendencia son muy importantes para poder anticiparse a los cambios. Dicho esto, los pacientes deben dejar tiempo suficiente para que sus acciones afecten a su glucemia. Hay muchas cosas que pueden afectar a la glucosa aparte de los alimentos y la insulina, sobre todo en las personas con diabetes de tipo 1. Es importante recordar esto a las personas que intentan comprender todos los cambios de glucosa que experimentan. La variabilidad de la glucosa también puede ser un ciclo autocumplido. La glucosa empieza a subir, y la persona se estresa, y esto hace que la glucosa suba aún más.

Resumen del caso y conclusiones

Aunque la tecnología ha mejorado la vida de muchas personas con diabetes, no es para todos. Es importante que el paciente participe en la decisión de qué herramientas tecnológicas le convienen y cuáles no. Para algunas personas, la carga de manejar otro dispositivo o sentir que tienen que responder a cada cambio en la glucosa puede ser demasiado para ellos.

Caso 6. Introducción a las bombas de insulina

«¿Cómo implantan eso?»

Un hombre de 22 años acude a una revisión de su diabetes. Se le diagnosticó a los 10 años, cuando presentó una cetoacidosis diabética (CAD). Ha tenido largos períodos en los que sentía que las cosas iban bien con el control de su diabetes. Siempre ha utilizado múltiples dosis diarias de insulina subcutánea como tratamiento. Dice que no quiere depender de una máquina para controlar su diabetes.

Se ha mudado hace poco a la zona. Tiene un nuevo amigo que también tiene diabetes y que utiliza una bomba de insulina. Está encantado con ella y recomienda al paciente que hable de esta opción con su médico.

Antecedentes médicos: diabetes de tipo 1.

Medicación: 18 U/día de insulina glargina, insulina lispro 1:10 de carbohidratos y 1 por 50 sobre 100 de factor de corrección.

Alergias: escoceduras y picores.

Antecedentes familiares: ninguno.

Antecedentes sociales: ninguno.

Exploración física: altura 1.75 m, peso 71.2 kg, IMC 23.2, pulsaciones 72, respiraciones 12, PA 118/64.

General: obesidad masculina sana sin estrés.

Cabeza, ojos, oídos, nariz y garganta: normales, incluido examen de tiroides.

Examen CV: normal.

Examen respiratorio: normal.

Extremidades: pulsos periféricos normales, sensibilidad normal a la prueba del monofilamento.

Pruebas de laboratorio:

Código	Descripción	Quién puede colocar e iniciar el sensor	Quién puede facturar el servicio	Lista de honorarios médicos de Medicare	Centro ambulatorio de diabetes de Medicare	Pagador privado
95249	Inicio ambulatorio de la MCG del líquido tisular intersticial mediante un sensor subcutáneo durante un mínimo de 72 h; equipo propiedad del paciente, colocación del sensor, conexión, calibración del monitor, formación del paciente e impresión del registro. El código requiere que el paciente lleve el receptor de datos a la consulta del clínico, donde se realiza todo el proceso	Personal enfermero, doctores en farmacia/ farmacéuticos, nutricionistas, educadores en diabetes o asistentes médicos dentro de su ámbito de práctica	Solo médicos/doctores en medicina, personal enfermero, asistentes médicos y especialistas en enfermería clínica pueden facturar los servicios asociados a este código	44.80	44.80	~ 132 dólares
95250	MCG ambulatoria de líquido tisular intersticial a través de un sensor subcutáneo durante un mínimo de 72 h; equipo propiedad del clínico, colocación del sensor, conexión, calibración del monitor, formación del paciente, retirada del sensor e impresión del registro	Personal enfermero, doctores en farmacia/ farmacéuticos, dietistas, educadores en diabetes o asistentes médicos dentro de su ámbito de práctica	Solo médicos/ doctores en medicina, personal enfermero, asistentes médicos y especialistas en enfermería clínica pueden facturar los servicios asociados a este código	~ 156 dólares	~ 122.63 dólares	~ 300 dólares

Código	Descripción	Quién puede colocar e iniciar el sensor	Quién puede facturar el servicio	Lista de honorarios médicos de Medicare	Centro ambulatorio de diabetes de Medicare	Pagador privado
95251	Este código se utiliza y se comunica a las aseguradoras cuando los médicos realizan un análisis, interpretación e informe de un mínimo de 72 h de datos de un MCG. El análisis, la interpretación y el informe pueden realizarse con datos de un dispositivo de MCG propiedad del paciente o del médico. Es importante destacar que el análisis, la interpretación y el informe son distintos de un servicio de evaluación y control y no incluyen una evaluación del paciente ni indican un plan de atención para él	No aplica	Solo médicos/doctores en medicina, personal enfermero, asistentes médicos y especialistas en enfermería clínica pueden facturar los servicios asociados a este código	~ 36 dólares	Pagado según el baremo de honorarios médicos	~ 89 dólares

Pruebas de laboratorio	Valor	Intervalo de referencia
Péptido C	< 0.01	0.78-1.89 ng/mL (en ayunas)
Detección de anticuerpos contra células de los islotes	Positivo	Negativo
Anticuerpos GAD	62	< 5 UI/mL

Perfil lipídico	Valor	Intervalo de referencia
Colesterol total	176	125-200 mg/dL
Triglicéridos	80	< 150 mg/dL
LDL (calculadas)	91	< 130 mg/dL
Colesterol HDL	65	> 40 mg/dL hombres; > 50 mujeres
Colesterol no HDL	106	< 130

HDL, lipoproteínas de alta densidad; LDL, lipoproteínas de baja densidad.

PREGUNTAS SOBRE EL CASO

1. ¿Quién puede utilizar una bomba de insulina?
2. ¿Cuáles son los diferentes tipos de bombas?
3. ¿Cómo ayudar a este paciente a decidir entre distintos dispositivos?

 RESPUESTAS Y EXPLICACIONES

1. En la actualidad, muchos planes de seguros ofrecen cobertura de tratamiento con bomba de insulina a las personas con diabetes de tipo 1, siempre que cumplan los tres criterios siguientes:
   1. Son insulinopénicos (medido por un péptido C bajo).
   2. Han recibido formación sobre diabetes, incluido el recuento de carbohidratos.
   3. Practican un control activo de la diabetes que incluye múltiples dosis diarias de inyecciones de insulina y un control frecuente de la glucosa para ajustar la dosis de insulina.

Es habitual que las compañías de seguros soliciten registros de lo anterior, incluidos resultados de laboratorio, registros de glucosa y un informe del profesional sanitario.

Algunas aseguradoras también cubren esta prestación a las personas con diabetes de tipo 2 que cumplen los criterios segundo y tercero. Hay que tener en cuenta que algunas personas con diabetes de tipo 2 de larga evolución también pueden volverse insulinopénicas.

2. En la actualidad, hay varias bombas de insulina disponibles y es probable que haya más en el futuro[1-3]. Para poder entender cómo varían las bombas, se han destacado algunas de las diferencias a continuación.

Bomba de insulina sola

Todas las bombas de insulina pueden funcionar de forma autónoma sin necesidad de utilizar un sensor continuo de glucosa. Las bombas administran la insulina en función de unos ajustes determinados con anterioridad. En cierto sentido son «jeringuillas caras», pero hay varias características que mejoran de verdad la seguridad y la comodidad para la persona con diabetes. Por ejemplo, las bombas de insulina pueden admitir varios ajustes del patrón basal. Tal vez una persona necesite menos insulina los fines de semana que entre semana, porque es mucho más activa los fines de semana.

Los porcentajes basales de insulina pueden variar a lo largo del día. Con una bomba de insulina, se puede utilizar una frecuencia basal más alta a primera hora del día, cuando la resistencia a la insulina es mayor, y una frecuencia basal más baja a media noche, cuando la sensibilidad a la insulina (y el riesgo de hipoglucemia) es mayor.

La otra característica importante de las bombas de insulina es la capacidad de ayudar a los pacientes con los cálculos necesarios para la insulina de las comidas y de corrección. Con anterioridad, en el capítulo 4, se mostraba cómo calcular las dosis para las comidas y las dosis de corrección. Los usuarios de bombas de insulina pueden introducir el número de carbohidratos que van a ingerir y la glucosa actual, y la bomba calculará la cantidad de insulina que deben administrarse. Esto es posible gracias a la precarga de la proporción de carbohidratos, el factor de corrección y el objetivo de glucosa en sangre.

La bomba también puede ayudar a reducir el riesgo de que una persona sufra una bajada calculando una dosis menor de insulina cuando la concentración actual de glucosa está por debajo del intervalo objetivo. Esto se denomina corrección inversa.

Una última característica que hace que las bombas de insulina sean más seguras es la capacidad de limitar la «acumulación de insulina». Cuando una persona con diabetes se administra una dosis de corrección de la hiperglucemia, debe esperar a que la insulina haga efecto. Sin embargo, a veces la gente se impacienta, o la glucosa no responde con suficiente rapidez, y la persona se administra otra dosis de insulina para corregir el episodio de hiperglucemia. Si se administra antes de que desaparezcan todos los efectos de la dosis anterior, la persona corre el riesgo de sufrir una hipoglucemia importante por «acumulación de insulina».

Las bombas de insulina pueden evitarlo indicando cuánta insulina queda aún activa de una dosis anterior. El usuario de la bomba puede, entonces, ajustar la dosis actual para evitar la acumulación.

Bomba de insulina con sensores

Estas bombas tienen todas las características anteriores con la adición de un sensor continuo de glucosa que se comunica con la bomba, lo que proporciona características de seguridad adicionales. Lo más importante es que la bomba se apaga cuando la glucosa es baja.

Estas bombas emiten una alarma cuando la glucosa desciende demasiado. Y, si la glucosa llega a 70 mg/dL, la bomba se suspenderá de manera automática para protegerse de una hipoglucemia más grave.

Bomba híbrida de circuito cerrado[4-6]

Estas bombas tienen todas las características anteriores con la capacidad añadida de utilizar los datos actuales y previstos de los sensores para modificar la dosis de insulina. En resumen, los sensores controlan de manera continua las concentraciones de glucosa y envían datos a la bomba para realizar pequeños ajustes en el porcentaje de administración de insulina. Esto ayuda a mantener la concentración de glucosa dentro de los límites deseados.

Lo único que estos sistemas no pueden hacer es determinar cómo cubrir con seguridad las necesidades de insulina de las comidas. En su lugar, se recomienda que el usuario de la bomba introduzca cada ingesta de alimentos y la cantidad de carbohidratos en la bomba para administrar de forma más eficaz un bolo que cubra la ingesta.

Sistemas de bucle/HTM Sistema (*hazlo tu mismo*)[6-8]

Se trata de sistemas novedosos utilizados por personas con diabetes. Tienen una interactividad aún mayor entre el sensor y la bomba de insulina. Suelen utilizar antiguas bombas «pirateadas» y un dispositivo que enlaza la bomba con el sensor y el algoritmo de insulina, como un dispositivo de enlace Riley. Aunque no están aprobados por la Food and Drug Administration (FDA) de Estados Unidos, han demostrado ser sistemas muy eficaces.

Otro punto de diferenciación es si la bomba es «sin tubo» o tiene tubo de catéter.

Las bombas «entubadas» más comunes disponibles en este momento son el sistema Medtronic y el Tandem t-Slim. Ambas pueden funcionar como bombas independientes, bombas con sensores o sistemas híbridos de circuito cerrado.

Medtronic dispone de su propio dispositivo sensor, el Guardian connect. Tandem t-Slim funciona con el DEXCOM CGM. El sistema Omnipod es un sistema de bomba «sin tubo» disponible como bomba independiente y, desde hace poco tiempo, como sistema híbrido de circuito cerrado (fig. 7-1).

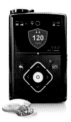 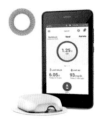 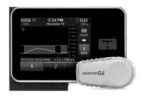

FIGURA 7-1. Comparación entre bombas de insulina. Imagen 1: Medtronic. Imagen 2: Omnipod. Imagen 3: DEXCOM[7].

3. La selección de una bomba es una decisión muy personalizada. Para la mayoría de los sistemas, las aseguradoras solo permitirán a los pacientes cambiar de dispositivo una vez que haya expirado la garantía del sistema actual, que suele ser de 4.5 años. Por eso es muy importante elegir bien.

Sitios web como «https://diabeteswise.org/#/» son útiles porque presentan los sistemas de forma equilibrada e incluyen opiniones de los usuarios.

Volviendo al caso

A este paciente le sorprendió saber lo mucho que se había avanzado en el tratamiento de la diabetes con bomba. Estaba muy interesado en un sistema «sin tubo», pero también quería poder utilizar un sistema híbrido de circuito cerrado. Entró en el sitio web Diabeteswise.org y también consultó un par de redes de pacientes con diabetes de tipo 1. Tras investigar lo suficiente, optó por probar el sistema Omnipod 5 con el sensor DEXCOM. Se le presentó la documentación. El DEXCOM fue aprobado en primer lugar, así que empezó con él y recibió cobertura para el Omnipod alrededor de 1 mes después. Le ha gustado mucho el sistema.

Dice que al principio le costó confiar en él. Pero desde entonces ha descubierto que tiene un control más suave y menos hipoglucemia que con las inyecciones y la automonitorización de glucosa en sangre. Lo que más le impresiona es que pasa mucho menos tiempo preocupado por su diabetes.

Resumen del caso y conclusiones

Las personas con diabetes de tipo 1 pueden dedicar hasta 5 h al día al autocontrol de la diabetes[9]. Las tecnologías avanzadas, como el tratamiento con bomba de insulina y los sistemas híbridos de circuito cerrado, ayudan a reducir esta carga facilitando la dosificación de la insulina y mejorando la seguridad. Además, las investigaciones demuestran que el tratamiento con bomba de insulina mejora la flexibilidad y la calidad de vida de las personas con diabetes[10].

Como ejemplifican los sistemas DIY/Looping, el nivel de las herramientas tecnológicas y los dispositivos asistentes no hará sino mejorar con el tiempo. Aunque estas tecnologías no son para todo el mundo, al menos, deberían ofrecerse a todas las personas con diabetes de tipo 1 y a las que siguen regímenes complejos de insulina basal y en bolo.

Referencias bibliográficas

1. Medtronic insulin pump home page. Accessed December 28, 2022. Medtronichttps://www.medtronic-diabetes.com/products/minimed-770g-insulin-pump-system.

2. Tandem insulin pump home page. Accessed December 28, 2022. https://www.tandemdiabetes.com/products/t-slim-x2-insulin-pump.

3. Omnipod insulin pump home page. Accessed December 28, 2022. Omnipodhttps://www.omnipod.com/.

4. DEXCOM glucose sensor home page. Accessed December 28, 2022. DEXCOMhttps://www.dexcom.com/.

5. Medtronic guardian sensor home page. Guardian connect. Accessed December 28, 2022. https://www.medtronicdiabetes.com/products/guardian-connect-continuous-glucose-monitoring-system.

6. *Diabeteswise.org.* Accessed December 28, 2022. https://diabeteswise.org/#/

7. Insulin pump devices-picture. Accessed December 28, 2022. https://www.google.com/search?q=comparison+of+insulin+pumps&rlz=1C5CHFA_enUS807US808&sxsrf=ALiCzsargMT7jv1Q_E8S3umLg1Rc_tf-og:1664203866543&source=lnms&tbm=isch&sa=X&ved=2ahUKEwiZ97HC2rL6AhWrElkFHebGCS4Q_AUoAXoECAIQAw&biw=1418&bih=669&dpr=2#imgrc=SXlXWmSYpYLeOM

8. DIY Looping System. Build your own closed loop system. Accessed December 28, 2022. https://diabetesstrong.com/diy-looping/

9. Shubrook JH, Brannan GD, Wapner A, Klein G, Schwartz FL. Time needed for diabetes self-care: nationwide survey of certified diabetes educators. *Diabetes Spectr.* 2018;31(3):267-271. doi:10.2337/ds17-0077

10. Abualula NA, Jacobsen KH, Milligan RA, Rodan MF, Conn VS. Evaluating diabetes educational interventions with a skill development component in adolescents with type 1 diabetes: a systematic review focusing on quality of life. *Diabetes Educ.* 2016;42(5):515-528. doi:10.1177/0145721716658356

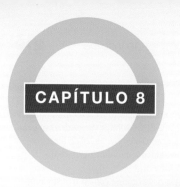

Popurrí sobre la diabetes

Introducción

Aunque se han intentado cubrir la mayoría de las situaciones habituales en el tratamiento de la diabetes, aún quedan algunas sorpresas. A continuación, se tratan los problemas más comunes, pero fuera de lo habitual, que pueden experimentar los pacientes al tratar la diabetes. Saber que pueden darse ayudará a estar preparado para lo inesperado.

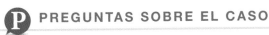

Caso 1. Identificación de la lipohipertrofia

«Mi insulina ha dejado de funcionar»

Un hombre de 64 años acude a una revisión de su diabetes. Tiene la enfermedad desde hace 12 años. No está seguro de lo que le ocurre. Su medicación solía funcionar bien, pero últimamente su glucosa en ayunas ha ido subiendo. Por las mañanas suele estar entre 160 mg/dL y 240 mg/dL. No se mide la glucosa a última hora del día.

Antecedentes médicos: diabetes de tipo 2, hipertensión, dislipidemia, enfermedad articular degenerativa en ambas rodillas, antecedente de reemplazo bilateral de rodilla.

Medicación: 1 000 mg de metformina dos veces al día, insulina glargina 68 U/día, 40 mg/día de atorvastatina, 14 mg/día de semaglutida oral, 160/25 mg/día de valsartán/HCT, diclofenaco en gel aplicado en cada rodilla cada día.

Alergias: ninguna.

Antecedentes familiares: antecedentes familiares de diabetes de tipo 2, hipertensión (HTA).

Antecedentes sociales: vive con su cónyuge; conserje jubilado.

Exploración física: altura 1.70 m, peso 89.3 kg, IMC 30.9, pulsaciones 66, respiraciones 15, PA 142/84.

General: hombre obeso, con obesidad troncular, sin estrés.

Cabeza, ojos, oídos, nariz y garganta: normales, incluido examen de tiroides.

Examen CV: normal.

Examen respiratorio: normal.

Abdomen: suave, sin dolor a la palpación, gran área de tejido cicatricial a la izquierda y a la derecha del ombligo (lipohipertrofia) (fig. 8-1).

Extremidades: pulsos periféricos normales, se observan juanetes en ambos dedos gordos y la sensibilidad a la prueba de monofilamento está disminuida en ambos pies distales.

Pruebas de laboratorio:

HbA$_{1c}$: 8.9 %.

Glucosa aleatoria: 244 mg/dL (13:30 h).

Ⓟ PREGUNTAS SOBRE EL CASO

1. ¿Es posible que su insulina no esté funcionando?

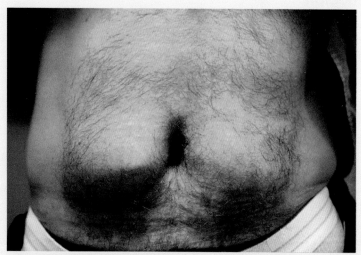

FIGURA 8-1. Imagen de lipohipertrofia. Mohammed SF, Kedir MS, Maru TT. (2015). Lipohipertrofia - El área de preocupación descuidada en la tan mentada diabetes. *Int J Diabetes Res.* 2015;4(2):38-42. doi:10.5923/j. diabetes.20150402.03[11].

2. ¿Cuál es la causa de que su insulina no funcione?
3. ¿Qué reacciones cutáneas pueden producirse con las inyecciones repetidas de insulina?

ⓡ RESPUESTAS Y EXPLICACIONES

1. Sí, por supuesto. La mayoría de estas causas se pueden prevenir. Hay varias cosas que afectan a la absorción y eficacia de la insulina. Lo primero que hay que hacer al oír esta queja es observar los puntos de inyección (fig. 8-2). Hay que asegurarse también de palpar los puntos de inyección.

Si el tejido está elevado por cicatrices o ha habido una pérdida de grasa subcutánea, esto puede afectar a la absorción de la insulina. Además, las personas solo deben inyectarse en zonas que no tengan cicatrices (de cirugías anteriores) o estrías, zonas que tengan suficiente grasa subcutánea y zonas que tengan suficiente suministro vascular.

Si no hay problemas evidentes con los puntos de inyección, el siguiente paso es pedir al paciente que muestre cómo se pone una inyección de insulina. El objetivo es confirmar la técnica correcta de inyección de insulina. Los problemas potenciales incluyen no insertar la aguja a suficiente profundidad, inyectarla en una zona sin suficiente flujo vascular y no manejar con precisión la jeringa o la pluma de insulina.

Por último, es importante asegurarse de que la insulina que se utiliza no ha caducado ni se ha desnaturalizado. Se recomienda que cuando un paciente abra una pluma o un vial escriba la fecha de abertura con un rotulador. La mayoría de las insulinas pueden utilizarse durante 28 días después de su abertura. Aunque no es necesario refrigerar las plumas, es importante que la insulina no esté expuesta a temperaturas extremas, ya que esto puede desnaturalizarla o inactivarla.

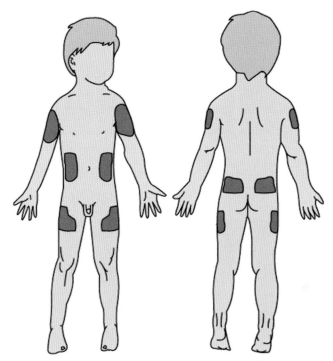

FIGURA 8-2. Posibles puntos de inyección. (Utilizada con permiso de Silbert-Flagg J. *Maternal & Child Health Nursing.* 9th ed. Wolters Kluwer; 2022)[2]

2. En el caso de este paciente, se ha estado inyectando en el mismo lugar durante mucho tiempo y, como resultado, se ha formado tejido cicatricial. Se trata de la lipohipertrofia. Este tejido cicatricial no permite la absorción normal de la insulina inyectada. Algunas personas no experimentan efectos notables de la insulina, mientras que otras experimentan una absorción irregular de la insulina.

   Las mejores prácticas para las personas que tienen lipohipertrofia son evitar esta zona durante, al menos, 3 meses para permitir una posible normalización del tejido.

3. Con unas técnicas de inyección adecuadas, estas reacciones pueden evitarse en gran medida. Sin embargo, puede observarse una acumulación de tejido cicatricial (lipohipertrofia) (figs. 8-3 y 8-4A y B) o una descomposición de la grasa subcutánea (lipoatrofia)[4] (fig. 8-5).

Resumen del caso y conclusiones

La administración incorrecta de insulina puede afectar el control de la glucosa de una persona. Es importante mostrar a los pacientes dónde pueden inyectarse la insulina con seguridad y que deben rotar o cambiar de sitio con regularidad. Cuando los pacientes se inyecten (insulina u otros medicamentos) deben evitar el tejido cicatricial, las estrías, las zonas con poca grasa subcutánea y las zonas de baja vascularidad. Unas técnicas de insulina correctas ayudan a los pacientes a recibir los beneficios óptimos y esperados del medicamento que se están administrando.

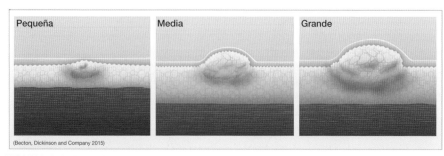

FIGURA 8-3. Lipohipertrofia. Venn-Wycherley A. Sospechar, detectar y proteger: lecciones de un taller sobre lipohipertrofia para enfermeras infantiles. *Nurs Child Young People.* 2015;27(9):21-5. doi:10.7748/ncyp.27.9.21.s23[3].

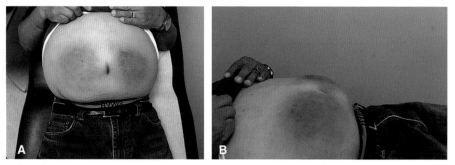

FIGURA 8-4. A y B. Lipohipertrofia medicada con insulina. A, vista frontal de la lipohipertrofia. B, vista lateral de la lipohipertrofia: puede verse cómo se eleva la zona.

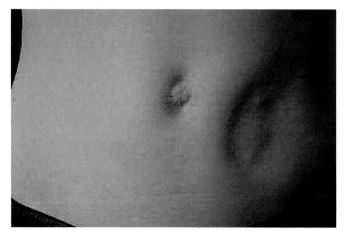

FIGURA 8-5. Lipoatrofia. (Utilizada con permiso de BMJ Publishing Group Ltd)[4].

Referencias bibliográficas

1. Injection sites. https://mysteadyshot.com/pages/injection-sites (different -ok to use other version
2. Lipohypertrophy Caso.

3. Lipohypertrophy cartoon.
4. Babiker A, Datta V. Lipoatrophy with insulin analogues in type I diabetes. *Arch Dis Child.* 2011;96:101-102.

Caso 2. Pruebas de glucosa y errores de suministro en la diabetes

«Mis amigos dicen que tengo un aparato de A_{1c} para casa»

Un hombre británico de 48 años acude a una revisión de su diabetes. Tiene diabetes desde hace 8 años. Acaba de regresar de un viaje a Inglaterra. Ahora dice que algo no va «bien» con su glucómetro. Por lo general, ha sido capaz de alcanzar los objetivos de glucosa. Sabía que durante las vacaciones le subiría, ya que tenía previsto disfrutar de sus comidas y cervezas favoritas. Así que tomó la precaución de visitar a un médico local durante las vacaciones. Desde entonces, sus lecturas no tienen sentido. Ha estado obteniendo lecturas de 4.8 a 10.0.

Cuando regresó a Estados Unidos, le enseñó a su amigo el medidor que le había dado el médico inglés. El amigo le dijo que el médico le había dado «una de esas máquinas de A_{1c} caseras», lo que, en su opinión, explicaba las bajas lecturas. El paciente no cree que el medidor haya sido alterado y busca confirmación.

Antecedentes médicos: diabetes de tipo 2, hipertensión, dislipidemia y depresión.

Medicación: 1 000 mg de metformina dos veces al día, 30 mg/día de pioglitazona, 50 mg de acarbosa tres veces al día antes de cada comida, 40 mg/día de atorvastatina, 5 mg/día de ramipril.

Alergias: ninguna.

Antecedentes familiares: diabetes de tipo 2, hipertensión, enfermedad de Alzheimer en la madre.

Antecedentes sociales: vive solo, escritor.

Exploración física: altura 1.75 m, peso 87.5 kg, IMC 28.5, pulsaciones 85, respiraciones 19, PA 136/80.

General: obesidad troncular, sin estrés.

Cabeza, ojos, oídos, nariz y garganta: normales, incluido examen de tiroides.

Examen CV: normal.

Examen respiratorio: normal.

Abdomen: blando, sin dolor a la palpación, sin masas.

Extremidades: pulsos periféricos normales, sensibilidad normal a la prueba del monofilamento en ambos pies distales.

Pruebas de laboratorio:

A_{1c} actual: 8.4 %, la última HbA_{1c} hace 6 meses fue del 7.1 %.

La lectura del medidor del paciente: 10.0.

Lectura de glucosa en la consulta: 180.

PREGUNTAS SOBRE EL CASO

1. ¿Cuál es el problema con su glucómetro?
2. ¿Cuáles son otros problemas habituales de los glucómetros?
3. ¿Cuáles son los problemas más comunes que tiene la gente con los suministros?

 RESPUESTAS Y EXPLICACIONES

1. Lo primero que hay que hacer es examinar los ajustes del medidor. Al revisarlo, se descubre que las unidades de glucosa se habían cambiado de mg/dL (Estados Unidos) a mmol/L (como se utiliza en la mayor parte del resto del mundo). Dado que la mayoría de la gente en Estados Unidos utiliza unidades imperiales (o de concentración de masa), las unidades métricas (o molares) para la glucosa pueden parecer extrañas. La buena noticia es que es fácil cambiar la configuración. Además, hay una sencilla conversión para pasar de una unidad a otra.

   Para obtener mg/dL (Estados Unidos) a partir de mmol/L, se multiplica por 18. A la inversa, para pasar de mg/dL a mmol/L, se divide entre 18.

   El paciente tiene una lectura de 10.0 mmol/L. Se multiplica la lectura por 18 y se determina que su lectura basada en las medidas estadounidenses es de 180 mg/dL.

2. La mayoría de las personas pueden manejar un glucómetro sin dificultad, aunque surgen algunos problemas. Entre estos está el no modificar los ajustes con los cambios de hora que se producen con el horario de verano. La mayoría de los glucómetros deben ajustarse a la hora y fecha correctas o no se podrán descargar sus datos.

   Existe otro problema cuando los usuarios no comprueban el medidor con la solución de control. Todos los contadores homologados para su comercialización deben cumplir las normas nacionales de precisión. Sin embargo, algunas acciones pueden hacer que la lectura del medidor sea menos precisa. Todos los medidores deben probarse con una solución de control con cada nuevo envase de tiras reactivas. La solución de control también debe rellenarse 90 días después de su abertura. Si no se utiliza la solución de control para calibrar el medidor, las lecturas pueden desviarse.

   Pueden producirse lecturas inexactas cuando los usuarios no se limpian las manos al manipular el medidor. La técnica correcta consiste en limpiar y secar la zona de medición antes de realizar la prueba de glucosa. Una lectura puede verse muy afectada si se obtiene con las manos sin lavar.

   No utilizar diferentes sitios para los controles de glucosa puede ser problemático. Si una persona solo utiliza un lugar para el control de la glucosa, la piel puede volverse callosa y engrosarse (como se ha comentado anteriormente), lo que puede dificultar la realización de pruebas en esa zona en el futuro. Pedirle al paciente que cambie a nuevos puntos de control de la glucosa resolverá este problema.

   Por último, algunas personas utilizan un ajuste inadecuado del dispositivo de punción para obtener suficiente sangre para el análisis. Cuando se ayuda a un paciente con una nueva configuración de un dispositivo de medición de glucosa, se le muestra de forma explícita cómo ajustar la profundidad del dispositivo de punción. Se suele aconsejar a los pacientes que empiecen con el ajuste medio y luego se les muestra cómo ajustarlo para mayor comodidad y eficacia.

3. Uno de los problemas más comunes que experimentan las personas con diabetes es no poder conseguir los suministros necesarios. Esto suele deberse a que la receta no estaba escrita de

manera correcta o a que no llevaba adjunto un código de la *Clasificación Internacional de Enfermedades* (CIE). Estos y otros problemas comunes (y sus soluciones) se enumeran en el siguiente texto.

Material para análisis de glucosa

Cuando se receten estos suministros, hay que asegurarse de incluir, como mínimo, las lancetas y las tiras reactivas de glucosa. Lo ideal es que también incluya bastoncillos con alcohol para limpiar los dedos. El número de cada suministro debe coincidir con el número de pruebas de glucosa que se prescriban al día. La mayoría de estos suministros vienen en múltiplos de 25 o 50. Hay que asegurarse de incluir un código de diagnóstico que respalde el uso de este material.

Si se prescriben todos los suministros para pruebas durante un año, esto permite que el paciente tenga los suministros que necesita y se reduce el número de llamadas aleatorias y solicitudes de reposición.

Ejemplo de una prescripción

1. Tiras reactivas de glucosa de la marca XX, 200 U (suministro para 3 meses). Indicaciones: glucosa por punción digital 2 veces al día. Código CIE: E11.65, E16.2. 3 recambios.
2. Lancetas de la marca XX, 100 U (suministro para 3 meses). Indicaciones: glucosa por punción digital 2 veces al día. Código CIE: E11.65, E16.2. 3 recambios.
3. Torundas con alcohol, 200 U (suministro para 3 meses). Indicaciones: glucosa por punción digital 2 veces al día. Código CIE: E11.65, E16.2. 3 recambios.

Problemas de prescripción con la insulina

Hay dos problemas habituales con las prescripciones de insulina. El primero es no proporcionar los instrumentos necesarios para administrarla. Si se prescriben viales de insulina, también se deben prescribir jeringuillas de insulina. Las jeringuillas vienen en tres volúmenes diferentes: 0.3 mL (hasta 30 U), 0.5 mL (hasta 50 U) y 1 mL (hasta 100 U). Es importante asegurarse de que se proporciona una jeringuilla con capacidad para la cantidad de insulina que la persona debe inyectarse. De lo contrario, la persona tendrá que ponerse varias inyecciones para una sola dosis de insulina.

La segunda cuestión es especificar qué longitud de aguja se quiere en la jeringuilla. Para simplificar las cosas, conviene usar las agujas más cortas disponibles en la jeringa de insulina y en las plumas de insulina. Suele ser de 5/32" o 0.4 mm.

Ejemplo de una prescripción

Jeringas de insulina 0.5 mL, 100 U (suministro para 1 mes). Inyectar 35 U tres veces al día antes de cada comida. E10.65, I10.

Otros problemas son no escribir para una cantidad de insulina suficiente para la prescripción dada o no proporcionar la dosis máxima diaria si la dosis de insulina varía. Es importante prescribir el volumen correcto de insulina para que coincida con lo que se va a administrar el paciente. De lo contrario, podría quedarse sin insulina antes de tiempo. Esto puede provocar lagunas en la medicación, copagos adicionales y más viajes a la farmacia. Para proporcionar el volumen correcto de insulina, se toma la dosis diaria y se multiplica por 30 o 90 días, dependiendo de la duración de la receta. Se ha incluido también el código CIE en las recetas que aparecen a continuación.

Ejemplo: El paciente está tomando 50 U/día de insulina glargina en pluma y 15 U de insulina asparta por comida tres veces al día en pluma. Se le quiere suministrar insulina para 3 meses (90 días).

50 U/día × 90 días = 4 500 U de glargina.

Se puede escribir la cantidad en U o convertirla en volumen. **Consejo:** *cada pluma contiene 300 U, por tanto: 4 500 U/300 U/pluma = 15 plumas.*

Para la insulina de las comidas, toma 15 U por comida, es decir, 45 U/día.

45 U/día × 90 días = 4 050 U. Cada pluma tiene 300 U.

4 050 U/300 U/pluma = 13.5 plumas. Como es lógico, no se puede prescribir media pluma. *Truco: la mayoría de las plumas de insulina vienen en cajas de 5, así que se pueden prescribir 15 plumas.*

La receta sería la siguiente

Insulina glargina 100 U. Dispensar 45 plumas (suministro para 90 días). Tomar 50 U/día por la noche. E11.65.

Insulina asparta. Dispensar 45 plumas (suministro para 90 días). Tomar 15 U antes de cada comida tres veces al día. E11.65.

Agujas para pluma. Dispensar: 400 U (suministro para 90 días). Inyectar insulina 4 veces al día. E11.65.

Una última cuestión sobre la insulina

Muchas personas que se administran insulina en las comidas también se administran la corrección como parte de la dosis de las comidas. Esto significa que la dosis puede variar de manera significativa de un día a otro.

La farmacia compartirá las instrucciones para la dosificación de la corrección, pero la receta debe tener una dosis máxima diaria para garantizar un suministro adecuado. Si la dosis máxima diaria no figura en la receta, el farmacéutico no sabrá qué cantidad dispensar y la receta se devolverá al prescriptor.

Se puede modificar la prescripción anterior para insulina asparta. Este paciente toma 15 U antes de cada comida, pero también toma una dosis de corrección si su glucosa es elevada. La escala de corrección recomienda añadir 2 U adicionales por cada 50 mg/dL que la lectura supere los 150 mg/dL.

La receta sería la siguiente

Insulina asparta. Dispensar 30 plumas (suministro para 90 días). Tomar 15 U antes de cada comida tres veces al día más 2 U por cada 50 por encima de 150. Dosis máxima diaria de 90 U/día. E11.65.

Agujas de pluma: 4 mm (nano) Dispensar: 400 U (suministro para 90 días). Inyectar insulina 4 veces al día. E11.65.

Esto puede parecer bastante complicado las primeras veces que se escriben estas recetas. Sin embargo, el proceso se hace más fácil con la repetición y acabará convirtiéndose en algo natural. Escribir bien las recetas significa menos llamadas de la farmacia.

A continuación, se ofrecen sugerencias para facilitar el cálculo de las dosis de insulina:

- **Consejos profesionales:**
  1. En el caso de los bolígrafos de insulina, 45 U/día necesitan una caja de 5 bolígrafos al mes.
  2. Para las personas que se administran insulina en vial, 30 U/día necesitan 1 vial al mes.
  3. Anotar todos los suministros para pruebas durante 1 año. Si se hace de forma correcta, las recargas serán fáciles año tras año.

Resumen del caso y conclusiones

La persona con diabetes necesitará suministros para medirse la glucosa y administrarse la insulina. Estos deben prescribirse de forma correcta para garantizar un acceso ininterrumpido a los artículos necesarios para el autocuidado. Estos sencillos pasos pueden marcar la diferencia para los pacientes.

Caso 3. Elaborar un plan de bajas por enfermedad

«No sé por qué me estoy tan alto»

Un hombre de 66 años acude a una consulta de agudos. Informa de que su diabetes suele estar bien controlada, pero hace 2 días tuvo una gastroenteritis y desde entonces tiene náusea, vómito y diarrea.

No comía y no quería tomar la medicación. Ha estado muy alto y no está seguro de lo que debe hacer. Ha tenido diverticulitis antes, y esto puede hacerle enfermar durante una semana, y es incluso peor.

Por lo general, sus lecturas de la mañana son de 120 mg/dL a 150 mg/dL y las lecturas aleatorias de glucosa son de 100 mg/dL a 160 mg/dL. Esta semana no ha bajado de 160 mg/dL y no come.

Antecedentes médicos: diabetes de tipo 2, hipertensión, enfermedad por reflujo gastroesofágico, dislipidemia, enfermedad pulmonar obstructiva crónica (EPOC), diverticulitis.

Medicamentos: 1 000 mg de metformina dos veces al día, 5 mg de glipizida dos veces al día, 300 mg/día de canagliflozina, 40 mg/día de simvastatina, 2 inhalaciones dos veces al día de Combivent®, 5 mg/día de amlodipino, 25 mg/día de clortalidona, 40 mg/día de omeprazol.

Alergias: ninguna.

Antecedentes familiares: la diabetes y la EPOC son hereditarias.

Antecedentes sociales: vive con su cónyuge.

Exploración física: altura 1.68 m, peso 73 kg, IMC 26, pulsaciones 80, respiraciones 22, PA 106/74.

General: hombre alerta en estado leve y parece incómodo y deshidratado.

Cabeza, ojos, oídos, nariz y garganta: normales, incluido examen de tiroides.

Examen CV: normal.

Examen respiratorio: prolongación de la espiración.

Abdomen: blando, leve dolor a la palpación difuso.

Extremidades: pulsos periféricos normales, sin alteraciones cutáneas, la sensibilidad al monofilamento es normal.

Estado psicológico: afecto y estado de ánimo normales.

Análisis: última HbA$_{1c}$ 7.2 %.

Glucosa actual: 188 mg/dL.

 ## PREGUNTAS SOBRE EL CASO

1. ¿Puede esta enfermedad hacer que le suba la glucosa?
2. ¿Qué debe hacer con sus medicamentos?
3. ¿Cómo diseñar un «plan de baja por enfermedad» para cuando esto vuelva a ocurrir?

 ## RESPUESTAS Y EXPLICACIONES

1. Cualquier enfermedad o factor estresante importante puede elevar la glucosa. La tendencia es más pronunciada cuando la enfermedad es sistémica. De hecho, muchos pacientes con diabetes descubren que el cambio en la glucosa puede ser una alerta temprana de alguna otra enfermedad (como la gota, por ejemplo). En este caso, su enfermedad digestiva es un factor estresante para el organismo y, en respuesta, este moviliza sus reservas de glucosa en una respuesta de lucha o huida.

   Muchos pacientes se sienten confusos cuando saben que no han comido pero su glucosa sigue siendo alta. Además, temen tomar la medicación para la diabetes si no han comido. De forma automática, se saltan la medicación por miedo a bajar demasiado.

2. Es importante desarrollar un plan para los pacientes que tienen múltiples comorbilidades y están en riesgo de exacerbaciones u hospitalización. A menudo, se les ha de indicar que omitan ciertos medicamentos que pueden tener más riesgo cuando la persona está enferma de gravedad. Por ejemplo, este paciente toma metformina. Este medicamento, a menudo, se suspende cuando las personas son hospitalizadas debido al riesgo de lesión renal aguda. El uso de glipizida dependerá de cómo esté su glucosa. Si está subiendo, es posible que deba continuar.

   Sin embargo, si no puede comer, es posible que deba suspenderlo debido al riesgo de hipoglucemia. En estas circunstancias, se recomienda a los pacientes que pidan consejo médico para determinar la forma más segura de proceder durante una enfermedad aguda.

3. La mayoría de los pacientes con diabetes deben tener un «plan de días de enfermedad»[1]. El plan debe describir cómo controlar la diabetes cuando se está enfermo o no se puede comer o beber. Esto es importante, ya que la dosificación de la medicación puede ser complicada, en especial cuando se asocia a hipoglucemia[2].

Estas son algunas recomendaciones para los días de baja por diabetes:

1. Medirse la glucosa con más frecuencia: si sube más de lo normal o baja, es posible que se tenga que ajustar la medicación. Se ha de consultar con el médico para que aconseje al respecto.

2. Mantenerse hidratado: una buena hidratación ayuda a distribuir la medicación y limita los posibles daños renales agudos.

3. Si no se tiene claro si se debe tomar la medicación, hay que llamar a la consulta o al médico de guardia para que lo aclaren.

Algunas normas generales relativas a los medicamentos orales:

1. Si se tiene náusea, vómito o diarrea intensos, no se debe tomar metformina.

2. Las sulfonilureas solo deben continuarse si la glucosa se mantiene elevada a pesar de la disminución de la ingesta oral.

3. Puede ser necesario suspender de manera temporal los inhibidores del cotransportador de sodio y glucosa 2 (SGLT-2) en caso de enfermedad aguda, ya que pueden contribuir a empeorar la deshidratación cuando la persona es hiperglucémica y, en casos raros, producir una cetoacidosis diabética (CAD) euglucémica.

4. La insulina suele ser el medicamento más seguro en caso de enfermedad aguda.

Recursos para las directrices sobre días de enfermedad

1. ADA: consultado el 30 de diciembre de 2022. https://diabetes.org/diabetes/treatment-care/planning-sick-days[1]

2. CDC: consultado el 30 de diciembre de 2022. https://www.cdc.gov/diabetes/managing/flu-sick-days.html#:~:text=Siga%20estos%20pasos%20adicionales%20cuando,coma%20como%20lo%20haría%20normalmente[2]

3. ADCES-Día de enfermedad tipo 1 PDF. Consultado el 30 de diciembre de 2022. https://www.diabeteseducator.org/docs/default-source/education-and-career/sickday_adult.pdf?sfvrsn=2[3]

4. Nebraska Med-Sick día tipo 2 PDF[4]

Resumen del caso y conclusiones

Las personas con diabetes son susceptibles a los cambios de glucosa cuando enferman de forma aguda. Cada persona puede responder de forma algo diferente, por lo que es importante discutir el escenario con los pacientes y desarrollar planes para los días de enfermedad. El plan para los días de enfermedad debe orientar sobre la monitorización de la glucosa, la hidratación y los cambios de medicación que sean necesarios.

Referencias bibliográficas

1. American Diabetes Association Planning for Sick Days. Available at: https://diabetes.org/diabetes/treatment-care/planning-sick-days

2. Centers for Disease Control and Prevention Managing Diabetes on Sick Days. Available at: https://www.cdc.gov/diabetes/managing/flu-sick-days.html

3. American Association of Diabetes Care and Education Specialists: Sick day type 1 diabetes. Available at: https://www.diabeteseducator.org/docs/default-source/education-and-career/sickday_adult.pdf?sfvrsn=2

4. Nebraska Med- Sick day management for type 2 diabetes PDF. Available at: https://www.nebraskamed.com/sites/default/files/documents/Diabetes/9212_Sick_Day_Type%202.pdf

Caso 4. Hiperglucemia asociada a esteroides

«Mi asma volvió a recrudecerse»

Un hombre de 26 años acude a consulta. Padece diabetes de tipo 1 desde los 18 años. La mayor parte del tiempo controla bien la diabetes. Fue ingresado por CAD cuando se le diagnosticó, pero no ha tenido ninguna hospitalización (por hiperglucemia o hipoglucemia) por su diabetes desde entonces. El único momento en que resulta de verdad difícil controlar su diabetes, explica, es cuando sufre un ataque de asma. Sus valores empiezan a subir al principio de un ataque de asma, pero cuando necesita tomar esteroides, su concentración de azúcar sube de verdad. Es como si persiguiera los valores altos sin resultado.

Antecedentes médicos: diabetes de tipo 1, asma moderada persistente.

Medicación: 27 U/día de insulina degludec, insulina glulisina en proporción 1:9 para carbohidratos en el desayuno y proporción 1:10 en comida, cena y merienda. Corrección de 1 U por cada 20 mg/dL alrededor de 120 mg/dL. Symbicort® 80/4.5 de 1 a 2 inhalaciones dos veces al día y cada 4 h, según sea necesario.

Alergias: ninguna.

Antecedentes familiares: sus progenitores están sanos, no tiene hermanos.

Antecedentes sociales: vive con dos amigos, ambos conocedores de la diabetes; trabaja como bibliotecario.

Exploración física: altura 1.75 m, peso 73 kg, IMC 23.8, pulsaciones 66, respiraciones 14, PA 106/74.

General: hombre alerta sin estrés.

Cabeza, ojos, oídos, nariz y garganta: normales, incluido examen de tiroides.

Examen CV: normal.

Examen respiratorio: normal.

Abdomen: blando, sin dolor a la palpación, puntos de inyección sin lipohipertrofia.

Extremidades: pulsos periféricos normales, sensibilidad normal a la prueba con monofilamento en ambos pies distales.

Estado psicológico: afecto y estado de ánimo normales.

 PREGUNTAS SOBRE EL CASO

1. ¿Puede su asma hacer que le suba la glucosa?
2. ¿Cómo debe tratar la hiperglucemia asociada a esteroides?
3. ¿Cómo disminuir la insulina a medida que mejora?

 RESPUESTAS Y EXPLICACIONES

1. Como se ha establecido en los estudios anteriores, hay muchas cosas, aparte de los alimentos y la insulina, que afectan las concentraciones de glucosa. De hecho, muchas personas

con diabetes descubren que sus concentraciones de glucosa pueden servir como sistema de alerta temprana cuando empiezan otras enfermedades. Aunque se trata de algo inespecífico, es una señal de que el organismo está sometido a estrés e intenta movilizar la glucosa para hacer frente a la fuente del estrés.

2. Este paciente está en uso crónico de corticoesteroides inhalados. Se recomienda de forma muy encarecida que estos inhaladores se utilicen según las indicaciones. Además, los usuarios de estos inhaladores deben enjuagarse bien la boca después de usarlos para reducir la absorción sistémica de corticoesteroides. Sin embargo, incluso con estas precauciones, algunas personas pueden sufrir efectos leves de elevación de la glucosa por los inhaladores de corticoides.

Cuando este paciente tiene exacerbaciones de su asma, a veces necesita corticoesteroides orales. Aunque son necesarios para tratar el asma, aumentan de forma considerable la glucosa. Para las personas con diabetes de tipo 1, esto puede ser muy difícil, ya que, a veces, puede desencadenar un episodio de CAD.

Ayudar a este paciente significa desarrollar un plan para abordar la hiperglucemia asociada a esteroides. Aunque los estudios se limitan a aconsejar un tratamiento, las siguientes son estrategias que pueden ayudar a las personas en esta situación y que deben tenerse en cuenta a la hora de diseñar un plan.

Las personas que solo siguen tratamientos orales (diabetes de tipo 2) pueden necesitar insulina de manera temporal. A menudo, los tratamientos orales no pueden cubrir una hiperglucemia importante. En el caso de la prednisona, se suele utilizar insulina NPH, ya que alcanza su punto máximo más o menos al mismo tiempo que el efecto de la prednisona. La dosis puede comenzar en 0.1 U/mg de prednisona y se dosifica al mismo tiempo que cada dosis de prednisona[1].

No es infrecuente que las personas con insulina necesiten aumentar dicha dosis cuando empiezan a tomar corticoesteroides. Los mayores aumentos son necesarios solo para las comidas y la dosis de corrección. Muchas personas pueden necesitar duplicar la cantidad de insulina de corrección que están tomando con las comidas y para la corrección. Si el régimen de corticoides se prolonga más de 3 o 5 días, puede que también sea necesario aumentar la insulina basal.

3. No hay una respuesta sencilla a esta difícil pregunta. Dependerá de varios factores, como el tipo de diabetes del paciente, su sensibilidad a la insulina, la duración y la dosis del corticoesteroide y la duración de la enfermedad. Muchas personas intentan reducir la dosis de insulina a medida que disminuye el corticoesteroide, y la mayoría suspende la dosis elevada de insulina una vez que se interrumpe este.

Resumen del caso y conclusiones

Los corticoesteroides son medicamentos importantes para varias enfermedades, pero también se asocian a efectos secundarios generalizados.

En las personas con diabetes que los toman puede observarse una hiperglucemia significativa y prolongada. Por consiguiente, es importante elaborar un plan con los pacientes para abordar la hiperglucemia asociada a los corticoides.

Referencias bibliográficas

1. Elena C, Chiara M, Angelica B, et al. Hyperglycemia and diabetes induced by glucocorticoids in nondiabetic and diabetic patients: revision of literature and personal considerations. *Curr Pharm Biotechnol.* 2018;19(15):1210-1220.

Caso 5. Complicaciones de la diabetes: microvasculares-retinopatía, nefropatía y neuropatía

Una mujer de 40 años acude a una revisión de su diabetes. Le diagnosticaron diabetes hace 6 meses. Está haciendo todo lo posible para evitar problemas. Su familia ha tenido una historia difícil con la diabetes. Tanto su madre como su tía materna murieron por complicaciones de la enfermedad, y ella no quiere que la diabetes se la lleve.

Antecedentes médicos: diabetes de tipo 2, hipertensión, dislipidemia.

Medicamentos: 1 000 mg de metformina dos veces al día, 10 mg/día de dapagliflozina, 20 mg/día de rosuvastatina.

Alergias: ninguna.

Antecedentes familiares: diabetes de tipo 2, cardiopatía prematura en su padre y su hermano.

Antecedentes sociales: vive con su cónyuge, conserje retirada.

Exploración física: altura 1.65 m, peso 73.5 kg, IMC 27, pulsaciones 88, respiraciones 16, PA 112/68.

General: obesidad troncular sin estrés.

Cabeza, ojos, oídos, nariz y garganta: normales, incluido examen de tiroides.

Examen CV: normal.

Examen respiratorio: normal.

Abdomen: blando, sin dolor a la palpación, sin masas

Extremidades: pulsos periféricos normales, sensibilidad normal a la prueba del monofilamento en ambos pies distales.

Pruebas de laboratorio:

HbA$_{1c}$: 6.8 %.

Glucosa aleatoria: 128 mg/dL (10:40 h).

 PREGUNTAS SOBRE EL CASO

1. ¿Cuáles son las complicaciones más frecuentes asociadas a la diabetes?
2. ¿Cuáles son las pruebas de detección recomendadas para estas complicaciones?
3. ¿Cuáles son los conceptos básicos en materia de prevención de complicaciones?

 RESPUESTAS Y EXPLICACIONES

1. La diabetes es una de las principales causas de complicaciones microvasculares. Entre ellas se encuentran la retinopatía (principal causa de ceguera legal), la nefropatía (principal causa de enfermedad renal terminal que requiere diálisis) y la neuropatía (principal causa

de amputaciones no traumáticas)[1,2]. Aunque estas son las complicaciones más frecuentes, la principal causa de muerte entre las personas con diabetes son las enfermedades cardiovasculares, ya que tienen un riesgo entre dos veces y cuatro veces mayor de padecer enfermedades cardiovasculares[3].

Para todas estas complicaciones, lo más importante es saber que no hay «síntomas precoces» clásicos que permitan saber que se está en riesgo. Por tanto, es esencial realizar pruebas de detección basadas en la evidencia para identificar los primeros signos de estas complicaciones.

2. Todas las personas con diabetes de tipo 2 deben someterse a pruebas de detección de complicaciones microvasculares desde el momento del diagnóstico.

Retinopatía[1]

La detección de la retinopatía relacionada con la diabetes debe comenzar en el momento del diagnóstico en personas con diabetes de tipo 2 y a los 5 años del diagnóstico en personas con diabetes de tipo 1.

La diabetes-retinopatía debe incluir un examen ocular con dilatación de pupilas realizado cada año por un oftalmólogo. También puede utilizarse la fotografía de retina para mejorar el acceso a la detección de la retinopatía. Si se utiliza, es fundamental la derivación oportuna a un oftalmólogo. Si una persona con un control estable de la glucosa tiene dos o más lecturas normales consecutivas, la detección de la retinopatía relacionada con la diabetes puede pasar a realizarse cada 1 o 2 años, siempre que siga siendo normal.

El embarazo es un período de alto riesgo para las mujeres con diabetes. Si es posible, debe realizarse un examen oftalmológico antes de que la mujer se quede embarazada, durante el primer trimestre y, luego, debe controlarse cada trimestre y, al menos, 1 año después del parto.

Nefropatía (enfermedad renal relacionada con la diabetes)

La detección de la nefropatía relacionada con la diabetes debe comenzar en el momento del diagnóstico en personas con diabetes de tipo 2 y a los 5 años del diagnóstico en personas con diabetes de tipo 1. La detección de la enfermedad renal relacionada con la diabetes debe incluir **TANTO** una evaluación anual de la tasa de filtración glomerular estimada (TFGe) como de la excreción urinaria de albúmina (ACr). Esto se obtiene a partir de un análisis de sangre y un análisis específico de orina. Estas pruebas de detección deben realizarse cada año y, si una de las pruebas resulta anormal, entonces la detección debe completarse mínimo dos veces al año para orientar el tratamiento. Si el paciente desarrolla una enfermedad renal crónica relacionada con la diabetes, es importante estadificar esta afección siguiendo las recomendaciones de las directrices *Kidney Disease Improving Global Outcomes* (KDIGO). La estadificación incluye tanto una fase de TFGe como una fase de albuminuria, como se representa en el mapa de calor KDIGO[4] (fig. 8-6).

Neuropatía[1]

La American Diabetes Association (ADA) sugiere que, para las personas con diabetes de tipo 1, estas revisiones se inicien 5 años después del diagnóstico inicial. En caso de detectarse signos de pérdida de sensibilidad protectora durante una inspección visual de los pies, esta debe llevarse a cabo en cada visita.

				Categorías de albuminuria persistente Descripción y alcance		
				A1	A2	A3
				De normal a ligeramente aumentado	Aumento moderado	Aumento grave
				< 30 mg/g < 3 mg/mmol	30-300 mg/g 3-30 mg/mmol	> 300 mg/g > 30 mg/mmol
Categorias de TFG (mL/min/1.73 m²) Descripción	G1	Normal o alto	≥ 90		Monitorizar	Tratar y derivar
	G2	Disminución leve	60-89		Monitorizar	Tratar y derivar
	G3a	Disminución de leve a moderada	45-59	Monitorizar	Monitorizar	Tratar y derivar
	G3b	Disminución de moderada a grave	30-44	Monitorizar	Monitorizar	Tratar y derivar
	G4	Disminución grave	15-29	Tratar y derivar	Tratar y derivar	Tratar y derivar
	G5	Insuficiencia renal	< 15	Tratar y derivar	Tratar y derivar	Tratar y derivar

TFG, tasa de filtración glomerular.

FIGURA 8-6. Mapa de calor de la KDIGO para la enfermedad renal crónica.
(Utilizado con permiso de Kidney Disease Improving Global Outcomes [KDIGO]).

Hay múltiples formas de neuropatía relacionada con la diabetes. La polineuropatía sensorial simétrica es la forma más frecuente. Hasta el 50 % de las personas que padecen neuropatía periférica pueden ser asintomáticas, lo que demuestra la necesidad de una detección. La neuropatía periférica relacionada con la diabetes puede presentarse como sensaciones desagradables en los pies, incluyendo dolor, ardor y hormigueo, o puede presentarse como entumecimiento y pérdida de la sensación protectora. Debido a las diferentes presentaciones, es importante examinar cada uno de los tipos de fibras nerviosas para identificar estos problemas. La detección de la neuropatía debe incluir un examen anual de los pies con inspección de la parte inferior de las piernas y los pies en busca de cambios en la piel, llagas, callosidades o ulceraciones; la evaluación de la temperatura o la sensación de pinchazo (evaluación de las fibras pequeñas); la sensación de vibración utilizando un diapasón de 120 Hz (evaluación de las fibras grandes); un examen vascular, y la comprobación de la pérdida sensorial con el uso de un examen con monofilamento de 10 g.

3. **Retinopatía**[1]

Las piedras angulares del tratamiento de la retinopatía relacionada con la diabetes son el control de la glucosa, el control de la presión arterial y, si es necesario, la fotocoagulación panretiniana con láser o las inyecciones intravítreas de fármacos antifactor de crecimiento endotelial vascular. Es importante informar a los pacientes de que estos tratamientos para la retinopatía relacionada con la diabetes preservan la visión, pero no la mejoran de forma aguda.

Nefropatía[2]

Las piedras angulares del tratamiento de la insuficiencia renal relacionada con la diabetes son el control de la glucosa, el control de la presión arterial, la pérdida de peso, la moderación de la ingesta de proteínas, con preferencia por las de origen vegetal, y la derivación precoz a nefrología. Se recomienda remitir a nefrología a todos los pacientes con enfermedad renal crónica en estadio 3B o albuminuria en estadio A3.

En los pacientes con hipertensión o evidencia de albuminuria, debe iniciarse el tratamiento con un inhibidor de la enzima convertidora de angiotensina o un antagonista de los receptores de angiotensina (no ambos) y ajustarse a la dosis máxima tolerada.

Para abordar el riesgo residual de progresión de la enfermedad renal relacionada con la diabetes y la enfermedad cardiovascular, en estos pacientes deben considerarse fármacos con beneficios demostrados para reducir estos riesgos. Entre ellos se encuentran los inhibidores de SGLT-2, los agonistas de los receptores del peptido 1 similar al glucagón (GLP-1) y los antagonistas de los receptores de corticoides minerales.

Neuropatía[1]
Las piedras angulares del tratamiento de la neuropatía periférica relacionada con la diabetes son el control de la glucosa, dejar de fumar, el control de los síntomas con farmacoterapia y la protección del pie y la piel con zapatos bien ajustados u ortesis a medida.

Resumen del caso y conclusiones

Aunque gran parte del trabajo de la diabetes es el control diario de la glucosa, su objetivo es prevenir las complicaciones microvasculares y macrovasculares a largo plazo. Estas complicaciones suelen ser silenciosas al principio y la única forma de detectarlas de manera precoz es seguir los protocolos de detección recomendados. Esto permitirá identificarlas y tratarlas a tiempo.

Referencias bibliográficas

1. American Diabetes Association 2002 Standards of Care for People with Diabetes. Chapter 12: Retinopathy, Neuropathy and Foot care. Available at: https://diabetesjournals.org/care/article/45/Supplement_1/S185/138917/12-Retinopathy-Neuropathy-and-Foot-Care-Standards
2. American Diabetes Association 2002 Standards of Care for People with Diabetes. Chapter 11: Chronic Kidney Disease and Risk Management. Available at: https://diabetesjournals.org/care/article/45/Supplement_1/S175/138914/11-Chronic-Kidney-Disease-and-Risk-Management
3. American Diabetes Association 2002 Standards of Care for People with Diabetes. Chapter 10: Cardiovascular Disease and Risk Management. Available at: https://diabetesjournals.org/care/article/45/Supplement_1/S144/138910/10-Cardiovascular-Disease-and-Risk-Management
4. KDIGO 2022 Clinical Practice Guideline for diabetes management in chronic kidney disease. Available at: https://kdigo.org/wp-content/uploads/2022/03/KDIGO-2022-Diabetes-Management-GL_Public-Review-draft_1Mar2022.pdf

Caso 6. Esteatosis hepática no alcohólica

«¿Es seguro para mí tomar una estatina?»

Una mujer de 61 años acude a una revisión de su diabetes. La tiene desde hace 12 años. Dice que intenta seguir el ritmo de su diabetes, pero que le supone mucho trabajo. Hace poco acudió a urgencias por un dolor de barriga que, según dice, resultó ser un dolor por gases. El médico de urgencias le dijo que tenía el «hígado graso», que algunos de sus análisis eran elevados y que debería hablar con su diabetólogo sobre medicamentos para el colesterol.

Antecedentes médicos: diabetes de tipo 2, hipertensión, dislipidemia, artrosis en ambos pulgares, infecciones urinarias frecuentes.

Medicamentos: 1 000 mg de metformina dos veces al día, 30 U/día de insulina glargina, 20 mg/día de atorvastatina, cápsulas de arándano rojo según necesite, 5 mg/día de amlodipino.

Alergias: ninguna.

Antecedentes familiares: diabetes de tipo 2, hipertensión, su hermana tiene cirrosis (pero nunca ha bebido alcohol).

Historia social: vive con su cónyuge.

Exploración física: altura 1.65 m, peso 91.6 kg, IMC 33.6, pulsaciones 84, respiraciones 20, PA 106/70.

General: mujer obesa, con obesidad troncular, sin estrés.

Cabeza, ojos, oídos, nariz y garganta: normales, incluido examen de tiroides.

Examen CV: normal.

Examen respiratorio: normal

Abdomen: blando; con la palpación profunda, dolor leve en el cuadrante superior derecho del abdomen y dolor epigástrico.

Extremidades: pulsos periféricos normales, callosidades observadas en las caras posteriores de ambos pies, sensibilidad intacta en la prueba con monofilamento.

Laboratorios:

Perfil lipídico	Valor	Intervalo de referencia
Colesterol total	248	125-200 mg/dL
Triglicéridos	256	<150 mg/dL
LDL (calculadas)	108	<130 mg/dL
Colesterol HDL	30	>40 mg/dL hombres; >50 mg/dL mujeres
Colesterol no HDL	158	<130 mg/dL

HDL, lipoproteínas de alta densidad; LDL, lipoproteínas de baja densidad.

Otras pruebas de laboratorio	Valor	Intervalo de referencia
HbA$_{1c}$	6.4%	<5.7% (normal)
Relación albúmina/creatinina en orina (ACr)	20 mg/g	<30 mg/g

Perfil metabólico completo	Valor	Intervalo de referencia
Sodio	138	136-145 mmol/L
Potasio, suero	4.1	3.5-5.3 mmol/L
Cloruro, suero	104	98-110 mmol/L
Dióxido de carbono (CO_2)	24	19-30 mmol/L
Nitrógeno ureico en sangre (BUN)	21	7-25 mg/dL

Perfil metabólico completo	Valor	Intervalo de referencia
Creatinina, suero	1.2	0.5-1.10 mg/dL
TFGe	88	>60 mL/min/1.73 m²
Glucosa, suero	104	65-99 mg/dL
Calcio, suero	9.0	8.6-10.2 mg/dL
Proteína, total	7.1	6.1-8.1 g/dL
Albúmina	4.3	3.6-4.1 g/dL
Globulina	2.8	1.9-3.7 g/dL
AST (SGOT)	48	10-35 U/L
ALT (SGPT)	52	6-29 U/L
Bilirrubina total	0.7	0.2-1.2 mg/dL
Fosfatasa alcalina	100	33-115 U/L

ALT, alanina aminotransferasa; AST, aspartato aminotransferasa; SGOT, transaminasa glutamicoxalacética sérica; SGPT, transaminasa glutamicopirúbica sérica; TFGe, tasa de filtración glomerular estimada.

Hemograma	Valor	Intervalo de referencia
Recuento de leucocitos	8.0	3.8-10.8 mil/µL
Recuento de eritrocitos	4.8	3.8-5.10 millones/µL
Hemoglobina	14.3	12.6-17 g/dL
Hematócrito	48%	37-51%
Volumen corpuscular medio	91	80-100 fL
Hemoglobina corpuscular media	29.9	27-33 pg
Concentración de hemoglobina corpuscular media	32.9	32-36 g/dL
Amplitud de distribución eritrocitaria	12.7	1-15%
Recuento de plaquetas	167	140-400 mil/µL

 PREGUNTAS SOBRE EL CASO

1. ¿Cuál es la evaluación recomendada para su «hígado graso» y transaminasas elevadas?
2. ¿Cuáles son las directrices para la detección de EHNA/esteatohepatitis no alcohólica?
3. ¿Cuál es la recomendación relativa al diagnóstico y la derivación?
4. ¿Cuáles son los tratamientos recomendados para esta paciente?

RESPUESTAS Y EXPLICACIONES

1. Es importante reconocer que la infiltración grasa en las vísceras no es normal y no es diagnóstica. Hay varias causas. Si es posible, debe identificarse cuál es. La esteatosis hepática no alcohólica (EHNA) es un trastorno frecuente que afecta al 28 % de la población general y a más del 60 % de las personas con diabetes. Una mejor denominación podría ser enfermedad

hepática cardiometabólica. La EHNA es un espectro de trastornos caracterizados por una infiltración excesiva de grasa en el hígado en ausencia de otros trastornos hepáticos conocidos. Tiene dos componentes: hígado graso no alcohólico (presencia de > 5 % de grasa en el hígado sin evidencia de inflamación, fibrosis ni cirrosis) y esteatohepatitis no alcohólica, presente cuando la inflamación es evidente y puede incluir fibrosis puente progresiva y cirrosis.

La denominación EHNA procede de una época en la que la afección estaba presente en personas que declaraban no consumir alcohol, pero presentaban hallazgos histológicos idénticos a los de la enfermedad hepática alcohólica. Durante muchos años, esta enfermedad se identificó con un diagnóstico de exclusión. Y solo podía realizarse mediante biopsia hepática. Con el número de personas afectadas por esta afección, se necesitaba de manera urgente un algoritmo menos invasivo y más rentable.

2. La American Gastroenterology Association, el American College of Osteopathic Family Physicians, la American Academy of Family Physicians, la American Association of Clinical Endocrinologists, la American Association for the Study of Liver Diseases, la ADA, la Endocrine Society y la The Obesity Society, recomiendan que todos los adultos con diabetes de tipo 2 reciban pruebas de detección de EHNA[1].

También recomiendan que se sometan a detección los adultos con dos o más factores de riesgo de síndrome metabólico. Por último, recomiendan que las personas que descubran que tienen hígado graso en las pruebas de imagen o aquellas con transaminasas elevadas también se sometan a detección[1]. Estos pacientes deben someterse a una anamnesis y un exploración física habituales para detectar enfermedades hepáticas avanzadas.

El primer paso recomendado en la detección es el uso de una prueba no invasiva denominada cálculo de Fib-4. Se puede completar con la edad del paciente y las concentraciones de alanina aminotransferasa (ALT), aspartato aminotransferasa (AST) y plaquetas. La puntuación Fib-4 se divide en categorías de riesgo bajo, alto e indeterminado[2]. La estratificación del riesgo ayuda a determinar el siguiente paso en el algoritmo. Esta paciente tiene una puntuación Fib-4 de 2.43, que está en el rango indeterminado, pero en el extremo superior de esta categoría (fig. 8-7).

3. En los pacientes con transaminasas elevadas, es importante descartar otras causas de enfermedad hepática, como la ingesta excesiva de alcohol, la hepatitis vírica y la enfermedad hepática autoinmunitaria. Si no están presentes, se ha de ir al siguiente paso de la evaluación. Para las personas con Fib-4 de bajo riesgo (bajo riesgo de progresar a fibrosis hepática y cirrosis), se recomienda que el paciente se someta a una nueva detección cada 2 o 3 años.

Para las personas con puntuaciones de Fib-4 indeterminadas y de alto riesgo, el siguiente paso es evaluar la rigidez hepática. Esto no puede hacerse solo con una ecografía, sino que requiere una elastografía especializada, que mide la rigidez del hígado. Tampoco es invasiva y puede hacerse en un hospital local o con un hepatólogo. Véase en la figura 8-7 la puntuación de riesgo para el Fibroscan (medición de la rigidez hepática [LSM]). Esta paciente tiene una LSM de 12.8 kPa, lo que la sitúa en la categoría de mayor riesgo. En consecuencia, debe ser remitida a un hepatólogo para recibir un tratamiento hepatodirigido (fig. 8-8).

La prueba de fibrosis hepática mejorada está disponible en Estados Unidos y puede ser una alternativa al Fibroscan para determinar el riesgo en personas con riesgo indeterminado de esteatohepatitis no alcohólica avanzada[3].

4. Todos los pacientes en los que se detecte EHNA/esteatohepatitis no alcohólica deben recibir educación sobre el cambio terapéutico del estilo de vida con el objetivo principal de perder peso y reducir el riesgo cardiovascular. También debe reforzarse la limitación o el cese del consumo de alcohol. Aunque gran parte de la preocupación por la EHNA/esteatohepatitis

no alcohólica se centra en las complicaciones específicas del hígado, la principal causa de muerte entre estos pacientes son las enfermedades cardiovasculares.

Se ha demostrado que la pérdida de peso tiene importantes beneficios, como la reducción de la progresión a una enfermedad hepática avanzada y, en algunos casos, la reversión de la fibrosis temprana. La reducción del riesgo cardiovascular puede incluir un mejor control de la glucosa y la presión arterial. Además, se ha demostrado que las estatinas son beneficiosas para estos pacientes y no deben suspenderse en personas con elevaciones leves de las transaminasas.

Todas las personas con EHNA deben ser tratadas por un equipo que incluya al médico de atención primaria, al dietista y a otros especialistas en función de las comorbilidades del paciente.

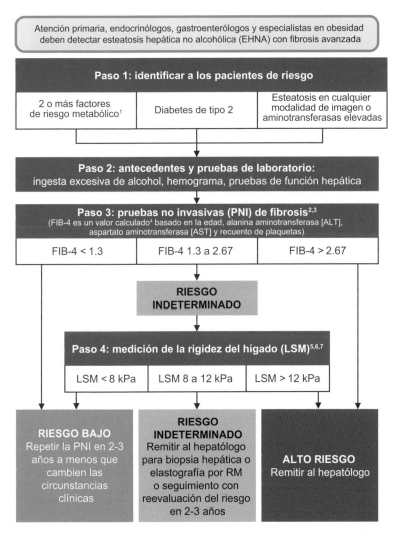

FIGURA 8-7. Detección de la fibrosis avanzada relacionada con EHNA/ esteatohepatitis no alcohólica[2].

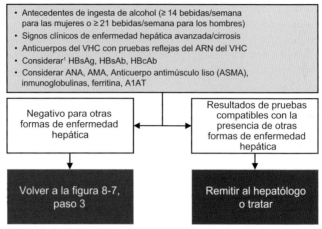

- Antecedentes de ingesta de alcohol (≥ 14 bebidas/semana para las mujeres o ≥ 21 bebidas/semana para los hombres)
- Signos clínicos de enfermedad hepática avanzada/cirrosis
- Anticuerpos del VHC con pruebas reflejas del ARN del VHC
- Considerar[1] HBsAg, HBsAb, HBcAb
- Considerar ANA, AMA, Anticuerpo antimúsculo liso (ASMA), inmunoglobulinas, ferritina, A1AT

| Negativo para otras formas de enfermedad hepática | Resultados de pruebas compatibles con la presencia de otras formas de enfermedad hepática |

| Volver a la figura 8-7, paso 3 | Remitir al hepatólogo o tratar |

Nota a pie de página: 1. No en todas las personas debe realizarse la prueba de los anticuerpos del núcleo de la hepatitis B, debido a la elevada positividad pero a la importancia clínica incierta.

A1AT, α1-antitripsina; **AMA,** anticuerpos antimitocondriales; **ANA,** anticuerpos antinucleares; **ASMA,** anticuerpos antimúsculo liso; **HBcAb,** anticuerpo del núcleo de la hepatitis B; **HBsAb,** anticuerpo de superficie de la hepatitis B; **HBsAg,** antígeno de superficie de la hepatitis B; **VHC,** virus de la hepatitis C.

FIGURA 8-8. Evaluación de otras formas de enfermedad hepática[2].

Las personas con diabetes de tipo 2 y EHNA deben recibir una farmacoterapia específica para la diabetes que haya demostrado tratar la diabetes y proporcionar beneficios a las personas con EHNA. Estos tratamientos incluyen la pioglitazona y los GLP-1RA (fig. 8-9).

	RIESGO BAJO	RIESGO INDETERMINADO	ALTO RIESGO[1]
	FIB-4 < 1.3 o LSM < 8 kPa o biopsia hepática F0-F1	FIB-4 1.3-2.67 y/o LSM 8-12 kPa y biopsia hepática no disponible	FIB-4 > 2.67 o LSM > 12 kPa o biopsia hepática F2-F4
	Manejo por el médico de cabecera, nutricionista, endocrinólogo, cardiólogo, otros	Manejo por hepatólogo con equipo multidisciplinar (médico de cabecera, dietista, endocrinólogo, cardiólogo, otros)	
Intervención en el estilo de vida[2]	Sí	Sí	Sí
Se recomienda perder peso si se padece sobrepeso u obesidad[3]	Sí Pueden beneficiarse de programas estructurados de pérdida de peso, medicamentos contra la obesidad, cirugía bariátrica	Sí Mayor necesidad de programas estructurados de pérdida de peso, medicamentos contra la obesidad, cirugía bariátrica	Sí Gran necesidad de programas estructurados de pérdida de peso, medicamentos contra la obesidad y cirugía bariátrica
Tratamiento farmacológico de la esteatohepatitis no alcohólica	No recomendado	Sí[4,5]	Sí[4,5]
Reducción del riesgo de ECV[6]	Sí	Sí	Sí
Atención a la diabetes	Norma de asistencia	Preferir medicamentos con eficacia en esteatohepatitis no alcohólica (pioglitazona, GLP-1RA)	Preferir medicamentos con eficacia en esteatohepatitis no alcohólica (pioglitazona, GLP-1RA)

FIGURA 8-9. Manejo de la EHNA/esteatohepatitis no alcohólica[2].
ECV, enfermedad cardiovascular; EHNA, esteatosis hepática no alcohólica; GLP-1RA, agonista del receptor del peptido 1 similar al glucagón.

Resumen del caso y conclusiones

Los porcentajes de EHNA y de esteatohepatitis no alcohólica están aumentando de manera drástica y constituyen la próxima pandemia metabólica. La primera causa de muerte en personas con esteatohepatitis no alcohólica es la enfermedad cardiovascular. Algunas pruebas emergentes podrían ser beneficiosas para estadificar la esteatohepatitis no alcohólica, como la prueba mejorada de fibrosis hepática.

Aunque no hay tratamientos para la esteatohepatitis no alcohólica aprobados por la Food and Drug Administration (FDA) de Estados Unidos, es mucho lo que puede hacerse, como una detección específica, un diagnóstico no invasivo y un tratamiento basado en el riesgo del paciente con pérdida de peso y reducción del riesgo cardiovascular como tratamiento fundamental.

Referencias bibliográficas

1. Kanwal F, Shubrook JH, Younossi Z, et al. Preparing for the NASH epidemic: a call to action. *Gastroenterology.* 2021;161(3):1030-1042. doi:10.1053/j.gastro.2021.04.074
2. Kanwal F, Shubrook JH, Adams LA. Clinical care pathway for the risk stratification and management of patients with nonalcoholic fatty liver disease. *Gastroenterology.* 2021;161(5):1657-1669. doi:10.1053/j.gastro.2021.07.049
3. Younossi ZM, Felix S, Jeffers T, et al. Performance of the enhanced liver fibrosis test to estimate advanced fibrosis among patients with nonalcoholic fatty liver disease. *JAMA Netw Open.* 2021;4(9):e2123923. doi:10.1001/jamanetworkopen.2021.23923

Índice alfabético de materias

Nota: Los números de página seguidos de «f» indican figuras y los seguidos de «t» indican tablas.